看護のための

新版

わかりやすい
ケーススタディの
進め方

〈編集〉松本 孚　森田 夏実

テーマの決め方から
レポートの作成・発表まで

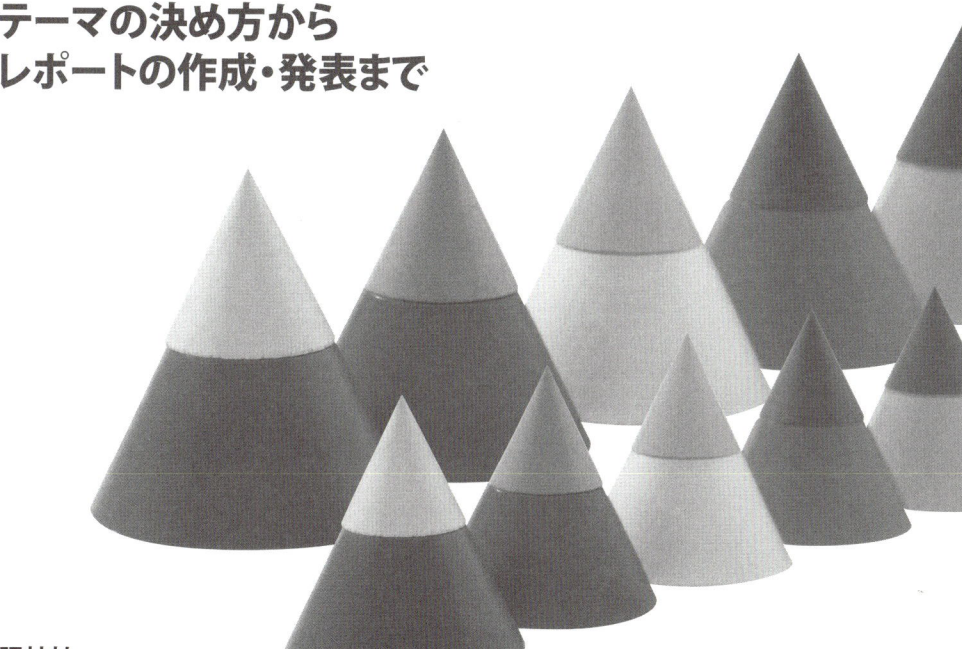

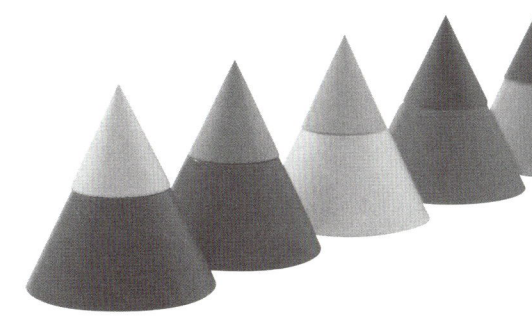

照林社

新版の序

　本書は2001年に出版されて以来、多くの基礎教育課程での学習に活用されてきました。編著者としてとてもうれしく感じています。しかし、さまざまな世の中の変化とともに、看護を取りまく状況も複雑性や多様性が増してきました。治療や看護ケアが標準化され、ケアの受け手がいつでもどこでも標準のケアが受けられる社会が望まれますが、その一方で多様化・複雑化した生活の中で、テーラーメイド（オーダーメイド）の医療などと称されるように、治療法も個別性が要求される時代になっています。そのような中では、個々の事例と丁寧に向き合い、詳細に検討していくケーススタディという研究方法は、特に看護などの臨床領域では、ますます重要性を増してきています。

　また看護学の知識拡大に伴ってカリキュラムも改正されました。それらを受けて内容を充実させ、より読みやすさも考慮し、この度、新版として出すことになりました。

　本書の構成は、PartⅠ　ケーススタディって何？　PartⅡ　ケーススタディは何のために役立つの？　PartⅢ　計画と実施　PartⅣ　看護実践からケーススタディへ　PartⅤ　まとめ方と発表　PartⅥ　実例：完成へのプロセス、の6部構成です。

　主な充実点としては、倫理的配慮について具体例をあげて解説しました。実例はさまざまな臨床場面や領域での活用を念頭におき、倍近い12事例を示しました。また、各事例にはコメントをつけて解説し、本文との対応がしやすく工夫しています。さらに、研究テーマにつながる"疑問"の見つけ方、文献の活用、研究と理論についても、なるべく具体例をあげながら解説し、コラムでは新しい看護のトレンドも紹介しています。

　本書は基礎教育課程での学習のみならず、さまざまな臨床の場で働く看護師にも役立つ内容になっています。また、学生や臨床看護師のケーススタディを指導する教員や教育担当の先輩看護師の方々の指導の際の指針としても活用していただけるのではないかと考えています。

　読者の皆様のお役に立てれば幸いです。

2009年11月

編著者

第1版の序

　この本の目指すところは、「ケーススタディ」や「事例研究」といわれている研究の進め方を、できるだけわかりやすく説明していくことです。

　初めてケーススタディを行う読者のガイドとなるように、ケーススタディにはいろいろな進め方・まとめ方などがあることを認めながらも、見逃してはならない大切な考え方やポイントを、まず基本として押えられるよう心がけました。看護学校の2・3年生が読んでわかるような内容を目指しましたが、欲をいえば、臨床の場で働くナースの方も、また、看護だけでなく健康問題に携わるさまざまな分野の人たちにも役立てていただきたいと願っています。

　21世紀は、さまざまな分野で、さらにケーススタディの重要さが増していくように思います。ますます小さくなっていく地球に住むすべての人々が健康で幸福な善い生活を送れるように、それぞれの貴重な体験を蓄え、伝え合うための有効な一手段としても、ケーススタディは重要な役割を果たしていくのではないでしょうか。それを行うための基本ルールを、この本を通して学んでいただけるならいっそう嬉しいことです。

　本書の構成を説明しましょう。まず、PartⅠで、「ケーススタディって何？」という基本的な疑問に答え、PartⅡでは、ケーススタディのメリット・デメリット、気をつけるべきポイントなどについて解説します。

　PartⅢでは、ケーススタディを進めていく具体的なプロセスについて、例を挙げながら説明します。PartⅣでは、実際の看護実践の場におけるケーススタディについて解説します。実習などで看護学生の皆さんが体験する状況を想定し、患者さんを受け持ってからケーススタディにまとめるまでの流れなどを説明していきます。そして、PartⅤでは、そのスタディ（研究）の結果をみんなに伝えていくためには、どのようにまとめ、どのように発表していけばよいのかについてお話しします。

　最後に、PartⅥで、ここまで学んできたことを看護学生がより具体的に身近な問題としてイメージできるように、ケーススタディの実例を紹介しながら、その進め方の実際を展開していきます。

　ケーススタディの基本的な考え方はもう知っているという方は、PartⅠ・Ⅱを飛ばしてPartⅢ・PartⅣから読んでいってもよいのではないかと思います。どうぞご自分の状況に応じて利用してください。

2001年8月

編著者

執筆者一覧

編 集

松本 孚	元・相模女子大学人間社会学部人間心理学科教授
森田 夏実	東京情報大学看護学部教授

執筆（執筆順）

松本 孚	元・相模女子大学人間社会学部人間心理学科教授
森田 夏実	東京情報大学看護学部教授
岡本 隆寛	順天堂大学医療看護学部准教授
西田みゆき	順天堂大学保健看護学部教授
阿部 由香	日本保健医療大学准教授
中原 美穂	公益社団法人日本看護協会、看護研修学校認定看護師教育課程
奥出有香子	順天堂大学医学部附属練馬病院、がん看護専門看護師
久保 美紀	昭和大学保健医療学部准教授
川喜田恵美	天理医療大学医療学部看護学科准教授
山口 涼子	順天堂大学医学部附属順天堂医院看護部
谷口 千絵	神奈川県立保健福祉大学保健福祉学部看護学科教授
富岡 寿英	訪問看護ステーション ハートピアラ代表

目次 CONTENTS

Part I ケーススタディって何？

1 ケースって何？ スタディって何？ ■松本孚 …… 2
ケースって何？ 2／スタディって何？ 3

2 研究ってどんなもの？ …… 4
どうして研究なんてあるの？ ■松本孚 4
なぜ（疑問）からはじまる研究とは ■森田夏実 6
いろいろな研究の種類 ■松本孚 8
理論と研究との関係は？ ■森田夏実 13

3 ケーススタディって何？ ■松本孚 …… 17
ケーススタディとケース検討の比較 17
ケーススタディのいろいろな定義 18
何のためにケーススタディをするの？ 19
どんなケーススタディがあるの？ 20

4 ケーススタディってどんなふうに研究するの？ …… 23
研究の焦点をしぼる段階 ■松本孚 23
関連する情報を集める段階 ■松本孚 24
得られた情報を整理する段階 ■松本孚 25
ケーススタディの目的達成段階 ■松本孚 25
ケーススタディのための倫理的配慮 ■森田夏実 27

Part II ケーススタディは何の役に立つの？

1 研究としての意義 ■松本孚 …… 38
ケーススタディは「質」調べが得意！ 38
ケーススタディは研究者の感性（主観性）を生かせる！ 40
いろいろな研究発展のためのパイオニア的存在 41

2 実践としての意義 ■松本孚 …… 43
ケースの対象への直接的効用 44／教育にも役立つケーススタディ 44

3 ケーススタディという表現が看護にもたらす意義 ■岡本隆寛 …… 46
看護とは何かを明確にする 46
ケーススタディを通して看護行動を科学的実践へと高める 47

4 ケーススタディの限界と考慮点 ■松本孚 …… 49
「数」の問題 49／研究者の主観の問題 50／実証力の問題 51
実践上の問題 52／倫理上の問題 53

Part III　計画と実施

1　テーマの設定　■松本孚 ……… 56
テーマの選び方　56／テーマの妥当性の確認　57

2　計画書の作り方　■松本孚 ……… 59
簡単な計画書　59／詳しい計画書　61／その他の計画　62

3　ケーススタディの実施　■松本孚 ……… 65
実践的ケースヒストリーのつくり方　65／対人関係の実践と記録　66
集団に対する参加観察の実践と記録　69／当事者としての実践と記録　71

Part IV　看護実践からケーススタディへ

1　患者の見方　■森田夏実 ……… 74
患者のアセスメント　74／患者の治癒プロセス　74／看護の目標　75

2　記録の実際　■森田夏実 ……… 78
実習記録　78／ケースのまとめ　79

3　ケーススタディの実際　■森田夏実 ……… 89
ケーススタディの目的　89
ケーススタディを成功させるための実践記録と留意点　91

4　ケーススタディを行うにあたっての原則　■森田夏実 ……… 97
テーマの設定　97／ケーススタディの取り組みの動機　97
ケーススタディの目的　97／ケーススタディの方法　98
倫理的配慮を行う　98／全体像の把握：事例の紹介　98／看護目標　99
看護上の問題（看護診断、課題）とその問題が導かれた過程　100
看護の実際と経過および評価（結果）　100／目的達成のための考察　101
結論（まとめ）　101／文献の活用　102

Part V　まとめ方と発表

1　レポート（研究報告書）の構造　■松本孚 ……… 104
マスコミュニケーションとしての役割　104
研究を伝えていくための基本構造　104
研究の種類と報告書の構造　106／ケーススタディとケース検討の違い　108
研究の報告形式に慣れるために　108

2　書くときの基本姿勢　■松本孚 ……… 111
書くときの基本姿勢−早く、広く、正確に　111
各専門分野の中の位置づけ　112
言語、記号、シンボル　113／論理という接着剤　113

3 レポート（研究報告書）の書き方 ■ 松本乎 ……………………………… 115
　表題の書き方－早く、広く、正確に　115／目次　115
　序論（はじめに）の書き方　116／ケース紹介－正確に　119
　看護の実践と経過－正確に　119／考察（論議）－深く　120
　結論－早く、正確に　121／要旨－早く、広く、正確に　121
　文献、脚注　121／その他（図・表、資料、謝辞など）　122

4 文献の活用 ■ 西田みゆき …………………………………………… 123
　文献で何がわかる？　123／文献検索の方法：ネット検索　124
　文献の整理の方法　125

5 口頭発表 ■ 阿部由香 ………………………………………………… 126
　発表の準備　126／発表原稿　126／補助資料を用意する　127
　口頭発表準備　129／発表の実際　130

Part VI　実例：完成へのプロセス

レポートを書くためのポイント……………………………………………… 134
1　成人看護①　終末期の患者 ■ 森田夏実 ……………………………… 136
2　成人看護②　慢性期糖尿病の患者 ■ 中原美穂 ……………………… 145
3　成人看護③　乳がん術後の患者 ■ 奥出有香子 ……………………… 152
4　成人看護④　心臓リハビリテーションを受ける患者 ■ 久保美紀 … 161
5　老年看護①　大腿骨頸部骨折人工骨置換術を受けた患者 ■ 奥出有香子 …… 173
6　老年看護②　咀嚼・嚥下機能が低下している患者 ■ 川喜田恵美 … 181
7　老年看護③　認知症の患者 ■ 山口涼子 ……………………………… 192
8　小児看護　　療養への意欲が低下している患児 ■ 西田みゆき …… 200
9　母性看護　　産婦の家族への看護 ■ 谷口千絵 ……………………… 211
10　精神看護①　うつ病性障害のある患者 ■ 阿部由香 ………………… 221
11　精神看護②　看護学生の偏見 ■ 岡本隆寛 …………………………… 233
12　在宅看護　　在宅療養者の変化と訪問看護師のかかわり ■ 富岡寿英 …… 243

索引………………………………………………………………………………… 252
ケーススタディを評価するためのチェックリスト ■ 森田夏実

コラム

知識はどこから得られるのか？ ■ 森田夏実　9／量的研究と質的研究 ■ 松本乎　13
"気持ち"とは ■ 森田夏実　16／看護におけるナラティブアプローチ ■ 森田夏実　36
認定看護師と専門看護師 ■ 岡本隆寛　48／文献を引用するときのルール　58
リラックスする ■ 阿部由香　132

表紙・カバーデザイン：小島トシノブ＋齋藤四歩（NON design）
本文イラストレーション：おうみかずひろ
DTP制作：明昌堂

Part I

ケーススタディって何？

　はじめて「ケーススタディ」という言葉を聞く人は、いったい何のことだろうと見当もつかないかもしれません。でも「ケース」という言葉だけなら、なじみがあるかもしれません。日常でも「ケースによって……」「ケース・バイ・ケース」などと使われることがありますね。
　「ケーススタディ」を解説するにあたり、まずこの「ケース」という言葉から説明していきましょう。

1 ケースって何？ スタディって何？　2
2 研究ってどんなもの？　4
3 ケーススタディって何？　17
4 ケーススタディって どんなふうに研究するの？　23

1 ケースって何？スタディって何？

ケースって何？

「ケーススタディ」でいう「ケース」という言葉は、英語の"case"からきており、日本語では「事例」と訳されることが多いようです。

本書では、看護学の分野ですでに広く使われている「ケース」という言葉を中心に使っていきたいと思います。ただし、引用文などの関係で、ときどき「事例」という言葉も出てくることがあると思いますが、この本では「ケース＝事例」として、特に区別せず用いています。

では、ここでいう「ケース（事例）」には、どんな意味が含まれているでしょうか（図1）。

「広辞苑」によれば、事例とは「前例となる事実」と書いてあります。やはり、まずは事実であること、嘘や空想やフィクションではないことが、事例にとって大切な前提になるのではないでしょうか。

「看護学大辞典」によれば、ケースは「患者」や「個々の判例」を指しているそうです[1]。

「患者」と聞けばすぐにイメージすることができると思いますが、「判例」というのは少し耳なれない言葉かもしれません。

たとえば、上司の男性が部下の女性に対して行ったセクハラ裁判で、その上司が有罪という判決が出たといった場合のように、一般に個々の判決例のことを法律の分野では「判例」といったりします[2]。しかしケースの意味は、それだけではありません。

「福祉社会事典」には、「ケース（事例）とは問題事象の全体を考察するための単位」と書いてあります[3]。つまり、必ずしもある1人の患者や1つの判例でなくても、考えていこうとする問題のもとになっているものであれば、ある病気でも、ある事件でも、ある家族、学校、職場、地域社会といった集団でも「ケース」と呼べることになります。

もちろん個人の場合でも、患者だけでなく、非行少年や登校拒否児、虐待された子や自殺した父親、ある犯罪者、狼に育てられた野生児などのさまざまなケースが考えられます。

ですから、後でもう少し詳しく述べたいと思いますが、ケースはいつも患者のように援助される側とは限りません。時には援助する側の看護師（看護師、保健師、助産師を代表してこの表現を用います）やカウンセラーなどの専門家や、協力して援助に当たるボランティアなどが、ケースの主人公になることもあります。

その他、援助したり、されたりとは別に、「自分史」などのように自分の一生を振り返ってその歴史を書いていくようなケースヒストリーもあれば、いじめ事件に巻き込まれた当事者が、その出来事（インシデント）を振り返り分析していくケースもあります。

これまでのお話で、ケースについては少しイメージが浮かんだと思いますので、次に「スタディ」について述べていきたいと思います。

図1　さまざまに使われる「ケース」

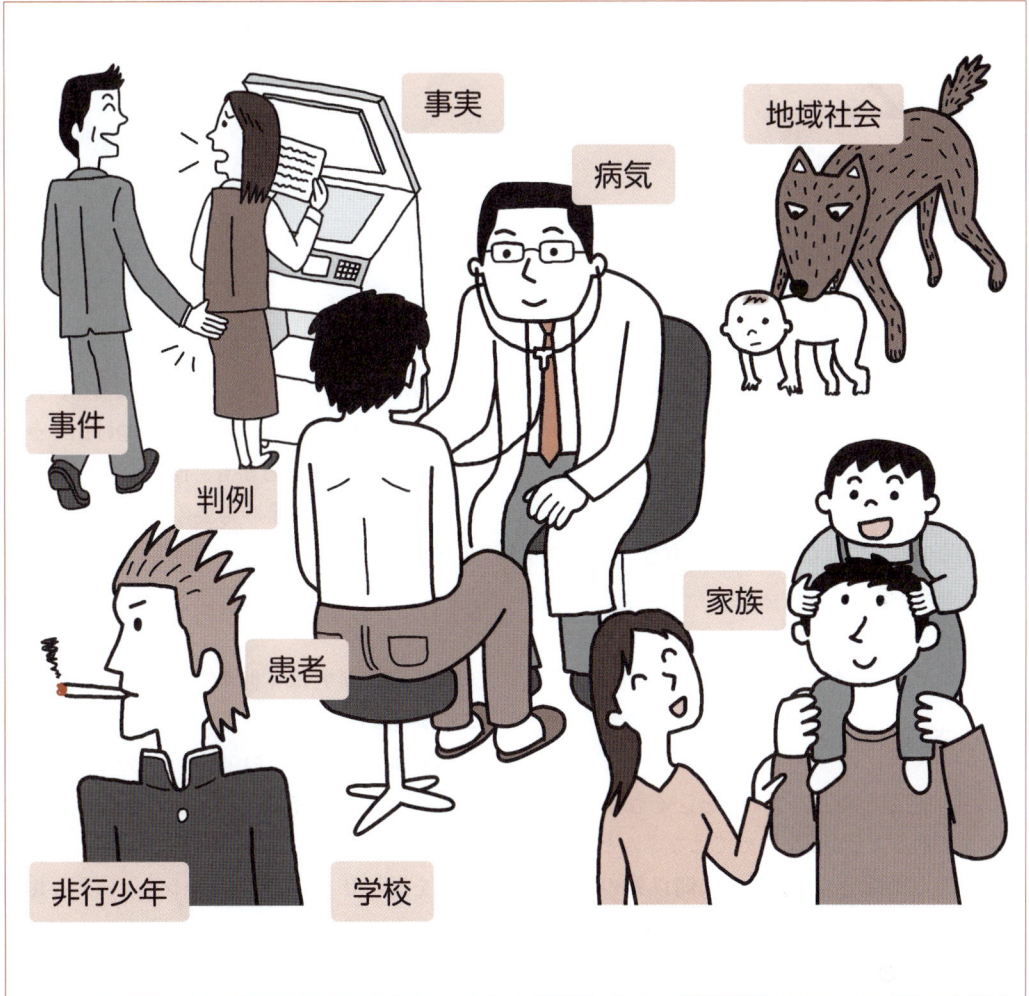

スタディって何？

「スタディ」は、ご存じのように英語の"study"からきており、日本語では「研究」という言葉に含まれるようです。ところがこの研究という日本語は意味が広くて、英語の「リサーチ（research）」という言葉も含んでいます。

たとえば「看護研究」を前述の「看護学大辞典」で引くと"nursing research"と"nursing study"という2つの言葉が出てきます[1]。

当然、「ではリサーチとスタディはどう違うの？」と疑問をもつ方もいると思いますが、それは後まわしにして、まず、ここでは両者に共通する一般にいわれる「研究」とはどんなものなのか、について述べていきたいと思います。

文献
1．内薗耕二, 小坂樹徳監修：看護学大辞典 第5版. メヂカルフレンド社, 東京, 2002：574.
2．金子雅臣：事例・判例で見るセクハラ対策. 築地書館, 東京, 1999：84-106.
3．庄司洋子, 武川正吾, 木下康仁, 他編：福祉社会事典 第1版. 弘文堂, 東京, 1999：241.

2 研究ってどんなもの？

どうして研究なんてあるの？

そもそも、世の中にどうして研究なんてものがあるのでしょう。たとえば、看護の知識と技術をマスターしさえすれば、看護研究なんて必要ない科目ではないかと思う方もいるかもしれません。

それなら研究はなぜ生まれ、これまで続いてきたのでしょうか。

1 研究の起源

研究の起源をたどっていくと、それは探求心にまで遡ることができるのではないかと思います。さらに探求心の源は、人間以外の動物にもあるようです[1]。つまり研究の起こりの1つは、人間が進化を通して受け継いできた探求心や好奇心ではないかと思います。でも、こうした「知りたいから研究する」といった純粋な探求心から研究する人ばかりではありません。

もともと、そんなに研究することが好きではないけれど、「自分の患者さんを何とか苦しみから救ってあげる方法を見つけだすためには、研究をしなければならない」と思う人もいるでしょう。援助職にたずさわる人には、このような研究との出会いが多いのではないでしょうか。この場合には、ある実践目標のために研究をはじめることになるかもしれません。

また、「専門職や学位などの資格をとって、社会的地位や名誉を得たいために研究をする」という人も増えてきました。

いずれにしろ、広い意味で研究とは「何かを知るために、いろいろな方法を使って、よく調べたり、考えたりして何かを見つけ出そうとする営み」です[2]。しかも、研究がいったん生まれてくると、一種の発展のプロセスを歩む傾向があります。

2 ばらばらの探究から学問的研究へ

確かに、研究は「何かを知ろう」とするところからはじまるでしょうが、1人の「物知り」をつくれば、それでよいというものではありません。実は、研究は「みんなのもの」なのです。少しカッコよくいえば、人類の過去・現在・未来を通した「コミュニケーションによる共有財産」なのです。

①「ばらばらの探求」から「諸事実の出現」へ

おそらく、はじめは多くの研究者が、お互いに知らずに、各地でばらばらに研究していたのではないかと思います。このように、人類が研究をはじめた最初の時期は、一言でいうと「ばらばらの探究の時代」と呼んでもよいのではないでしょうか。ここから研究が生まれ発展していく過程を想像して大まかに示したのが**図1**です。

②「諸事実の出現」から「大まかな理論」へ

ばらばらに探究を進めるうちに、やがてい

図1 研究の発展サイクル

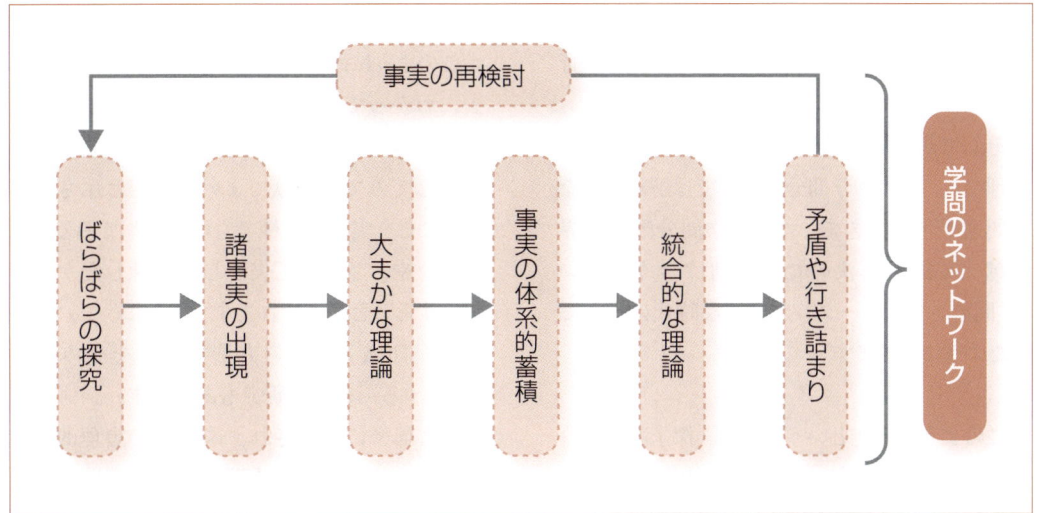

ろいろな新しい事実や知恵、何かを実際に行っていくための方法などもわかってきます。これらは、この後、知識として積み上げられていくための土台となるものです。この時期は「諸事実の出現の時代」といってもよいでしょう。

ばらばらに見つけ出された各事実は、絵や文字や言葉などのさまざまなコミュニケーション手段を通して、あちこちに伝えられます。やがて集まってきた事実を整理し、分類する人も出てきます。

そして、この事実整理の中から、いろいろな疑問や推測や仮説も生まれることがあったと思われます。こうした疑問や推測を調べ、確かめていくうちに、素朴で大まかな理論ができたかもしれません。これが「大まかな理論の時代」です。

③「大まかな理論」から「統合的な理論」へ

いったん大まかな理論ができあがると、人々はその理論に沿って順序よく問題の原因を探っていくという、いわゆる体系的探究による「事実の体系的蓄積」がなされるようになります。

こうして今までは、ばらばらに探究されていたことが、みんなの研究に基づく「理論」という一種の整理だんすの中に、必要な知識・知恵・実践方法などの情報として体系的に分類され、順序よくつなげられまとめられ、蓄えられていきます。その結果、今までよりも精密で「統合的な理論」に発展していきます。

ここまでくると、もう「学問」といってもよい段階だと思います。このように体系的に知識を身につけて探究する人は、もはやただの「物知り」ではなく「研究者」「学者」といってよいのではないでしょうか。

④「矛盾や行き詰まり」から「事実の再検討」へ

しかし、多くの研究者たちの努力の結晶である「精密で統合的な理論」をもってしても、解くことのできない謎や問題が生じてくることがあります。そのために、人類が行き詰まったりすることもあるでしょう。たとえば水俣病の原因の謎などがそうでした[3]。

このようなときは、これまでの理論にこだわることなく、もう一度原点にもどって逸脱する事例を調べなおしていくこと（ばらばらの探究）が役に立ちます。それによって、その矛

盾や行き詰まりを克服する、さらに広く洗練された理論がつくられていきます。こうしたサイクルを繰り返した結果、いろいろな学問分野が生まれてきたのだと思います。

そして現代は、地球環境問題、戦争、生命倫理など、1つの学問分野だけでは解決できない問題が現れてきました。各学問分野の境界を越えて問題解決のために助け合う新しい「学問のネットワーク」が必要な時代に入ってきたように思います。

このように研究というものは、探求心という人間の本性に根ざしており、過去と現在と未来を通したコミュニケーションによって人間どうしが情報を交換することで、人類に立ちはだかる、さまざまな問題に対処していくという大切な役割をもっています。

なぜ(疑問)からはじまる研究とは?

研究が探求心という人間の本性に根ざしていることを理解したうえで、研究の目的について確認したいと思います。

- 物事や人間の事象をより広く、深くわかりたいと思って行う人間の活動の一つ……わかり方のありよう[4]。
- 言葉や記号を用いて自然界や人間世界の現象をわかろうとする方法の一つ[4]。
- 疑問に答えたり、問題を解決したりするために、組織だった科学的方法を用いて行う系統的な探求[5]。
- はじめに抱いた疑問に関して十分に調べ、研究として手間、ひま、予算を掛けるに値するものであることを明確にしてはじめて、その疑問を研究課題として解明していくもの[4]。
- 直接間接に看護実践に影響を与える既存の知を検証および洗練し、またそのような影響を与える新しい知を創生する科学的なプロセス[6]。

このように研究の定義をまとめてみると、過去にわかっている事柄(知識)を、改めて検証してみること(たとえば、すでに他の人が実践してみて、文献でよいケアだと示されていることを実習や病棟でも取り入れてみることなど)や、さらに工夫をして洗練したケアを提案することが含まれます。さらに、これまでにない知識(ケアの方法など)を生み出す(創生する)という研究もあります。いずれにしても綿密に計画され、系統的で論理的、科学的な方法を用いて手順を踏んで実践されるものです。

では、過去にわかっている知識とは、どのような種類があるでしょうか? 大まかには、伝統、権威、借用、試行錯誤、個人的経験、ロールモデルとメンターシップ、直観、推論、研究があります[6](p.9の「コラム」参照)。

話が少しむずかしくなりましたが、ここにテーマに結びつく重要な鍵が隠されているのです。過去にわかっている知識が、現在でも研究成果(evidence)がきちんと示されて、用いられているのであれば、多大なエネルギーを傾けて研究したり、新しい知を追い求めなくてもいいのです。しかし、現実に皆さんの目の前にいる看護の対象となる人々が抱えている健康に関連する問題／課題は、過去の知識だけでは解決できません。

図2を見てください。ケーススタディを含めて、研究を行うときには研究テーマが必要です。研究は、過去の知識では解決できない知識を生み出す系統的なプロセス(過程)である、ということは、これまでに理解してきました。したがって研究で解決するべき問題／課題(つまり「研究テーマ」のことです)は、現在の状況(現在わかっている事実や現状)と、望ましい状況(こうなったらよいという

図2　研究テーマの見つけ方

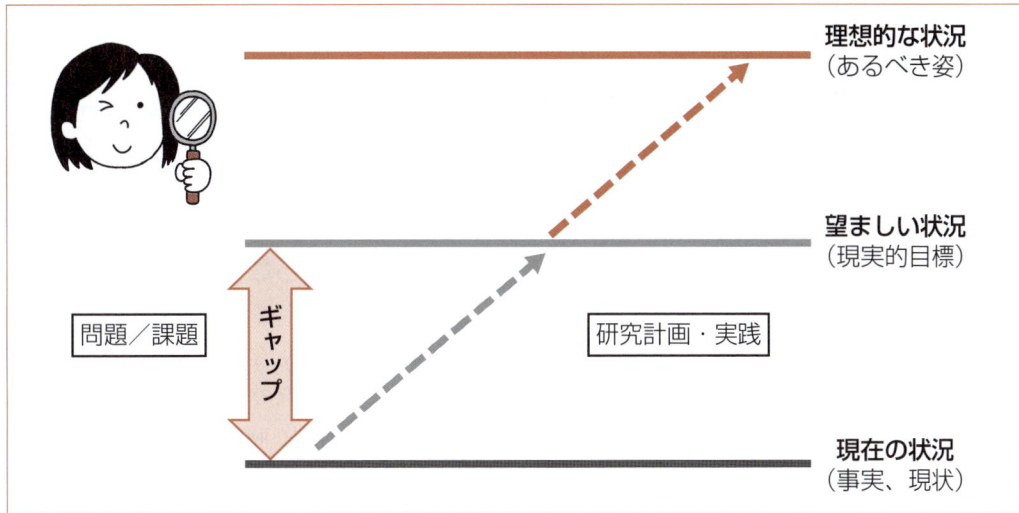

森田夏実：研究計画書の立て方、研究計画書の書き方－プレ計画書の提案. 主任アンド中堅＋こころサポート 2009；18（6）：102.より一部改変して引用

現実的な目標）とのギャップです。このギャップが問題／課題になっていきます。

また、この図に示した理想的な状況（あるべき姿）は、考え方とか看護観といった方向性を示しています。たとえば「自宅で人生の最期を迎える」ことを"あるべき姿"とすれば、終末期の患者を現状の中で、いかに自宅にもどれるようにするか、ということが現実的な目標とすることになるでしょう。しかし"あるべき姿"を「家族とともに最期を迎えられる」とするのであれば、必ずしも「自宅」でなくてもいいわけです。そうすれば現実的な目標は異なり、具体的な看護計画もまた異なってくると思います[7]。

では、どのようにして具体的なテーマを見つけていけばいいのでしょうか？

1 研究の起こり："種"の発見

学生の場合は実習中あるいは教室で、現場で働いている看護師の場合は日々看護ケアの中で、ふと気になったことや疑問に思ったことを、ノートなどに書き留めておきましょう。どのような小さな疑問でもいいのです。実習指導者のいった一言、看護師からいわれた一言、看護師長から注意されたこと、そして患者さんがふと口にした感想……、すべて研究テーマ、ケーススタディのテーマに結びつく"種"です。

よくあることですが、"種"だけを採取して残しておいても、どの木からとった種だったか、いつ拾ったのか、名前なども忘れてしまうことが多いです。テーマに結びつく疑問をメモするときには、その疑問がわいた具体的な状況も一緒に記述しておくといいと思います。

たとえば「終末期の家族ケアが気になる」とメモしたとき、それはどのような状況で気になったのか、「患者の面会を終えて帰宅しようとしていた家族がロビーで一休みしていたときの、さびしげな姿に胸を打たれたときに気になった」などです。そのときは何で気になったか、わからないかもしれませんが、これをきっかけに、家族と話しをすることになり、テーマにつながっていくという可能性があります。

"種"を研究という"樹木"にまで成長させるためには、適切な時期に適切な土壌、水分、

栄養、太陽、などが必要になります。しかし"種"のないところに、いくらよい土や栄養、太陽があっても木は生えてきません。

2 ギャップ：What's known? What's not known?

次に"種"に与えることは、何がわかっていて、何がわかっていないことなのか、その差（ギャップ）は何か？をよく検討することです。先に示した図2を参考にしてください。まず、現実はどうなっているのかについてよく調べましょう。今わかっていることは何か、すなわちコラム（p.9）で説明した9つのポイントを確認することをおすすめします。

たとえば、以下のような方法で考えてみてください。

- **伝統**：これまで慣習的に行われてきた看護ケアの方法は本当にそれでよいのか？
- **権威**：看護師が怖いからという理由だけで、その方法をマネしていないか？
- **直観**：自分では適切なケアだと思うし、患者さんも満足しているようだ。でも、そのコツを他の看護師にうまく説明できない。どうしたら、わかってもらえるか？
- **研究**：患者さんの看護計画は、研究結果に基づいて立てられているか？ 本を丸写しにしていないか？

3 自分を信じること

あなたの実践の経験から得られた、あなたの看護実践の感覚を信じてください。文献や他の人が正しいといっても、「自分としては納得できない」という感覚は、とても重要です。それを研究という形で確かめていくというのは、とても価値のあることだと思います。

こうして"種"は徐々に研究計画という"芽"を出していきます。しかし、研究は思いつきでは成功しませんので、"種"の種類に適した生育方法を選択する必要があります。それについては次の項で説明していきます。

また、こうした研究の中で、ケーススタディ（事例研究）はいったいどんな位置を占めているのかについても、お話ししていこうと思います。

いろいろな研究の種類

研究の分け方は、学者によってさまざまです。たとえば、研究の目的別、アプローチ別、活用度別、場所別、時間的視点別などによる分類があります[8]。

また、同じ目的別分類や方法別分類でも、人によって分け方や使われている用語が多少異なっていて、まだ全体として統一された分類法があるようには思えません。

しかし、どんな研究も「本当はどうなのか？」と、「真理」を追究する姿勢では同じです。ここでは、真理の探究を前提に「本当はどうなっているか？」を調べる研究と「本当はどうあるべきか？」を調べる研究の2つに大きく分けて説明していきたいと思います[9]（表1）。

1 「本当はどうなっているのか？」を調べる研究

何がどうなっているのか、これは何なのか、これとあれは関係があるのか、あるとしたらどんな関係なのか、といったある事実の状態や変化、ある事実と事実の関係などを探る研究です。

① 「これは何なのか？」を調べる研究

ある事実や、事実と事実の関係がどんなものなのか、その状態や変化していく様子を知りたいと思い、それに名前をつけ、言葉にして記述していきたいという場合があります。

たとえば、今まで誰も報告したことのない

コラム

知識はどこから得られるのか？

何がわかっているのか、何がわからないかを確認するためのポイントを9つあげてみました。

① **伝統**：伝統は「習慣と過去の傾向に基づいた『真実』または信念から成り立つ」[1]ものです。昔から習慣的に実践され、特に問題もないため、あまり疑われることなく行われている知識です。

② **権威**：権威は「見解や行動に影響を与えることのできる専門能力と力を持った人のこと」[1]です。一定の領域に関して、ほかの人よりも知識があるため情報源として信用され、権威のある人の知識は正しいと信じられがちです。たとえば「看護教員や看護師長さんのいうことは正しい」というように。

③ **借用**：看護学の知識の中には医学、心理学、生理学、教育学などの領域から借用した情報として、その知識の一部を記述しているものがあります。しかし借用した知識がそのままの形で看護実践に役立つかどうかは、疑問が残ります

④ **試行錯誤**：試行錯誤は「知識源が他に得られないような不確実な状況下で用いられ、どのような成果をもたらすことができるかわからないアプローチ」[1]です。簡単にいえば「とにかくやってみましょう」というときにとられる方法です。

⑤ **個人的経験**：個人的に出来事や状況、あるいは環境にかかわることによって得られた知識のことです。看護の場合は、個人的経験がどのくらいあるかによって看護の知識ベースが異なります。ベナー Pは、その発達レベルを、初心者／未熟者（novice）、新人／上級初心者（advanced beginner）、一人前／有能者（competent）、中堅／熟練者（proficient）、達人／名人（expert）の5段階として示しています。

⑥ **ロールモデル法とメンターシップ**：ロールモデル法はお手本になる行動を模倣することによって学習することです。メンターシップは、達人の看護師がお手本（メンター）になり、指導を受ける看護師（メンティー）が知識を学んでいきます。研究活動において、先輩の研究者（メンター）から初心者が研究を学ぶことが、非常に重要な方法とされています。

⑦ **直観**：直感は「通常は論理的に説明され得ない、1つの全体としての状況、または出来事の洞察または理解のこと」[1]です。しかし、直観は科学的に簡単に説明できないので、愚かなものと退けられることもあります。知識がなくても自然にわいてくるように思われがちです。しかし、むしろ深い知識（暗黙知、個人知）の結果であるといわれています。そうした知は、意識化され、論理的に説明するのがむずかしいくらいに深く組み込まれているといわれます。経験のある看護師は、とてもよいケアができているけれど、そのコツを言葉で説明しにくい、というのはこれに当たるのではないかと思います。

⑧ **推論**：推論は「結論に到達するために、考えを推し進めて組み立てること」[1]です。推論を通して自分の思考と経験の両方を理解することができます。推論には、蓋然的推論（問題解決）、操作的推論（可能な選択肢の熟考）、弁証法的推論（全体的に見ること）、論理学的推論（部分相互の関係の明確化）があります。論理学的推論には、演繹的推論（理論や知識をもとに、具体的なことに結びつけていく思考方法）と帰納的推論（具体的な事実から一般的な法則や理論（抽象）を導いていく思考方法）があります。

⑨ **研究**：研究は「既存の知を検証および洗練するための、そして新しい知を創世するための、入念で系統だった探求または究明」[1]であると明記されています。

文献
1. Burns N, Grove S, 黒田裕子, 中木高夫, 小田正枝他監訳：バーンズ＆グローブ看護研究入門―実施・評価・活用（原著第5版）．エルゼビア・ジャパン, 東京, 2007：11, 12, 7, 2.

表1 いろいろな研究の種類

知りたいこと	内容		研究方法	例	特徴
本当はどうなっているか？	これ（これら）は何なのか？	ある事実や、事実と事実との関係を言語化し、記述して考察する。	・ケーススタディ(事例研究) ・KJ法 ・その他の質的研究 ・記述統計的研究	患者個人の病状や生活、治癒の経過などを記録して考察する。ある学校で今年新型インフルエンザにかかった人数を調べる。	・個人、家族のような小集団から、学校、地域のようなコミュニティ、国家のような大集団までを対象とできる。 ・客観的事実だけではなく、無意識のような人の内面も対象とできる。 ・数量化して比較するところまでできる。 ・実験を繰り返して同じ結果を導くことがむずかしい。
	これとあれは関係があるのか？	事実と事実がどれくらい強く結びついているか（相関関係）を調べる。	・統計的研究 ・疫学的研究	がんと喫煙は関係があるのか、関係があるとしたらどのくらい強い関係があるのかを調べる。	・個々の事実だけでは推測の域を出ない事実関係の有無を、その大小や確率を含めて数値として表わし、検討する。 ・人間が対象で実験条件を設定できない場合や、対象が多く個々に調べることがむずかしい場合に、全体的傾向を知り、事実関係を見つけることができる。
	この原因はあれかどうか？	事実と事実の相関関係における因果関係を調べる。	・実験的研究	喫煙はがんの原因か、がんになると喫煙するようになるのか、因果関係を動物実験などで調べる。	・実験の条件を人間が操作し、同じ条件で繰り返し実験が行える動物実験や、物理・化学実験が有効な方法。 ・繰り返せない1回限りの事実の証明や、人間の心を対象とする看護やカウンセリングなどには用い方が制限される。
本当はどうあるべきか？（本質追求）		事実の奥深く、もしくは彼方にある本質や意味を追求する。	・哲学的研究 ・倫理学的研究	なぜ人間は生存するのか、人間本来のあるべき意味や全体としての本質を追究する。	・遺伝子操作などの科学技術の進歩や、ターミナルケアにおける生命倫理のように、医学・看護の分野でも事実関係のみでは解決できない人間の本来ある意味が問われるようになった。

　新種のきのこの色や形、成長し繁殖する過程を知りたいという場合があります。看護においても、がんの患者の場合など、その患者個人の病状や生活や治療の経過などを、かけがえのない唯一のものとして丸ごとそのまま調べようとするケースがあります。

　つまり「これは何なのか？」を追究するときには、研究のための人工的コントロール（統計的操作や実験条件の設定）を加えずに、そのままの事実を調べていこうとします。

　これは一個体や一個人のありのままの事実に限らず、家族のような小さな集団や、ある職場、ある学校、ある地域といったコミュニティ、国家のような大きな集団の場合も同様です。ある家族、ある学校などの状態やその変化を観察し、記録していくケーススタディ（事例研究）もあれば、ある国家の存亡を調べる歴史的研究もあります。

　また、この研究は、必ずしも人間の外側にある（見たり聞いたりできる）客観的事実だけが研究対象になるとは限りません。自分にしかわからない心の内面や自分でも普段は気づいていない無意識の世界が、どんなふうであり、どう変化したかについても、心の目で見

て記録し、探究していくことができます。

逆にいえば、こうした心の微妙な状態や変化は、誰が見てもだいたい同じように「きのこ」や「がん」に見えるといった客観的事実ではないため、数に置き換えて数量的に研究したり、繰り返し実験して同じ結果を出したりすることが、むずかしいのです。

②「これとあれは関係があるのか？」を調べる研究

いくつかの事実に名前がつけられ、事実や事実関係についてある程度わかってきたけれど、ある事実と事実とが、どのくらい強く結びついているのか（相関関係）を知りたいと思っている場合があります。一般に数量的研究、統計的研究、疫学的研究と呼ばれているものが、これに当たります。

たとえば、がんと喫煙は関係があるのか否か、あるとすればどのくらい強くあるのかを調べる場合などです。

臨床場面で、医師が何人かのがん患者の事例を診察していただけでは見えなかったか、あるいは推測の域を出なかった喫煙と肺がんの関係も、非常に多くの人々を調査対象として「タバコを吸っている／吸っていない人」別で、「肺がんになる／ならない人」の数を集計し、統計処理をしていくことで、数値としてはっきりと見えてくることがあるのです。

このように、個々の事例を見ていただけでは推測の域を出なかったりする事実関係の有無を、その大小や確率を含めて数値として表すことができるのが、数量的研究方法のよさではないかと思います。

特に人間が対象で実験条件をセットできないような場合や、あるいは1人ひとりチェックしきれないような多数の対象の全体的傾向から、事実関係を見つけ出さなければならないような場合は、有効な方法ではないでしょうか。

今あげたような事実関係を量的に説明しようとする研究を「リサーチ（research）」と呼び、次に述べる「スタディ（study）」と区別する場合もあります。ただケースを使った研究でもリサーチと呼ぶ人もいます。

③「この原因はあれかどうか」を確かめる研究

上述の喫煙と肺がんの相関関係が見えてきたところで、さらに「では喫煙は肺がんの原因なのか、それとも肺がんになると喫煙するようになるのか」といった因果関係を、動物実験などによって確かめていこうとする場合があります。

推理ドラマなどで見られる犯人探しも同じ発想です。犯人を突きとめるために、事件をよく観察し記録していき（記述的研究方法に相当する）、経験と鋭い感性を生かして「犯人はきっとA子だ」と仮説を立てたり（直観的研究方法に当たる）もします。

つまり「事件という結果の原因はA子ではないか」と推測することができ、ここまでは、後でお話しするケーススタディ（事例研究）でも探り出すことができます。

しかし「A子であることを証明しろ」ということになると、記述や直観を使ったケーススタディの方法では不十分です。そこで、実験的研究方法が必要になってきます。ただし、事件のような過去の1回限りの現象を再現することは、タイムマシンにでも乗らない限りむずかしいので、完全な実験による証明はできません。

一般に、歴史学や進化学などでは、かなり昔のことを調べることになるので純粋な実験はできず、発掘された骨や、以前捏造が問題になった石器などの状況証拠をもとに推測するにとどまらざるを得ません。

実験的研究が最も得意とするのは、実験室などのように、人間が操作を加えてセットした

図3 いろいろな研究へのケーススタディの貢献例

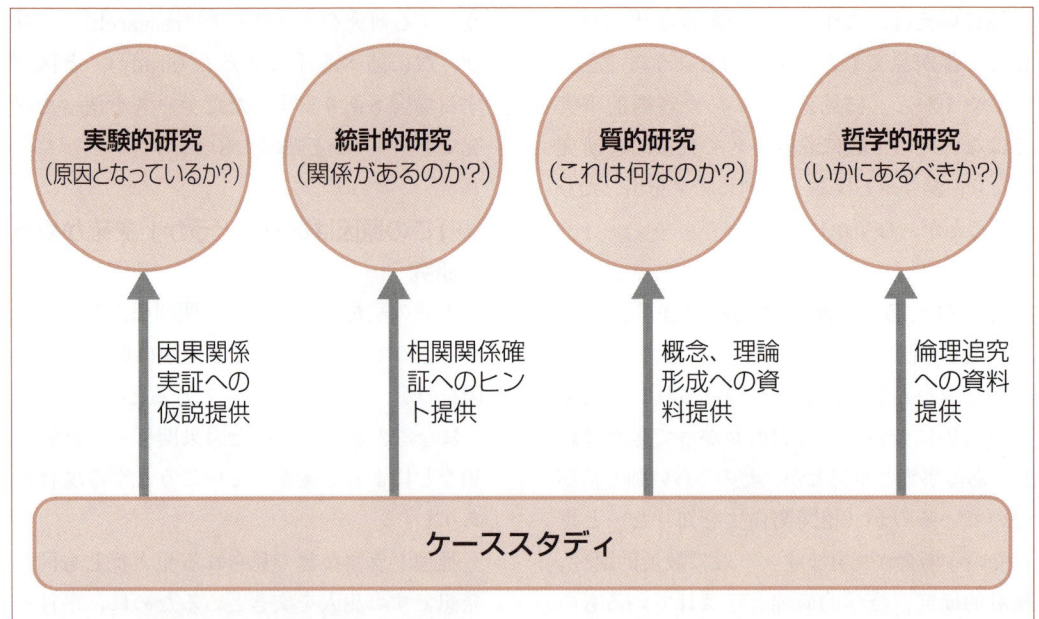

条件の中で、何度も繰り返して実験ができるような対象を扱う場合です。たとえば、がんの治療にある薬が効くかどうか（因果関係）を証明したい場合は、もし動物実験が可能なら、がんにかかっている動物たちの集団を2つに分けます。

一方の動物たち（実験群）には薬を与え、他方の集団（コントロール群、対照群）には薬を与えないで、がんの治癒率はどちらが高いかを比べます。このように実験動物が使える場合は、薬の効果を証明するために繰り返し同じ実験ができます。

その意味で、看護学やカウンセリングなど人間の心を扱う分野の場合は、物理・化学実験や動物実験のように、何度も繰り返し実験することができにくい研究テーマが多いので、ケーススタディやp.11の②で述べた数量的研究で原因を予測することにとどまりがちです。

2 「本当はどうあるべきか」を調べる研究

さて、今までは、事実がどうあるかを探究する研究について紹介してきました。ここではもう1つの重要な研究について簡単にお話ししようと思います。それは事実や事実の集まりではなく、それら事実の奥深く、あるいは彼方にある「本質」や「意味」についての研究といってもよいかもしれません。

たくさんの知識や因果関係がわかったところで「だから何だというの？」と、「それが本来どういう意味があるのか」を追究していく研究です。

たとえば「なぜ人間は生存するのか？」という問いに対して、細胞などの生命活動の事実や、猿の一種から進化した証拠をその起源として追究する研究に対し、「それは人間が神（あるいは宇宙）から与えられた使命を果たすために創られ生存しているのではないか」といった人間本来の「あるべき意味」や、諸事実を合わせても、なおあまりある全体としての「本質」を追究する研究があります。哲学や倫理学などの研究がそれです。

最近は物理学や生物学などの基礎（純粋）学の分野だけでなく、医学や看護学などの応

用学問（実学）の分野でも、こうした研究が注目されるようになってきています。たとえば、生命倫理のように、遺伝子操作や生命維持装置などの実証的科学技術の進歩や、末期がん患者のターミナルケアの事例研究を通しても、単に事実関係の追究では解決できない、人間本来のあるべき意味が問われる問題が増えてきているように思います。

さて、いろいろな研究について、たいへんおおざっぱに見てきましたが、ケース（事例）を使った研究は、これらの各研究に貢献していると思います。

事実関係を調べる研究のところでは、統計的方法で相関関係を求めたり、実験的方法で因果関係を見つけ出すために、いろいろな予測をしてヒントや仮説を与えられること、ある事実の質を調べる研究では概念や理論をつくる基礎資料を提供できること、そして最後にあるべき本質的意味を考えるための貴重な資料を提供できることなどの可能性があります（図3）。

では次の「理論」についての解説の後に、今までわかったつもりのように登場してきていた「ケーススタディ」とは、そもそも何かについてお話ししていこうと思います。

理論と研究との関係とは？

いろいろな研究の種類とケーススタディの関連について見てきましたが、このような研究を行ううえで、よりどころとなる考え方に「概念」と「理論」があります。これらは、どのように使われているのでしょうか？ ここで少しみてみましょう。

1 概念とは

概念とは、基本的な考え方や、そのものの意味内容を示す言葉ですが、広辞苑（新村出編, 岩波書店）には「事物の本質をとらえる思考の形式」とされています。そして「事物の本質的な特徴とそれらの関連が概念の内容（内包）」であり、「概念は同一本質をもつ一定範囲の事物（外延）に適用されるから一般性をもつ」「概念は言語的に表現され、その意味として存在する」と説明されています。ここに例があげられていますが、言葉がむずかしいので、少し読みくだいてみましょう。

たとえば「人」という概念があります。「人」という概念の内容は、他のものと区別される人としての特徴（内包）になります。つまり、理性がはたらく動物である、社会生活

コラム

量的研究と質的研究

量的研究は、事実を数に置き換えて、大きいか小さいか、多いか少ないかを比較することによって調べていく研究方法といってよいでしょう。統計的研究や実験的研究などがこれに含まれます。

それに対し、質的研究の場合は、数値による大小の比較を研究目的にせず、たとえば多い事実も少ない事実も、データとして対等に扱い調べていく研究方法といえます。一般に、哲学的研究、ケーススタディ（事例研究）、ナラティブ・アプローチ（p.36参照）、現象学的研究、グラウンデッド・セオリー、KJ法などがここに含まれます。

ただし、このことは事例研究などの質的研究が、数値をまったく使わないということではありません。たとえば、身長、体重、バイタルサインの数値情報も患者の訴えや気持ちの情報と同様に対等に、患者理解のために使われたりします。

を営む動物である、などがあげられるでしょう。この「人」の概念の内容と同じ内容をもつもの（外延）は、当然同じ人となります。それを「広辞苑」では「一般性をもつ」と表現されています。

定義だけ見ていてもわかりづらいと思いますが、たとえばPart VIに示されているケーススタディの実例の中から、看護で使われる概念を拾ってみると、セルフケア、コミュニケーション、言語的報酬、物理的報酬、コーピング、パートナーシップ、看護師－患者関係などがあります。これらの概念は、さまざまな研究でその内容が比較的共通の意味をもっているため、一般的に理解を得やすいという特性をもっています。しかし、実際には研究者や研究領域によって複数の定義がありますし、時代とともに変化していくものです。皆さんが研究の枠組みとしてこれらの概念を用いる場合は、その出典を明らかにして、自分が用いる定義を明確にしていく必要があります。

ここでは広辞苑を例としてあげましたが、他の事典（辞典）でも調べてみることができます。たとえば看護大事典（和田攻,南裕子,小峰光博編,医学書院,東京,2002）や看護学大事典（見藤隆子,小玉香津子,菱沼典子編,日本看護協会出版会,東京,2003）などでも「概念」について述べられています。比較してみるとよいでしょう。

2 理論とは

理論とは、科学的に受け入れられる一般的な原理のことです。実践する内容を変更したり、観察した事実を説明するための根拠として用いられます。広辞苑（新村出編,岩波書店）によると「個々の事実や認識を統一的に説明することのできる普遍性をもつ体系的知識」と説明されています。先に説明した概念との関係でいうと、理論は概念の集まり、また概念と概念との関係性を表したものだともいえます。

看護にかかわる理論としては、セルフケア理論、適応理論、死の受容過程、動機づけ理論、発達理論、ストレス・コーピング理論などがあげられます。看護の理論は、看護の現象を説明できる枠組みと理解していただければよいでしょう。

しかし、1つの現象でも、それをセルフケア理論で見るのか、適応理論で見るのかで、見えてくる問題点や解決策が違ってくることが考えられます。そこで、ケーススタディを含めて、研究を行うときには、研究者がどのような眼鏡をかけているのか（視点、立場、考え方）を明確にしておくことが重要です（p.41参照）。

では理論と研究との関係はどうでしょうか？それは大きく分けて2つあります。①理論を下敷きにして研究を行う場合（理論の活用）と、②研究を重ねていきながら理論をつくっていく場合（理論の構築）です。それぞれについて、特にケーススタディを例にあげながら簡単に説明します。

3 理論の活用

量的な研究方法を用いる場合でも、質的研究方法を用いる場合でも理論（概念）を基盤にした研究を行うことが推奨されます。

臨床場面では、対象者が抱える問題や苦痛、課題に対して総合的に計画を立て援助していますが、ケーススタディを行う場合は、実践の中からあるテーマを絞り、そのテーマを軸にして、情報や実践内容をまとめなおす作業を行うことになります。

そのとき、どのような軸を立てたら、ケーススタディを通して研究者（ケーススタディを行う人）が明らかにしたいことを明確に表現できるかが、ケーススタディの質を決定するといっても過言ではありません。

「なぜ（疑問）からはじまる研究とは？」で説明しましたが（p.6を参照）、まずこれまでに

図4　患者の"気持ち"をわかるとは？

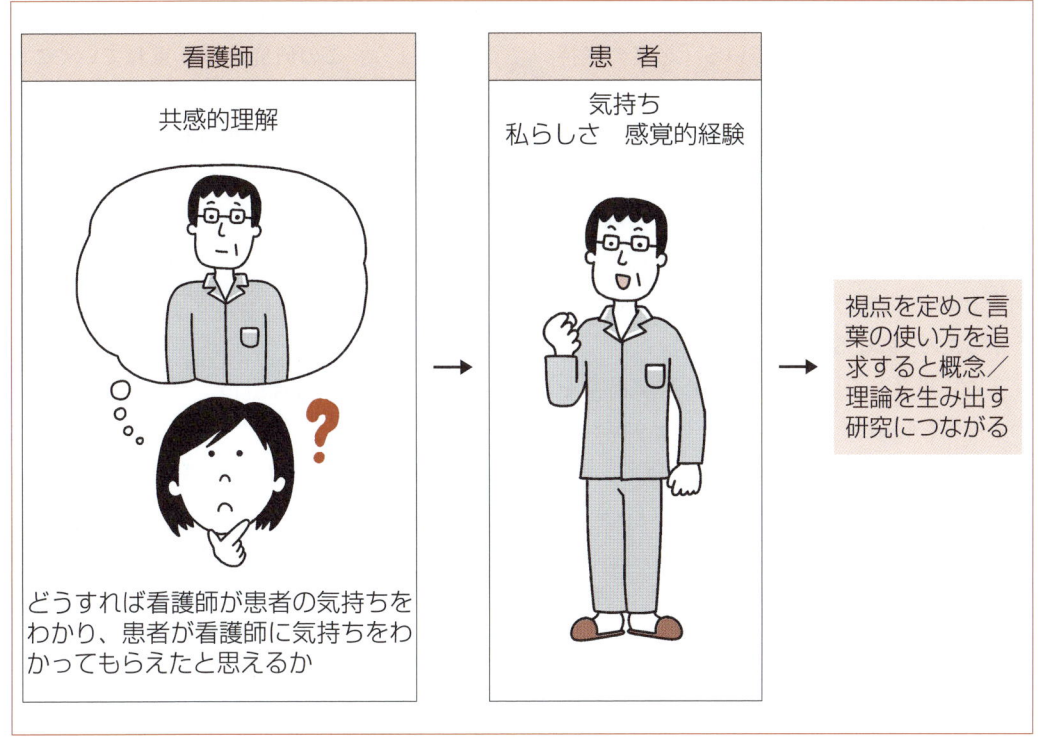

看護学やその他の学問で明らかになっている概念や理論を参考にしてみることができます。

具体的な方法としては、看護学の教科書をもう一度見なおすことです。最近はどの教科書にも看護学でよく用いられる理論や概念について説明されていますので、その中で自分が検討したいと考えていることに近い理論や概念を使って分析してみましょう。

PartⅥの実例では、死の受容過程の概念を用いた終末期患者のケーススタディ、外発的動機づけ（p.44の「内発的動機づけ」を参照）の概念を使って分析した小児のケーススタディや、パートナーシップの概念を使って分析した在宅看護のケーススタディが該当します。

これまで、もやもやしていたことが、理論や概念を使って分析することで、すっきり整理されることがよくあります。しかし、どの理論や概念を使っても、自分が整理したいこと、わかりたいことと、しっくりこないこともあります。そのときは新しい概念の開発や、理論の構築が必要になってくるでしょう。

4 概念の構築、理論の構築

概念を開発・構築するには1事例のケーススタディでは不十分ですが、これを重ねていくことで、追究したい概念を見つけていくことができます。また理論を構築していくためのグラウンデッド・セオリー・アプローチ[*1]という研究方法論も示されています。

また、これまでに用いられている言葉でも、学問的に定義がばらばらで、いろいろな意味に使われていたり、明確な定義がされていな

---

*1　グラウンデッド・セオリー・アプローチ：grounded theory approach（GTA）、現実の世界の観察に基づいて、質的データを系統的に収集・分析し、理論もしくは理論的命題を構築することをめざした質的研究の一種。データに理論が結びつき（=ground）、理論の説明性が高まる。

かったりすることもあります。

たとえば、筆者の研究の関心領域は、看護場面では日常的に使われている「患者の気持ち」です。さて、あまりにもなじみのある言葉ですが、この場合「気持ち」とは何をさすのでしょうか？

「患者の気持ちをわかる」ことは看護師にとっては必須のことだと考えられていますが、何をどのようにわかったら、患者の気持ちをわかったことになるのでしょうか？

また、患者さんは「看護師さんに気持ちをわかってもらった」と感じるのでしょうか？

さらに「思い」「経験」「感情」「気分」「感覚」などとは、どのように使い分けたらいいのでしょうか？

まだ研究途中ですが、"気持ち"とは何か、研究成果に基づいて定義しました[10]（「コラム」を参照）。

このように、ちょっとしたことでも視点を定めて言葉の使い方（概念）を追求していくことが概念／理論を生み出す研究につながります（図4）。

PartⅥの実例では、母性のケーススタディ（p.211）が関連します。このケーススタディでは概念を生み出すところまでいたっていませんが、いろいろな研究の種類の項で述べた「これは何なのか」（p.8）を探す研究に該当するでしょう。この研究を積み重ねていくことで、娘の出産を体験する母親のケアに関する概念や理論が将来生み出されていくかもしれません。

文献
1. マクファーランド D, 木村武二監訳：オックスフォード動物行動学事典 第1版. どうぶつ社, 東京, 1993：507.
2. 根津進：新版 看護研究の手引き 第3版. メヂカルフレンド社, 東京, 1995：112.
3. 原田正純：水俣病は終わっていない 第1版, 岩波書店, 東京, 1985：1-16.
4. 南裕子編：看護における研究 第1版. 日本看護協会出版会, 東京, 1991：4, 10.
5. 数間恵子, 岡谷恵子, 河正子：看護研究のすすめ方・よみ方・つかい方 第2版. 日本看護協会出版会, 東京, 1997：8.
6. Burns N, Grove S, 黒田裕子, 中木高夫, 小田正枝他監訳：バーンズ＆グローブ看護研究入門－実施・評価・活用 原著第5版. エルゼビア・ジャパン, 東京, 2007：3.
7. 森田夏実：研究計画書の立て方、研究計画書の書き方－プレ計画書の提案. 主任アンド中堅＋こころサポート 2009；18（6）：99-107.
8. 田代順子：大学院教育における看護学研究法としてのアウトカムモデルとサブストラクションの意義と活用. 看護研究 2000；33（5）：51-57.
9. 松本孚：人間科学の新体系の試み. 人間科学 1980；1（1）：17-25.
10. 森田夏実：血液透析療法を受けながら生活している慢性腎不全患者の"気持ち"の構造. 聖路加看護学会誌 2008；12（2）：1-13.

コラム

"気持ち" とは

　気持ちは、人の内部および外部から生じる出来事を経験するときに、人に生じる状況の知覚、引き起こされる感覚や感情、認知や思考などが融合／統合した経験の世界をいいます。

　気持ちは「私らしさ」の在り様、感覚的経験から構成され、出来事の性質により、2つの要素の在り様の変化で、さまざまな気持ちが生じます。

　構造の中核は一貫した「私らしさ」であり、「私らしさ」を維持するために、感覚的経験とともに常に変化しているという特徴があります。

　共感的理解に基づく他者によって理解されたとき、人は気持ちを理解してもらったと感じるとともに自分自身の存在を尊重されたと感じます。

　（この定義は、今後さらに洗練していく必要があると思っています）

3 ケーススタディって何？

　先に「ケース」という言葉と「スタディ」という言葉の意味を、別々に説明してきました。それは、これからお話しする「ケーススタディ」という熟語の背景を知っていただきたいと思ったからです。

　「ケーススタディ」は、英語の"case study"をそのままカタカナにしたものです。漢字になおしますと、これまでも使ってきた「事例研究」という熟語に訳される場合が多いのですが、実は他にも似た表現がいくつかあります。

　たとえば、ケース研究、症例研究、事例研究法、ケースメソッド、事例的方法、モノグラフ調査、ケアスタディ、ケースレポート、事例報告、事例検討、ケース検討などの用語です。これらの言葉は、まったく同じ意味で使われていることもあれば、文献や研究者によって微妙に異なっている場合もあります。

　そこでまず、まぎらわしくてよく間違えやすい「ケーススタディ」と「ケース検討」について、その共通点と違いについて述べたいと思います。

　なお今後、この本では、ケーススタディと事例研究は同じ意味で、ケース検討と事例検討も同じ意味で使います。

ケーススタディと
ケース検討の比較

　ケーススタディもケース検討も、ともに対象がケースである点では共通していますが、ケースを使う目標によって違ってきます。

　ケーススタディの場合は、あくまでも研究のためにケースを扱うわけですから、研究の発展サイクル（p.5の図1参照）のところで述べたように、コミュニケーションの対象も、過去・現在・未来を通した人類全体に広がっています。またケースから研究目的に沿って得られた知識や知恵を集めて蓄積し、誰にでも、どこででも通用するような法則をめざして仮説を立てたりもします。

　これに対して、ケース検討、事例検討、事例報告、ケース報告などと呼ばれているものの目標は「実践としての問題解決まで」というのが一般的なようです。ですから、コミュニケーションの範囲も、看護師仲間やカウンセラー仲間といった実践者の間でなされる場合が普通のようです。

　当然、ここで行われる報告も「この問題に対してはどのように援助していけばよいか」といった実践的な検討をするための資料として提供されることになります。もちろん、報告者が「私は、この患者をこう理解したのですが」と仮説を出す場合もありますが、それもやはり、援助法を検討するための査定にとどまります（図1）。

　ただ、ときどきケーススタディと同じ意味でケースレポートやケース報告といった言葉を使っている本もあり、まだ十分に用語が統一されていないため、まぎらわしさが残っています。そのような場合、気の毒ですが、読者はこの用語が何を意味しているのかを気をつけて読んでいかなければならないでしょう。

　ただし本書では、ケーススタディは研究で

図1　ケーススタディ（事例研究）とケース検討（事例検討）の違い

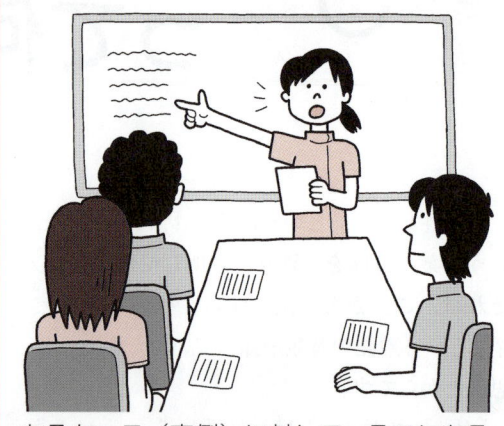

ケーススタディ（事例研究）とは	ケース検討（事例検討）とは
あるケース（事例）をもとに研究目的に沿って、事実関係や問題の解決法などを見つけだし報告する。	あるケース（事例）に対して、そこにある問題を解決するために報告する。

あり、研究を目的としないケースレポート（報告）やケース（事例）検討は実践を直接の目標にしているとして、話を進めていきたいと思います。

なお、報告書の内容（必要事項）における両者の違いについては、PartⅤの「レポート（研究報告書）の書き方」（p.115）のところで説明します。

ケーススタディのいろいろな定義

研究を目的にしたケーススタディの定義も、各専門分野や研究者によって、多少ニュアンスが異なります。ここでは主な定義をいくつか紹介し、次に、この本なりの定義を考えてみたいと思います。

たとえば、おなじみの「看護学大辞典」によれば、ケーススタディは事例研究・症例研究ともいい、看護研究の中に含められており「1人の患者に対して行われた看護について後で評価し、考察を加えることをいう」「1個の事例の精細な情報を分析することにより個々の事例間に類似・共通する法則性を発見しようとする帰納法的研究法である」[1]と定義されています。

この定義のはじめの部分は、ケーススタディが看護実践を大切にした研究であること、後の部分は、集めた個々の事例の中から共通する事実関係（法則性）を見つけ出そうとする研究的側面を強調しています。

前者の実践性を重要な要素とみる定義は、看護学だけでなく心理学、臨床心理学、カウンセリング、教育学などの分野でもみられます。たとえば「心理学事典」では「問題行動を理解しそれに対する実際的な処置を見出すために、当該個人に関する各種の資料を収集し、分析する方法」[2]、「教育相談事典」では「個人の具体的問題を解決しようとする研究がケーススタディである」[3]と定義しています。

一方、後者のケーススタディの研究的側面を重視した定義は、社会学、社会心理学、福祉学、文化人類学などの分野でみられます。「社会学事典」には、事例研究法（case study method）の定義として「ある一定の社会的単

図2　ケーススタディの目的

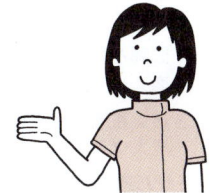

初心者の立場

教育のためのケーススタディ
ケーススタディをすることを通して看護などの研究や実践の仕方を学ぶ。

学ぶためのケーススタディでも本来の目的をふまえておこう。

本来のケーススタディの目的

研究のためのケーススタディ
ケースについて研究し、よい援助のための一般原則や実践理論体系をつくりだす。

位（個人、家族、集団、地域など）を調査対象とし、その生活過程の全体や、あるいは特徴的な諸位相に関する資料を蒐集し、記述的な方法を主としつつ研究する質的な分析方法」[4]とあり、「福祉社会事典」ではケーススタディを「ある問題事象を構成する1つの単位を個別の事例として、全体的な社会状況や関連する他の事例を考慮しながら、多面的に把握し、その社会的プロセスを記述する研究」[5]と定義しています。

そこで、本書では、ケーススタディのケースという言葉をできるだけ広くとり、実践上の問題解決も含む可能性のある研究として、次のように定義しておきたいと思います。

「ケーススタディ（事例研究）とは、時には実践上の問題を解決することをめざし、ある事実そのものや、事実と事実の関係を明らかにするために、ある個人や集団や出来事のありよう（状態やその変化）を、見て聞いて、感じて考えて、広く深く具体的に理解し記述していく研究方法である」

このようなケーススタディの捉え方を一応踏まえたうえで、次にケーススタディのめざす目的、扱う対象、追究する方法、その意義について、もう少し詳しく説明していこうと思います。

何のためにケーススタディをするの？

「ケーススタディの目的は？」と聞かれたら、大きく分けて2つの答え方があるように思います。1つは「ケースについて研究すること」という答え、もう1つは「ケーススタディをすることを通して看護などの研究や実践のしかたを学ぶこと」という答えです。前者を「研究のためのケーススタディ」、後者を「教育のためのケーススタディ」と呼んでおきましょう。

当然ながら、両者は、研究のはじめ方、レポートのまとめ方、研究発表のしかたにおいても違いが出てきます。

研究のためのケーススタディの場合、その目的は、定義のところで少しふれたように、①あるケースをよく観察し、具体的に広い視野で多面的に詳しく分析し、鋭い感性によって総合的・統合的・全体的に理解し記述していくこと、②そのケースの中から、ある事実と事実の関係を探り、なぜこのようなことが起こったのか、その原因と結果のつながりを見つけ出し、さらに一般的な法則・原理・構造・理論を発見するための推測をすること、③実践的なケースの場合は、事実の一種である問題を解決するための解決法・対策・援助（治療・

表1　ケーススタディの対象別具体例

①個人と集団	個人	・急性心筋梗塞患者の食事指導を行った結果、その患者の行動変容がなぜ生じたのかの考察 ・ある統合失調症患者が入院中なぜ自殺したかの考察
	対人関係	・医師と患者、看護師と患者などの医療における対人関係の考察 ・恋人や夫婦などの対人関係の考察
	集団	・ある家族の崩壊していく過程、もしくは回復し成長していく過程の考察 ・老人クラブの成長過程の考察
②患者と援助者	患者	・がん患者の病状や生活、治癒の経過などの考察（一般的な患者を対象としたケーススタディ）
	援助者	・精神病に偏見をもっていた看護学生の実習を通して変化していく過程の考察（p.233を参照） ・ボランティアによる精神に問題を抱えた人へのかかわりによる問題解決過程の考察 ・入院した知人の見舞いを通して感じた自分自身の不安の考察
③対象者と当事者	対象者	・看護師が患者を対象として考察 ・看護師が援助者である自分を対象として考察
	当事者	・患者が自分の苦痛を当事者として記録し考察 ・天災・人災の被害者による自らの苦痛の考察 ・精神病の患者として入院した経験をもとに自己の成長や病院環境のあり方を考察 ・看護師が、がんになったときの患者体験を通して得た気づきの考察

指導）方針などを見つけだし、よい援助のための一般原則や実践理論体系をつくりだすことなどです。そしてもちろん、研究結果は、人類全体のために伝えられることが前提です。

これに対し、まだ初心者の学生は、研究も実践もほとんど経験がないので、まず学習しなければならないことがあります。たとえば、看護学生の場合、研究のしかたもそうですが、その前に患者に対する適切な援助ができるかどうかが、まず問題です。

本来のケーススタディだったら、研究する本人が研究テーマや研究目的を決めてから対象となる患者や病棟を選ぶのですが、看護学生の場合は、むしろ学生の学習の必要性によって選ばれてしまうことがよくあります。同様のことがレポートの書き方や発表のしかたにもいえますが、くわしくはPartⅤ（p.103）で述べていきます。つまり、初心者の場合は、主に教育のためのケーススタディを行うことが多いのですが、本来のケーススタディの目的も忘れないでほしいと思います（**図2**）。

どんなケーススタディがあるの？

本章の「ケースって何？」でふれたように、ケーススタディの対象にも幅があります。ここでは、①個人と集団、②患者と援助者、③対象者と当事者、の3つの場合に分けて、対象別にケーススタディの種類を具体的に紹介していきましょう（**表1**）。

1 個人と集団

個人を対象にしたケーススタディは皆さんもよくご存じのことと思います。たとえば、ある急性心筋梗塞患者の食事指導を行った結果、その患者の行動変容がなぜ生じたのかを考察していくケーススタディもありますし[6]、ある統合失調症患者が入院中なぜ自殺したのかを調べるケーススタディだってあり得ます。

対象は必ずしも病者とは限りません。ある女優の生涯をいろいろな資料をもとに記述し、彼女が自己実現していった要因について分析するケーススタディもあります[7]。

これに対し、皆さんはまだあまりなじみがないかもしれませんが、ある集団を1つの社会的単位として研究の対象にしたケーススタディがあります。集団もまた個人と同じようにいろいろな状態があって、病的な悪い方向へ進んでいったり、逆に健康的なよい方向に成長していったりと変化の経過をたどるのです。

たとえば、ある1つの家族のような小さな集団が崩壊していく過程や、反対に回復し、成長していく経過をまとめたケーススタディもあります。

家族よりはもう少し大きな集団、たとえば、ある老人クラブが、どのようにしてできあがり、どのように変化していったか、はじめは言葉も交わさなかった老人どうしが、やがてお互いに助け合うようになったのはなぜか、などについて観察し記録し考察していったケーススタディもあります[8]。

また個人と集団の間には、2人関係（対人関係）があります。面接場面での医者と患者、看護師と患者、カウンセラーとクライエントなどは、治療的な意味で重要な対人関係です。また、日常生活の中にも恋人どうしや夫婦などの対人関係があります。これら2人の間のコミュニケーションが、どこでズレており、どのようにすれば本当の意味で通じ合う関係になれるのか、について研究するケーススタディもあります[9]。

2 患者と援助者

ケーススタディというと、援助される側（患者、クライエントなど）のことを書いた研究だと思われがちです。ところが逆に援助する側に焦点を当て、援助のしかたがどうだったか、援助者の心の変化や成長のプロセスはどうだったかなどを考えるケーススタディもあります。

ただ、援助者といっても必ずしも専門家とは限りません。ボランティアのように、その道の専門家ではないけれど、援助したり協力したりする「協力者」の立場もあります。

専門家として援助に当たる側のケーススタディは、協力者のそれに比べて多いようです。たとえば、はじめて来談者を引き受けた精神衛生相談室の相談員が経験したさまざまな困難について記録し、新人相談員のための教育システムのあり方について考察したケーススタディがあります[10]。

看護の分野でも、精神病に偏見をもった看護学生が、精神科の実習を通して、偏った考え方や態度が変化していく経過を振り返ったケーススタディもあります（PartⅥの「精神看護のケーススタディ」p.233参照）。

一方、非専門家による援助や協力について、その協力者側に焦点を当てて研究されたケーススタディは、なかなか見つかりません[11]。ボランティア、保護者、友人などの非専門家が、精神的な問題を抱えた人にかかわって協力し（コンパニオン活動[*1]）、その人が問題を解決していけるよう役に立っていくプロセスを記述したケーススタディはいくつかありますが、これらの研究はどちらかというと被援助者側に焦点が当たっています[12, 13]。

非専門家による働きかけで、かつ援助者あるいは協力者側に焦点が当たっているケーススタディの例としては、まだ誌上に発表されたものではありませんが、いくつかありますので紹介します。

たとえば、病気で入院している知人へのお見舞いを通して自分の中に生じた不安が何であり、どこからきたものなのかを考察したケース、日常生活の中である友人の深刻な話を聴いているうちに自分自身が聴き続けることを苦痛に感じるようになったことについて、なぜ苦痛のために相手を受容できなくなったのかを考察したケースなどがあります。

たとえ専門職である看護師であっても、時にはボランティアとして援助する場合がないとも限りません。そのようなとき、その援助プロセスを、援助者側と被援助者側の両方から検討していくようなケーススタディが有効になる

[*1] コンパニオン活動：companionship、医療の枠の中で治療（援助）者として患者にかかわるのではなく、ボランティア、家庭教師、友人など非医療的、非専門的立場に立って援助する精神保健活動。

かもしれません。

3 対象者と当事者

ここまで述べてきた援助者（専門家、協力者）や被援助者（患者、クライエントなど）を対象としたケーススタディというのは、いずれも援助者側が研究者でした。患者のことを看護師が研究する場合も、看護師が看護師である自分自身のことを振り返って書く場合も、援助者という役割の中で「対象者」について研究していることには変わりはありません。

では、被援助者として、問題を抱え悩む本人として、自らを見つめるケースとすることはできないでしょうか。病に苦しむ患者として、天災や人災を被った被害者としてでなければ、見えてきにくい、感じることができにくい事実というものが、多々あるのではないでしょうか。

これらの人々の立場をここでは「当事者」と呼ぶことにします。当事者はひどい目にあっている場合が多いのだから、自分のことで精いっぱいで、とても研究する余裕などないのではないか、と思われる方もいるかもしれません。でも苦しかったときのことを、後で振り返って書くこともできるのです。

たとえば、当事者の目で書かれたケーススタディとしては、精神病の患者として精神病院に入院したときの経験をもとに、自己の成長[14]や病院環境のあり方について記述した研究[15]や、看護師であった自分ががんになったときの体験を通して気づいたことを書いた記録[16]、未発表ですが、母の死によって表出してきた自分自身の内面の変化を分析した研究、夫の転勤をきっかけにノイローゼ状態になった自分の過去の経験を振り返ってその原因を探ろうとした研究などがあります。

これら当事者による研究は、次節の研究方法のところで、くわしくお話ししますが、弱みと強みが背中合わせになっています。というのは、当事者自身の報告は、他者の報告に比べて冷静・客観的になりにくく、主観的で偏った見方になってしまう危険を秘めていますが、その一方で、当事者本人でなければわからない痒いところに手が届くような見方や感じ方で研究することができるからです。

いじめられたり、地震にあったりした当事者によるケーススタディの重要さが、今後いっそう増すのではないかと思います。

文献
1. 沖中重雄監修：看護学大辞典 第3版. メヂカルフレンド社, 東京, 1989：324, 511.
2. 下中直也編：新版 心理学事典 第1版. 平凡社, 東京, 1988：392.
3. 桂広介, 倉石精一, 沢田慶輔編：教育相談事典 第1版. 金子書房, 東京, 1966：169.
4. 見田宗介, 栗原彬, 田中義久編：社会学事典第1版. 弘文堂, 東京, 1988：480-481.
5. 庄司洋子, 武川正吾, 木下康仁, 他編：福祉社会事典 第1版. 弘文堂, 東京, 1999：241.
6. 竹之内美栄, 木野田利枝, 三浦日登美, 他：急性心筋梗塞患者の食事指導. プチナース 2001；10（5）：56-60.
7. 金子龍太郎：「開かれた対人系」として見る生涯発達－音羽信子と新藤兼人の自叙伝から人生モデルの構築を試みる. 人間性心理学研究 1999；17（2）：198-209.
8. 松本孚：山谷のある老人クラブにおけるグループ活動. 聖隷学園浜松衛生短期大学紀要 1981；4：100-113.
9. ロジャーズ CR, 村山正治, 村山尚子訳：結婚革命－パートナーになること. サイマル出版会, 東京, 1982：93-123.
10. 橋本久子：精神衛生相談の実習について. 東京大学大学院医学系研究科修士論文要旨, 1977：46-48.
11. 千田茂博：学生ボランティアの意識と体験. コミュニティ心理学の実際 第1版, 山本和郎, 新曜社, 東京, 1984：231-244.
12. 松本孚：友人Oとの付き合いに関する一考察－対等な援助関係を考える. 臨床心理学研究 1986；24（2）：54-65.
13. 鉅鹿健吉：精神衛生活動における非医療的接近－コンパニオン活動の提起. 季刊精神療法 1976；2（4）：71-82.
14. 浦河べてるの家：べてるの家の「当時者研究」第1版. 医学書院, 東京, 2005.
15. ビアーズ CW, 江畑敬介訳：わが魂にあうまで 第1版. 星和書店, 東京, 1980：20-219.
16. 小笠原信之, 土橋律子：看護婦ががんになって 第1版. 日本評論社, 東京, 2000：227-276.

4 ケーススタディってどんなふうに研究するの？

　ケーススタディが扱うケースにはいろいろな種類があり、それらのケースを調べることでわかってくることも、いろいろとありそうなことを、これまでにお話ししてきました。ではケーススタディという研究方法は、いったいどんな調べ方をするのでしょうか。

　ケーススタディには、はっきりした特異的な技術はないという人もいれば[1]、ケーススタディは個別的総合的研究であるとして、4つの研究手順を紹介している人もいます[2]。

　ここでは、研究プロセスを、①焦点しぼり、②情報収集、③情報整理、④目的遂行、の4つに分け、各段階でどのような研究手法を使って、何をどんなふうに調べていくのかについて、なるべく具体的に紹介していきたいと思います（図1）。

研究の焦点をしぼる段階

　ケーススタディをはじめるにあたっては、まずどの事例の何について研究するのか、研究のテーマ、目的、対象などを決める必要があります。つまり、ある程度研究の焦点がしぼれてこないと、何を基準にどんな情報を選べばよいのか、無限にある情報を前にして立ちつくしてしまうからです。

　とはいっても、なかなか焦点が定まらず、試行錯誤することもよくあります。この段階では、鋭い感受性による問題意識や、素直な疑問による探求心がものをいう場合もあります。

図1　ケーススタディの研究プロセス

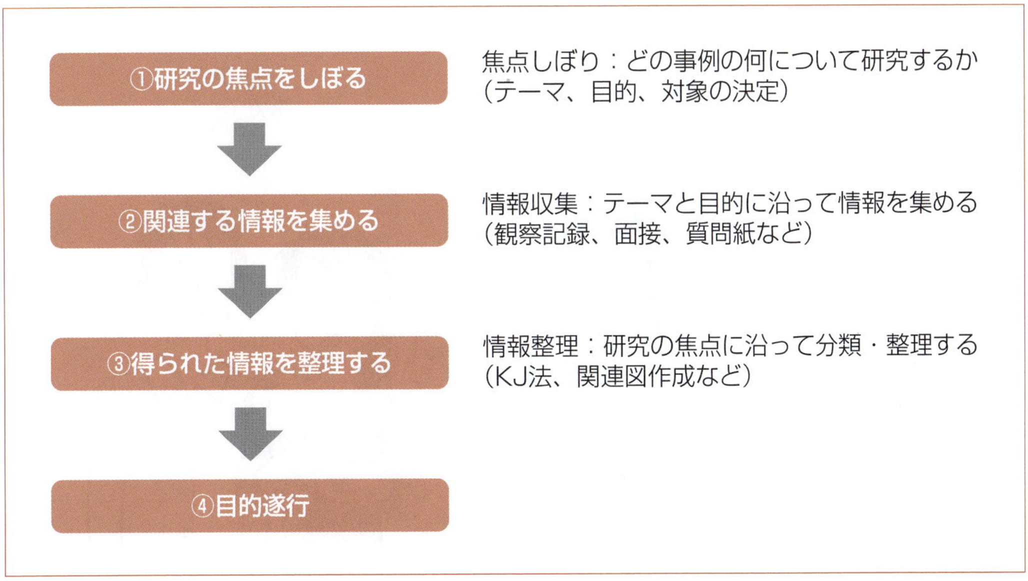

①研究の焦点をしぼる	焦点しぼり：どの事例の何について研究するか（テーマ、目的、対象の決定）
②関連する情報を集める	情報収集：テーマと目的に沿って情報を集める（観察記録、面接、質問紙など）
③得られた情報を整理する	情報整理：研究の焦点に沿って分類・整理する（KJ法、関連図作成など）
④目的遂行	

もちろん、自分の中に考え方や理論が先にあって、それにしたがって事例を選ぶ場合もあります。この場合は自分の枠組みにぴったり合った事例を探し出せばよいのです。
　p.21にあげた老人クラブのケーススタディの例でいえば、研究者はクラブの活動に参加しながら、心の健康増進の考え方に基づき、心の健康の一要因である信頼関係に目をつけ、老人どうしの相互交流の変化に焦点をしぼって研究を進めていきました。
　テーマをしぼるきっかけは、バス旅行のバスの中で同席した老人どうしが口もきかず、まるで葬式のバスのように静かだったことを、とても不思議に思い、なぜだろうと疑問をもったことでした[3]。

関連する情報を集める段階

　研究の焦点がしぼれてくると、何でもかんでも手当たり次第に情報を集めていた初期の段階と違って、研究のテーマや目的に沿って、関連する情報を重点的に集めることができるようになります。
　各々の目的によって情報を集める方法もいろいろあります。よくあるのが、ライフヒストリー（生育史）などのように、あるケースのはじまりから終わりまでといった時間の経過に沿って情報を集めていく「事例史研究（case history method）」の方法です。
　看護学では、患者の入院から退院までの経過を調べた研究などを「ヒストリカルスタディ」と呼ぶ人もいます（図2）。この中には、日記などを利用した「自叙伝法」や「伝記的方法」も含まれ、これらは皆、個性記述的研究の一種と考えられます。
　各専門分野によって、ケースワーク記録や相談記録、看護記録、カルテ（診療録）などを用い、ケースの基礎情報を収集する場合も

図2　ヒストリカルスタディの例

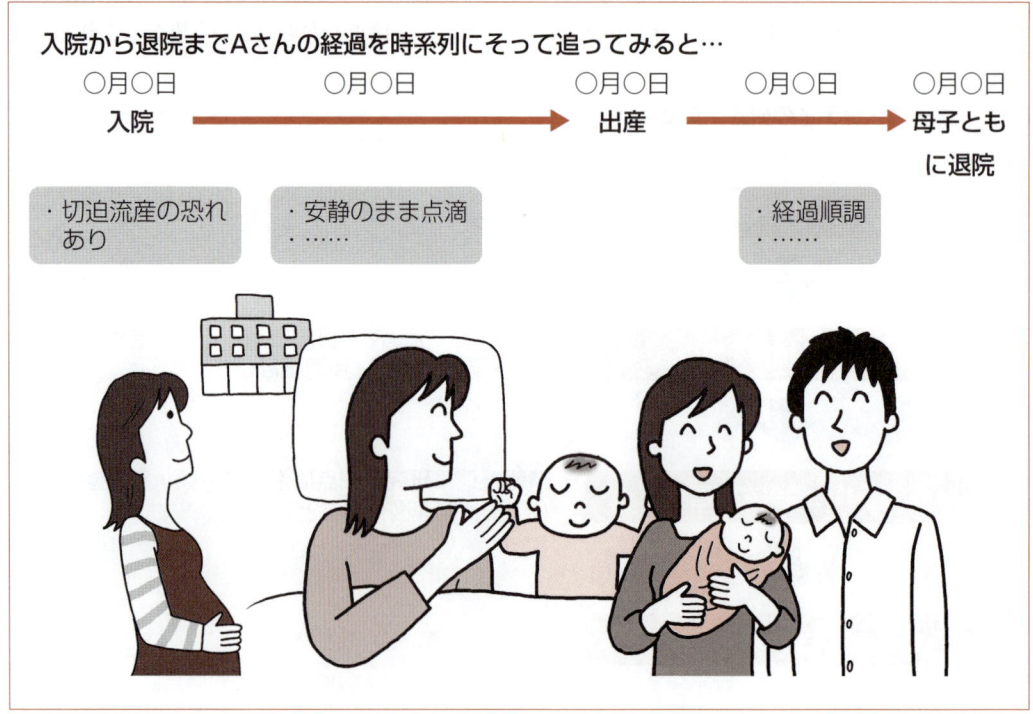

あります。すべての分野で使われるとは限りませんが、基礎的情報には、個人的背景（身体、心理、行動）、人間関係的背景（関係喪失、対人葛藤）、社会的背景（時代、文化、経済、職、所属社会集団）、生態的背景（人工的環境、自然環境）などがあります。

また、必要に応じて録音や録画も含めた面接やインタビューを行ったり（面接法）、アンケート用紙に記入してもらったり（質問紙法）、心理テストや生理学的測定結果、時には統計記録なども情報として使うことがあります。

ケースによっては、個人や集団の時間的経過（歴史など）よりも、ある「出来事（インシデント；incident）」に焦点を当て、なぜそんなことが起こったのか、あのときどうすればよかったのかなどといった問題の断面を調べようとする「インシデントスタディ」と呼ばれるケーススタディもあります。この場合は、たとえば、点滴ミスなどの出来事の場面とその背景などについての情報を集めることが重要になります。

ヒストリー（事例史）中心にしろ、インシデント（出来事）中心にしろ、生身の生きている人間を相手にしたケーススタディの場合は、「観察法」と「記録法」をうまく使いこなせるかどうかが、情報の質を高める重要なポイントになります。

観察や記録には、どんな種類の方法があるのか、そして観察したことをどのように記述していくのかなどについては、PartⅢの「ケーススタディの実施」（p.65）のところで、くわしくお話しします。

得られた情報を整理する段階

ここでは、これまでいろいろな方法を使って得られた情報を、自分のテーマや目的などの研究の焦点に沿って分類し整理していきます。整理のしかたもいろいろあります（図3）。

たとえば、KJ法（p.62参照）のように、得られた情報を言葉や文章にし、1つの文章を1枚のカードに書き、たくさんのカードをつくり、それらのカードの文章の意味が似ているものどうしを仲間（同じグループ）にしていく作業を繰り返し、分類の体系をつくっていく方法もあります[4,5]。

また後の章で詳しく述べますが、看護記録などはデータを分析しやすいようにいろいろな工夫がされています。たとえば、メモ用紙やカードなどに日々思いつくことを殴り書きしたものを、問題点が明確になってケースの理解が進みやすいように、チェックポイント項目をセットした様式の記録用紙に記入したりもします。

患者と患者をめぐる背景や環境を図示し、ケースの構造が一目でわかるように工夫した「全体像」を加える場合もあります。

ケーススタディの目的達成段階

これまでに集められ、整理された情報をもとに、ケーススタディの目的を実現しようとするのがこの段階です。とりあえず当面の問題を解決し、対策や方針を出すという目的の場合は、「発見的研究（簡便即断法、heuristic approach）」という方法を用いたケーススタディになるかもしれません[6]。

ある結果になってしまった原因や諸要因を見つけだし、仮説を立てたり、予後を判定したりするところまでを目的にするケーススタディもあるでしょう。ある新しい問題提起（たとえば「医学は延命治療を優先すればよいのか？」）を導きだすところまでを目的にしたケーススタディもあり得ます。

また、ケーススタディによって見いだされた因果関係、たとえば「この援助法（原因）は、この病気によい（結果）」といった仮説が、他のケースにも一般（普遍）化できるのかどう

図3　患者さんの情報を整理する

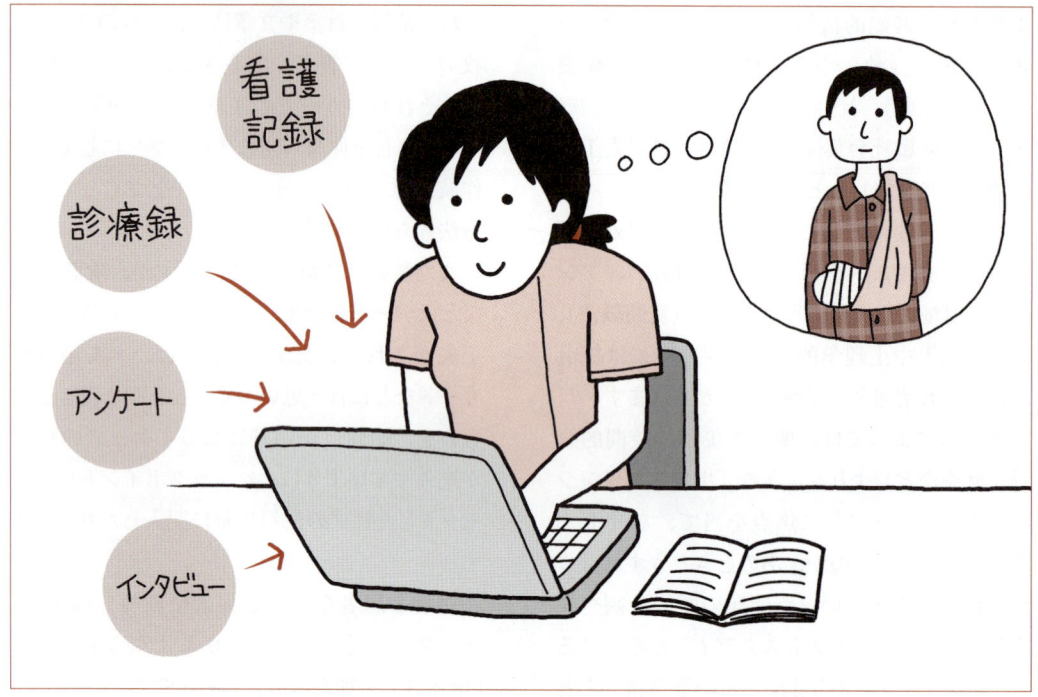

かを、さらに追究しようとするケーススタディもあります。

そのため、同じよい結果がもたらされたケースをたくさん集め、その中から共通する因果関係を見つけだし、確認していったり（普遍的要因の追究）、逆の結果になった（病気が悪くなった）ケースを集めて、両者を比較することによって関係を例証しようとしたり（「比較例証法」や「逸脱事例分析法」）[7]、普遍的要因と個々のケース特有の要因を区別していくことを目的にした研究もあります[8]。

時には、はじめはケーススタディだったのが、何千何万とケースを蓄積することによって、統計的方法を用いた数量的研究に移行していくこともあります。さらには、ケーススタディの範囲内で何とか因果関係を立証したいと考え、実験に近い手法を用いた「単一対象実験（single subject experiment）」という研究方法もあります。

これは、たとえば自閉症児に対する治療法の効果を児の行動から調べようとする場合、①まず子どもの状態を示す目安として「暴力を振るわず遊ぶ」といった具体的行動を選び、②何も治療していないときの遊び行動の時間を測っておき、③治療をはじめたら、一定期間その遊び行動の時間の変化を記録し、次に、④治療を中断してみて遊び行動が減るかどうかを記録し、最後に、⑤治療を再開してみて再び遊び行動が増えるかどうかを測ります。そして増加があったなら、治療効果が立証されたとみなすわけです[1]。

この方法は倫理上、本格的実験のように、治療を行わない自閉症児のグループ（コントロール群）をつくるわけにはいかず、したがって、治療したグループと比較するわけにもいかない場合に有効な方法といってよいでしょう。

これらの研究方法を使って得られた予測や一般化された法則・理論などを、再び現場の個々の事例に当てはめることができるのかどう

か、看護学でいえば現場の看護に役立つのか、患者のためになるのかを個々のケースで検証していくことも、ケーススタディの重要な目的になる場合があります。

このようなケーススタディは、今まで正しいとされてきた理論を再検討させる「反証」としての貴重な事実を発見できる方法でもあります。これにより、さらに広く統合された理論へと発展させることができるからです。

ケーススタディのための倫理的配慮

ケーススタディを含む研究計画を立てていく中で、不可欠なことは研究対象者の人権を守るための倫理的配慮です。これらは、国際看護師協会から6つの倫理原則が示されています（表1）。また、日本看護協会や日本看護学会でも研究にあたっての倫理的な原則が決められています（表2、表3）。

この原則を踏まえて、特にケーススタディに関連する例を用いながら、研究を行ううえでの共通の倫理的行為について、①人権の保護、②研究における利益とリスク、③インフォームドコンセント、④研究倫理委員会への申請、⑤科学的不正行為について解説します[9]。

1 人権を守る

ケーススタディ（研究）を行ううえで配慮すべき対象者の5つの権利を下記に示しました。

①自己決定権

研究への参加が自由意思で行われることを保証しなければなりません。この権利が侵害される状況というのは、たとえば担当医師などの権威のある人からいわれると、参加への自由意思が発揮しにくくなります。

また、研究への参加の承諾を得ても、研究参加者に知らせずに情報収集する（記録から情報収集をし、そのことを研究参加者に知らせないなど）、研究参加者に間違った情報を伝える、途中で研究方法を変更したときに、そのつど伝えないなどは、自己決定権を尊重したことにはなりません。

自己決定をするのに自律性が弱い人々（精神的能力や認知能力の低下した人、新生児、子ども、末期状態の患者など）が対象になる場合は、代理人（家族など）の設定など、十分な配慮が必要になります。

対象者、家族が脅威のない状況（気兼ねや遠慮も含む）で参加について自由に考えることができる環境と方法を考えることが求められます。

②プライバシー権

個人の情報が他者と共有されずに保有されることを保証します。たとえば、氏名、施設、住所、郵便番号、電話番号、Eメールアドレス、患者ID、保険証の種類や番号、写真などのイメージ、ブログなどのURLなど、現在ではさまざまな健康関連情報からプライバシーが守られにくい状況があります。

研究対象者の情報を取り扱うときには、それによって個人が特定されないかどうか、情報の利用ルートや社会との関連について、しっかりと検討することが必要です。また、研究に不要な情報は利用しないなどの配慮も大事な視点です。

③匿名性および守秘性の権利

プライバシー権に基づいて、匿名である権利と収集されたデータの守秘が保証されなければなりません。アルファベットの使用（本人のイニシャルとは違うものを使用する）、年月日の表示方法（特に実施した年月日が研究の内容と直接関係しない場合は改変する）などは工夫しましょう。

ケーススタディを含む質的研究方法でよく

表1　看護研究における6つの倫理原則（国際看護師協会）

善行	研究参加者および社会に対して「良いことを行う」という倫理原則。
無害	研究参加者に「害を与えない」という倫理原則。
忠誠	研究参加者と研究者との間に「信頼」を育むという倫理原則。
正義	研究参加者を「公平に」扱い、集団間で対応に差をつけないという倫理原則。
真実	研究参加者に「本当のことを話す」という倫理原則。
守秘	研究中に収集される個人情報を「保護」し、個人レベルのデータをいっさい公表しないことによって、参加者の秘密を守るという倫理原則。

国際看護師協会，日本看護協会訳：看護研究のための倫理指針．インターナショナル ナーシングレビュー 2005．28；5：74-75．より一部改変して引用

表2　研究対象者への同意および個人情報の記載について（日本看護学会）

●**研究対象者に研究目的を説明し、自由意思で研究の同意を得たことの記載を明確に**
　研究対象者への研究の目的、方法、期待される結果と対象者にとっての研究協力に関する利益、不利益を伝えた上で同意を得たことを明確に記載する必要があります。またその際、研究協力への同意が強制されることなく、自由に判断できた事実を記載する必要があります。応募された研究の中には、学生を対象とした研究もあり、患者を対象としたときと同様の配慮が求められます。たとえば入院中に病棟の看護ケアの質評価を、無記名で依頼を行っても、入院中の患者が自由意思で調査への参加を決定したとは判断しにくいため、退院時にこの調査を依頼する、などの工夫が必要になります。あるいは教員が学生に調査を依頼する場合も授業中に行ったり、担当科目の教員が調査依頼を行うことは、自由意思を損なうことにつながります。

●**研究同意判断能力に問題がある場合は代理人もしくは倫理委員会等で承認を得たことを記載**
　研究への同意判断能力に問題がある場合には、代理人もしくは代理人が存在しない場合には病院の倫理委員会等で承認を得た事実を記載する必要があります。また研究依頼時には同意能力に問題があっても状態の回復とともに同意能力が回復してきた場合には、その時点で研究協力の同意を本人から再度得る必要があります。

●**研究対象者に含めるべき人々を明確にし、同意を得たことを記載**
　研究対象者に含めるべき人々を明確にします。看護師へのインタビューを行った研究において、自分たちが看護ケアを行った患者に関する情報を詳細に述べるような場合には、その患者にも研究の同意を得ておく必要があります。しかし何らかの理由でその患者から同意が得られない場合には家族もしくは病院の倫理委員会等で承認されることが必要です。また過去のデータを分析する場合にも、可能なかぎり研究対象者からの同意を得ますが、それが困難な場合には病院の倫理委員会等での同意が必要となります。

●**研究対象者の個人情報は特定されない表記に**
　データの解釈に必要な研究対象者の情報は記載が必要です。しかし、それ以上の不必要な個人情報を論文で公表することは避けなければなりません。たとえば、入退院年月日、通院期間の年月日、名前のイニシャルなどです。公表するということは、誰でも読める可能性があるということです。対象者である患者さん自身が読んだとき、対象者となった看護者がそれを目にしたとき、これは自分だとわかることを避けます。
　例　イニシャルや明確な年月日は、誰のことかわかる可能性が高いので、Aさんあるいは事例1に変更し、年月日については期間（発症から○○ヶ月など）で表現するなど、工夫して表記してください。

●**結果に関係しない個人情報は省く**
　結果に関係しない情報は、論文には書きません。どういう対象者から集めたデータかを把握するために必要な情報か、結果の解釈に必要な情報か、の2点が記載するかどうかの判断基準です。年齢、性別、病名以外の個人情報に関してこの2点から見直して、不必要なものは削除してください。研究対象者の保護は、研究倫理の中で重視されていることの一つですので確認をお願いします。

日本看護協会：第40回（平成21年度）日本看護学会実施要綱．日本看護協会，東京，2008：11．より許可を得て転載

用いられるインタビューの録音データを、研究者以外の人が（業者やアルバイトに委託）逐語録にすることがよくあります。この場合には、研究者以外の人が情報を得てしまい、守秘性が保てなくなる可能性があります。委託する人に対しても守秘義務の同意書が必要になることを忘れてはなりません。

守秘性を維持するためには、コード化、番号化し、その対応表の厳重な管理などが求められます。

表3　看護者がケアの受け手を対象に研究を行う際の倫理的配慮（日本看護協会）

①看護者の第一義的責任はケアの受け手に対する看護の提供にあり、この責任は看護研究を遂行することに優先する。研究の遂行を優先することによって、看護ケアの提供がおろそかになるようなことがあってはならない。
②遂行しようとする看護研究は、対象となる人々の安全や安寧を損なうものでないこと、看護の質向上や看護に貢献する意義あるものであることを十分に検討しなければならない。
③研究への参加について説明を行う際は、ケア対象者が研究参加を断りにくい立場におかれていることを十分に認識したうえで、本人の意思を確認し、同意を得る必要がある。
④研究の全プロセスを通して、研究対象となる人の権利が擁護されるように、常にその人の言語的・非言語的な意思表示やサインを汲み取り、対象者の意思を慎重に確認する必要がある。
⑤看護者は通常の職務と研究活動を明瞭に区別する必要がある。看護者は、研究のためのケア提供やデータ収集であることを認識し、その旨を説明したうえで行う必要がある。研究の場合は、情報収集の手続き、個人情報および記録類の取り扱いが通常の職務の場合と異なることを認識し、対処しなければならない。

日本看護協会平成15年度看護倫理検討委員会：看護研究における倫理指針．日本看護協会，東京，2004：3．より許可を得て転載

④公平な取り扱いを受ける権利

対象者1人ひとりが公平に取り扱われて、同じ利益、情報などが与えられることを保証します。研究対象者に人種や性などによる差別があったり、特定の人に金銭が払われるなど、公平でない対象者の選定が行われてはなりません。

また、同意書の内容を対象者全員に対して同様に守る、研究途中で研究方法などの変更があったときには対象者全員に知らせるなど、公平な取り扱いをしなければなりません。

ケーススタディなどで複数の対象者と知り合いになった場合、特定の人に対してのみ特定の情報を提供するなどの行為は避けなければならないのです。

⑤不快や有害な事象から保護される権利

無害という倫理原則に基づいた権利です。研究を進める中で、研究対象者が一時的あるいは長期的に不快を感じる可能性がないとはいえません。その場合の保護対策なども検討する必要があります。

1つは、予測される影響がまったくない場合です。たとえば、患者の記録、学生の実習記録などのみを利用する場合、対象者とは直接接触しませんが、プライバシーを侵害するリスクがあるので注意しましょう。

2つ目は、一過性の不快を生じる可能性がある場合です。例としては、質問紙やインタビューに答える経験、採血による検体採取など、身体的／心理的に不快・緊張・疲労を感じます。また、交通費などの経済的負担、時間的な負担感など、情動的／社会的負担なども考えられます。研究に参加するときのみ、一過性に不快を生じますが、研究参加が終了すれば、不快感は消失します。

3つ目は、一過性の不快が普通よりは多く生じる可能性がある場合です。研究期間が長期にわたる場合（同一の対象を長期にわたって観察する縦断的研究など）、面接時間は一時でも、過去の不快な体験を話した後、その影響が比較的長く日常生活に影響することが予測されるような場合があります。

たとえば、面接でつらい体験を予測なしに思い出してしまい、突然の極度の感情（怒り、悲しさ、恐怖など）やフラッシュバック（過去のいやな出来事が突然思い出され、そのときと同じ感情になる）などが起きる可能性がないとはいえません。これらを保護するための対応についても考慮しておく必要があります。

ケーススタディなどの面接場面では、話しにくい、つらいこと、話したくないことなどは話さなくてよいこと、感情が乱れたときの対応策などを、あらかじめ伝えておくこともよい方

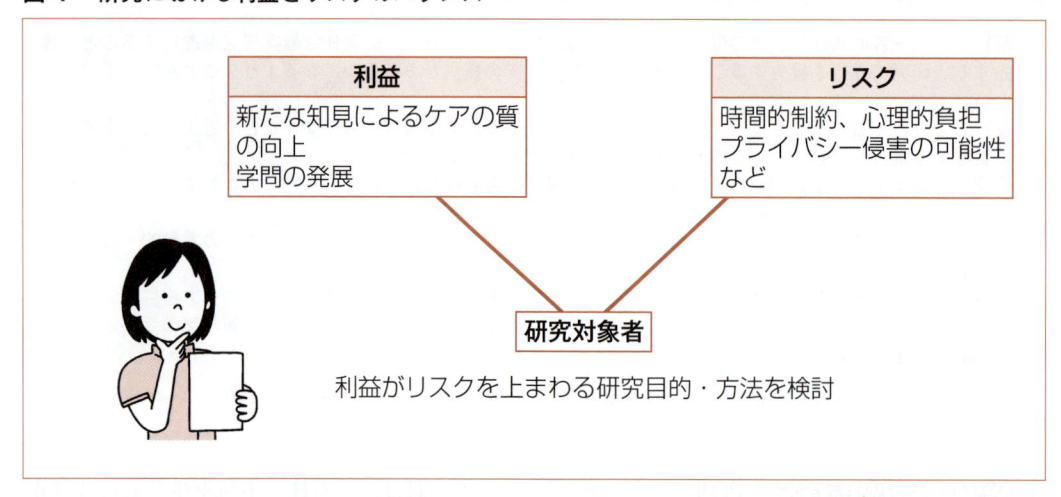

図4　研究における利益とリスクのバランス

```
┌─────────────────────────────────────────────────┐
│   ┌──────────────┐           ┌──────────────┐   │
│   │    利益      │           │    リスク    │   │
│   │新たな知見によ│           │時間的制約、心│   │
│   │るケアの質の向│           │理的負担      │   │
│   │上            │           │プライバシー侵│   │
│   │学問の発展    │           │害の可能性    │   │
│   │              │           │など          │   │
│   └──────┬───────┘           └──────┬───────┘   │
│          └────────┐         ┌────────┘          │
│                   ▼         ▼                   │
│                ┌─────────────┐                  │
│                │ 研究対象者  │                  │
│                └─────────────┘                  │
│       利益がリスクを上まわる研究目的・方法を検討  │
└─────────────────────────────────────────────────┘
```

法です。また、面接者は、対象者が極度の不安を抱いていたり、感情的に取り乱していることを察知する力を養っておく必要があります。学生の場合など、それらの力が未熟な場合は、教員や看護師など、指導者の支援を受けながら面接することを研究方法に加えておくことも重要なことだと思います。

2 研究における利益とリスクのバランス

　研究対象者は、研究のために存在するのではありません。しかし、研究によって、新たな知見を生み出すことで、ケアの質が向上することは、学問の発展のみならず、研究対象者にとっても利益のあることです。したがって、研究の意義と関連させて、研究対象者がこの研究に参加することで得られる利益を明らかにしておくことが必要です。

　しかし、リスクもあるため、その両方を的確にアセスメントしましょう。

　そして、利益とリスクのバランスを考え、リスクのほうが大きければ、この研究は遂行することはできません（**図4**）。利益が上まわる成果が期待できる研究目的、研究方法を再検討して、できるだけ研究が実施できるように計画したいものです。

3 インフォームドコンセントを得る

　では、上記の1、2で述べてきたことを、実際にどのように研究対象者に説明していくのか、インフォームドコンセントについて説明します。

　インフォームドコンセントは、日本語では「説明と同意」と訳されていますが、説明するのは研究者で、同意するのは研究対象者、という形で理解されがちです。しかし、インフォームド（informed）は、研究対象者が情報を与えられる、知らされるという意味ですし、コンセント（consent）は承認する、許可する（許可した公式文書）という意味です。すなわち、研究対象者が（原則）自分自身で研究内容を明確に理解できる程度の情報を得ることができ、その情報に基づいて自由意思で自己決定し、研究への参加意思を承認する、ということになります。

　同意する、賛同する（agree）という言葉は、提示された意見と同じであることを表明する、という意味になります。コンセント（consent）は許可するという意味が大きいので、決して研究者が優位の立場ではなく、あくまでも研究参加者の自由意思を強く反映した表現だといえるでしょう。この視点を忘れな

表4　インフォームドコンセントの内容例

①あいさつ文、日付
②研究者の情報：研究者名、研究組織がある場合はその組織名（代表者など）
③研究目的と意義
④研究方法：研究参加者が何をしたらよいかがわかるように記載
⑤研究の利益とリスクとその対応
⑥研究への参加協力の自由意思と拒否権
⑦プライバシーおよび個人情報の保護
⑧研究結果の公表方法
　例：本研究は、……として公表予定です（関連学会において公表する予定ですなど）。
⑨研究に関する質問や意見の連絡先の情報
　例：研究に参加・協力することに関する質問や、倫理的な質問やご意見については下記の連絡先にお願いいたします。

慶應義塾大学看護医療学部研究倫理委員会申請書用資料, 2008. より一部改変して引用

いでいただきたいと思います。

①インフォームドコンセントに不可欠な情報

インフォームドコンセントに含めるべき内容を表4に示しました。学生が実習のケーススタディをする場合の例を交えて、簡単に解説していきましょう。

●**研究者の情報**　学部、学年などをあげます。学生はまだ学習途上で資格がありませんので、教員や実習指導者など、学生指導の責任者の氏名も併記することが望まれます。このことで対象者の信頼が得やすくなるのではないかと思われます。

●**研究の概要（テーマ、目的、意義）**　必ずしも研究申請書や、研究計画書と同じ表現である必要はありません。研究対象者が理解しやすいように、しかも研究計画書と異ならない内容を表現しましょう。

●**研究方法**　研究の概要に含まれることですが、研究方法は、研究に参加することで研究対象者がどのようなことを実施するのを、しっかりと説明する必要があります。

たとえば、臨地実習で看護計画に沿って実践したことを、ある研究テーマで後から分析しようしたとき「家族の方を交えて実習全体の評価をするインタビューをさせていただきます」など、受け持ち患者／家族がどのように協力したらよいのかを、わかるように説明（記載）しましょう。看護記録や検査データを利用するなど、患者が直接かかわらないけれど、ケーススタディで分析するのに必要な情報についても知らせておく必要があります。

●**プライバシー、匿名性および守秘性の保証**　対象者に対しては、個人名や状況が特定されないように、アルファベット（実名のイニシャルではない）や記号の使用、年月の表記、患者情報の非特定化する工夫などについて説明します。また、得られた情報を研究者（学生、教員など）以外には開示しないことも伝えましょう。面接時の録音や対象者の日記などの記録を使用する場合、その管理方法（保管方法、研究終了後の処理方法など）を明記します。

●**研究参加にすることの利益とリスク、その対応**　学生が実習成果としてケースレポートを記載するときは、素直に、自分の学習のためということを研究対象者である患者に明示してよいと思います。さらに、実習中の看護ケアを受け持ち患者と一緒に評価することは、患者自身の主体性の確認になりますので、そういう利益も説明できるでしょう。

実習で学生が受け持つことを承諾してくださった患者は、将来よい看護師になってほし

いという温かい希望をもっていると思いますので、その期待を裏切らないケーススタディを行うことに対しては、素直に研究について説明していくのがよいと思います。

最も重要なのは、研究に参加することで生じる可能性のあるリスクの説明と、そのリスクを最小限にする対応策の提示です。面接を行う場合、話したくないこと、心が乱れそうになることは話さなくてもいいことを伝える、不具合が生じたときは病棟の看護師や教員と協力して対応するなど、その状況に合わせた具体的対応策を示しましょう。

● **研究参加への自由意思と拒否権**　説明を聞いたうえで、研究協力は完全に自由意思であること、拒否しても治療や受けるケアには影響を与えないことを保証します。よく、研究対象者が「私個人の体験なんか、他の人の役に立つかしら」といって参加を拒まれることがあります。特にケーススタディは、個人の経験を他の人にどのように役立てられるかという視点が、研究の意義ともつながってきますので、ケーススタディをするときは、研究協力を得やすくするためにも、このことを考えておく必要があるでしょう。しかし、それでも参加したくない人には参加を強制してはなりません。

中途で辞退するという選択肢も保証します。研究に参加していくうちに、途中で辞退する必要が出てきたときは、辞退する自由があることも説明します。体調の変化（悪化）などの状況の変化や研究そのものへの疑問など、辞退にはいろいろ理由があるでしょう。いずれの場合でも辞退を保証する必要があります。

● **研究結果の公表方法**　実習のレポートとして学校に提出する、関連学会に発表予定であるなどを明記します。これは、どのようにこの研究を役立ててもらえるのかと、研究対象者も期待しているかもしれません。

● **質問・疑問が生じた場合の連絡先の確保**
インフォームドコンセントへのサインをする前に、少しでも理解できないことがあったら躊躇せずに質問や疑問に答える姿勢を示しましょう。そのために、対象者に適した連絡先（複数が望ましい）と責任の所在（たとえば学生の場合、看護学校や指導教員の連絡先を併記するなど）を明らかにしておくことが求められます。この際、注意したいのは、学生の連絡先として学生の個人情報が書かれることがあり、受け持ちが終了してから、逆に学生の不利益にならないような（たとえば疑問があるときは病棟を介して連絡を取り合うなど）配慮が必要でしょう。

②インフォームドコンセントに承諾するときの対象者の承諾能力

対象者の理解のアセスメントをし、その理解力に合わせた説明（文字の大きさ、言葉づかいなど）をします。

前述の自己決定権のところでも触れましたが、研究対象者が自律的に承諾する能力が十分でない場合、代理人（家族など）が必要になるかもしれません。そのことも検討しておく必要があります。

③自発的な同意

担当医や教員、看護師長などの権威によって、強制的に同意させられるという状況は避けなければなりません。対象者が自由意思で、心から参加を表明できる研究者の態度や環境、雰囲気が重要です。

④インフォームドコンセント文書の作成時の配慮点

多くの研究には文書化されたインフォームドコンセントが必要になりますが、状況によっては文書化しない研究もあります。たとえば、質問紙調査では、解答することが研究へ同意を意味します。質問紙調査の前文にそのように書かれていることもあります。しかし、文書

表5　研究承諾書（内容例）

（研究者の所属、氏名）　宛

　私は、「……に関する研究」について、別紙「……調査へのご協力のお願い」および口頭にて、以下にチェックした項目について十分に説明を受け、理解いたしました。

☐１．研究の目的と意義
☐２．研究方法
☐３．研究の利益とリスクとその対応
☐４．研究への参加協力の自由意志と拒否権
☐５．プライバシーおよび個人情報の保護
☐６．研究結果の公表方法
☐７．研究に関する質問や意見の連絡方法

（説明・依頼書の項目と研究承諾書の項目を一致させる）

　私の自由意思にもとづいてこの研究に参加・協力することに承諾いたします。

　　　　　　　　　　　　　　　　　　　　　　　平成　　年　　月　　日

　　　　　　　　　　　　　研究協力者（署名）＿＿＿＿＿＿＿＿＿＿

　　　　　　　　　　　　　研究者（署名）＿＿＿＿＿＿＿＿＿＿

慶應義塾大学看護医療学部研究倫理委員会申請書用資料, 2008. より一部改変して引用

化されなかったとしても、前述した、①自己決定権、②プライバシー権、③匿名性および守秘性の権利、④公平な取り扱いを受ける権利、⑤不快や有害な事象から保護される権利、に示したことは明確にしておかなければなりません。

　同意書の文書化についても、対象者の意思が反映される必要があるかもしれません。この場合、同意場面の録音、録画という方法もあるようです。

●**対象者が理解できる表記方法**　文字の大きさやフォント、配置、使用言語、平易な表現などを工夫しましょう。

　研究概要の説明などで、専門用語を使用する場合は明確にわかりやすく定義します。専門家のみがわかるような隠語（業界用語）は避けます。また同じ言葉を別の意味に使わないように使用語彙には一貫性をもたせます。

　参加者が不快に感じる表現は避け、研究対象者の尊厳が保たれる洗練された表現を工夫してください。「以上の内容をご理解のうえ、この研究に、ぜひ参加していただけることをお願いいたします」など直接話しかける表現を用いると受け入れられやすいと思います。

　「研究目的」「利益」「リスク」など、同意書の主要項目を見出しに使用するとよいでしょう。研究の概要の説明と承諾書とは、できるだけ項目を対応させ、表記を統一させましょう。

●**対象者の理解度のアセスメント**　小児などは発達段階に合わせた説明の工夫が要求されます。また、国際的な研究になると、対象者に合わせた言語を選択し、適切な翻訳の必要性も出てくるでしょう。

表6 研究倫理審査申請書に含まれる内容

①研究者の情報
・申請研究者の氏名、所属、連絡先など
・研究チームの場合：研究代表者および共同研究者の氏名、所属、職名など
②研究テーマ
③研究の目的、意義
④研究対象者
・年齢や特性（特定の健康状態、職種、対象者総数など）
⑤研究方法
⑥本研究で対象者が行うこと
・研究参加後、対象者に期待されていること（例：面接を受ける、質問紙に記入する）
・必要とされる時間、負担など
⑦対象者の抽出および依頼の方法
・対象者の抽出方法（例：募集方法）
・研究協力の依頼方法（例：口頭および文書など）
・インフォームドコンセントに関する文書の添付（研究依頼書／研究承諾書などの添付）
・拒否しても不利益を受けない権利を保証する方法
⑧対象者に与える利益とリスクと対応
・リスク（時間、心理社会的、経済的、医学的負担など）の内容を明記
・利益を最大にして、リスクを最小限にする方法について（ケアの責任の所在、途中中止など）
⑨器具／装置の装着、薬物の使用の有無
・モニター、録音機器、アレルギーテストサンプルなど
⑩データの匿名性を保証する措置
・人名の不使用、年月の表示方法など
⑪資料・試料の保管・廃棄方法
・対応表、コーディングの方法など
・データの管理（テープの管理、逐語録のときの匿名性の保持、研究終了後に破棄するなど）
⑫研究成果の公開方法
・学内／院内発表、学会、学位論文などの予定
⑬研究対象者への謝礼（それに準じるもの）の有無
・謝礼の形態と程度（例：金券（図書券、文具券、商品券）、物品）
⑭研究によってもたらされる利益／貢献
・研究対象者に直接もたらされる利益（⑧の項目と、どちらかで記載すればよい）
・社会への貢献（例：看護の質向上、学習成果の向上（学生の場合））
⑮調査などを実施する施設責任者に対する研究協力の依頼方法（依頼文書の添付）
⑯研究資金助成の有無
⑰本審査委員会以外の研究倫理委員会承認の有無
・施設の倫理委員会などでの承認が必要なときがある（当該委員会発行の許可書のコピー、あるいは申請書を添付）
⑱確認事項
・研究手順に変更が生じるときには再審査を受けること
・対象者に関する問題が生じたときには倫理委員長に連絡するなど
⑲申請者の署名と年月日

慶應義塾大学看護医療学部研究倫理委員会申請書用資料，2008．より一部改変して引用

●**研究承諾書** 研究対象者と研究者の両者が署名し、同じ書類を持ち合うことをすすめます。説明文書には説明者がサインをして研究対象者が携帯しておくこともあります（表5）。

いずれにしても、今後ますます対象者の人権を保護しつつ、よい研究を進めていくことが求められます。ここに示したことは原則的なことですので、状況に合わせて倫理的配慮の具体的方法を、そのつど検討していきましょう。

教員や実習指導者、看護師、看護管理者などは、学生や若い看護師が研究対象者に、ど

のように倫理的配慮をしたらよいかのよいモデルになることが大切なことです。学生や若い看護師の皆さんは、ぜひ先輩を刺激するような質問や課題を投げかけて、ともに倫理的配慮ができるようになりたいと思います。

4 研究倫理委員会への計画書申請

以上のことを検討したうえで、研究者の所属する施設の研究倫理員会に申請書を提出し、審査を受けます。現在、大学や短期大学、看護学校、病院などには独自の研究倫理委員会が設置されつつありますが、その役割や審査の適応範囲などは統一されていない状況ではないかと思います。しかし、審査に必要な項目をクリアすることで、研究の倫理性が高まりますし、雑誌などへの投稿や学会発表などには、倫理委員会の承認あるいは的確な倫理的配慮がなされた研究かどうかは採用決定の重要な基準になっています。

研究倫理申請書の様式は、各施設によって異なると思います。参考として**表6**に申請書に含まれる内容を示しました。

5 科学的不正行為

研究を実施するうえでは、どの段階においても不正行為はあってはなりません。たとえば、データの捏造（患者がいっていないのに、いったことにするなど）、改ざん（データを改変してしまう）、盗用（他人のアイデアや研究過程、結果、文章、出典を適切に明らかにしないで流用すること）などです。

意図的にこれらを行い、発覚すれば社会的制裁を受けます。しかし、知らず知らずにやってしまうことがあります。それは、患者が話した内容、すなわち「事実」と、研究者（学生など）がそこから理解したこと、すなわち「解釈、分析」が混同するなどは、よくあります。

たとえば、患者Aが「今日の夕飯は食べたくない」と発言したことについて、看護師が申し送りで「Aさんは食欲がありませんでした」と報告したとしましょう。

「食べたくない」という患者の発言は必ずしも"食欲がない"からとは限りません。食欲はあっても嫌いなおかずが出てきたのかもしれないし、この看護師に食べさせてもらいたくないから、単純に「食べたくない」と表現したかもしれません。また体位が心地よくなくて「食べたくない」といったかもしれません。

これは不正行為とまではいえないかもしれませんが、ケーススタディで患者の状況を分析し、事実と解釈を行うときによく陥ることです。日ごろから、「事実」「解釈」「思い込み」ということについて、感受性を高めておくことが必要でしょう。

文献
1. ポーリット DF, ハングラー BP, 近藤潤子監訳:看護研究-原理と方法 第1版. 医学書院, 東京, 1994:127-129.
2. 桂広介, 倉石精一, 沢田慶輔編:教育相談事典 第1版. 金子書房, 東京, 1966:170.
3. 松本孚:山谷のある老人クラブにおけるグループ活動. 聖隷学園浜松衛生短期大学紀要 1981；4:100-113.
4. 水野節夫:事例分析への挑戦-"個人現象"への事例媒介的アプローチの試み 第1版. 東信堂, 東京, 2000:335-420.
5. 佐藤迪夫編:「KJ法」のOUTLINE 再訂版. 発想法研究会, 東京, 1975:3-24.
6. 小川一夫監修:社会心理学用語辞典 改訂新版. 北大路書房, 京都, 1995:287.
7. 高根正昭:創造の方法学 初版. 講談社, 東京, 1979:123-168.
8. 田中恒夫:ケース研究の理論とすすめ方 第2版. 医学書院, 東京, 1977:130-132.
9. ナンシー・バーンズ, スーザン・K. グローブ, 黒田裕子, 中木高夫, 小田正枝他監訳:バーンズ & グローブ看護研究入門-実施・評価・活用, エンゼビア・ジャパン, 東京, 2007.
10. 慶應義塾大学看護医療学部研究倫理委員会申請書用資料, 2008.

> コラム

ナラティブ・アプローチとは

　ナラティブ（narrative）とは「具体的な出来事や経験を順序立てて物語ったものを基本的なイメージとしている」[1]と説明されています。ナラティブは具体性と順序によって成り立ちます。反対に「具体的で個別的な時空を超えて、一般的に妥当する言明」をセオリー（theory）と呼びます[1]。

　ナラティブ・アプローチの理論的立場は社会構成主義です。これは、①現実は社会的に構成される、②現実は言語によって構成される、③言語は物語によって組織される[1]、ということを前提にしています。①は私たちが生きている現実はそこで暮らしている人々の共同作業によって形づくられることを意味します。②はその現実を形づくる上では言語が決定的な役割を果たすということです。③は、言語はただ単語が並ぶだけではなく、物語という形式をとることで一貫性とまとまりをもった意味が生まれるということです。

　人々が社会の中で、さまざまな出来事と経験について、1つの物語（ナラティブ）になったとき、過去から現在までの経験の意味が、よりよく理解できるようになります。

　ナラティブ・アプローチは、社会学から生まれたアプローチですが、文学、歴史学、政治学、教育学、心理学、家族療法などで用いられています。臨床領域では、病いの理解、治療の理解で関心が高まっています。それぞれの領域で今後の発展が期待されています。

　ナラティブ・アプローチは治療法や教育方法として用いられるほか、研究方法としても、いくつかの方法が示されています。言語学では、使用されている言葉の頻度や順序、間のとり方、抑揚の分析、ストーリー展開なども分析されています。エスノグラフィー（民族誌学）では、個人の語り分析に留まらず、背後にある文化的要素を明らかにします。

　看護学では、高齢者の語り（ナラティブ）による回想法、看護師のケア経験後の語りの分析などがあります。研究の目的にそって同じナラティブ（逐語録）でも、さまざまな視点で分析することができます。

　当事者の数だけ物語があります。ナラティブ・アプローチは個別の語りを分析することを通して、関心領域の現象を理解するための手段です。そして、個々の語りの中にその人の真実を発見することに留まらず、個別の語りと現実の現象との関係にまで目を向けていくものとして捉えられています。まだ知られていない経験を学ぶのに役立つ方法だと期待されますし、ケーススタディでも大いに活用できるでしょう。

　英国で開発された語りデータベース[2]とともに日本でも、ディペックス・ジャパン（健康と病いの語りデータベース[3]）による、がん患者の語りの蓄積がはじまっています。

文献
1. 野口裕二：ナラティブの臨床社会学．勁草書房，東京，2005：5, 23.
2. Health talk on line：http://www.healthtalkonline.org/
3. ディペックス・ジャパン「健康と病いの語りデータベース」：http://www.dipex-j.org/
4. 野口裕二編：ナラティブ・アプローチ．勁草書房，東京，2009.
5. ブライアン・ハーリッツ，トリシャ・グリーンハル，ヴィーダ・スカルタンス編，斎藤清二，岸本寛史，宮田靖志監訳：ナラティブ・ベイスト・メディスンの臨床研究．金剛出版，東京，2009.
6. 斎藤清二，岸本寛史：ナラティブ・ベイスト・メディスンの実践．金剛出版，東京，2003.
7. 江口重幸，斎藤清二，野村直樹編，ナラティブと医療，金剛出版，2007
8. S・マクナミー，K・J・ガーゲン編，野口裕二，野村直樹訳：ナラティヴ・セラピー―社会構成主義の実践．金剛出版，東京，1997.
9. 小森康永，野口裕二，野村直樹編：ナラティブ・セラピーの世界．日本評論社，東京，1999.

Part II

ケーススタディは何の役に立つの？

　PartⅡでは、ケーススタディという研究は、私たちにとってどんな意義があるのか、どんな役に立つのか、どんなメリットやデメリットがあり、その可能性や限界は何なのかなどについて述べていきます。
　まず、学問や研究を発展させていくうえで、ケーススタディが役に立っているのはどこか、というところから考えていきましょう。

1　研究としての意義　38
2　実践としての意義　43
3　ケーススタディという表現が看護にもたらす意義　46
4　ケーススタディの限界と考慮点　49

1 研究としての意義

　研究とは何かを考えてきたときにも、ふれてきたように、いろいろな研究がある中で、ケーススタディには得意な役割があります。その最も目立つ特徴は、「量」よりも「質」を徹底的に調べられるところではないでしょうか。

> ケーススタディは
> 「質」調べが得意！

　「質」を調べるということは、数えたり測ったり（数量化）しにくいもの、たとえば少ししか存在しないもの、1つしかないもの、時間の経過によって刻々と変化しながらかなり長い期間続くような現象、心の奥に潜んでいて人には気づきにくい内面の世界、いろいろな要素が微妙に結びついているあまりにも複雑な現象などが、いったいどうなっているのか、その性質を詳しく研究していくことです（図1）。

1 数の少ないもの

　統計的には扱えないほどの少数のものとしては、絶滅寸前の希少生物の生態研究、世界でまだ数例しか見つかっていない、めずらしい病気の患者の病状研究、めったに起こらない不思議な超常現象の研究などがあります。

　これらの研究対象は、数えることはできても、その数があまりに少ないため、本来たくさんの数があれば見いだせるかもしれない共通性を調べることができないので、とにかく今あ

図1　ケーススタディの得意とする「質」調べの対象

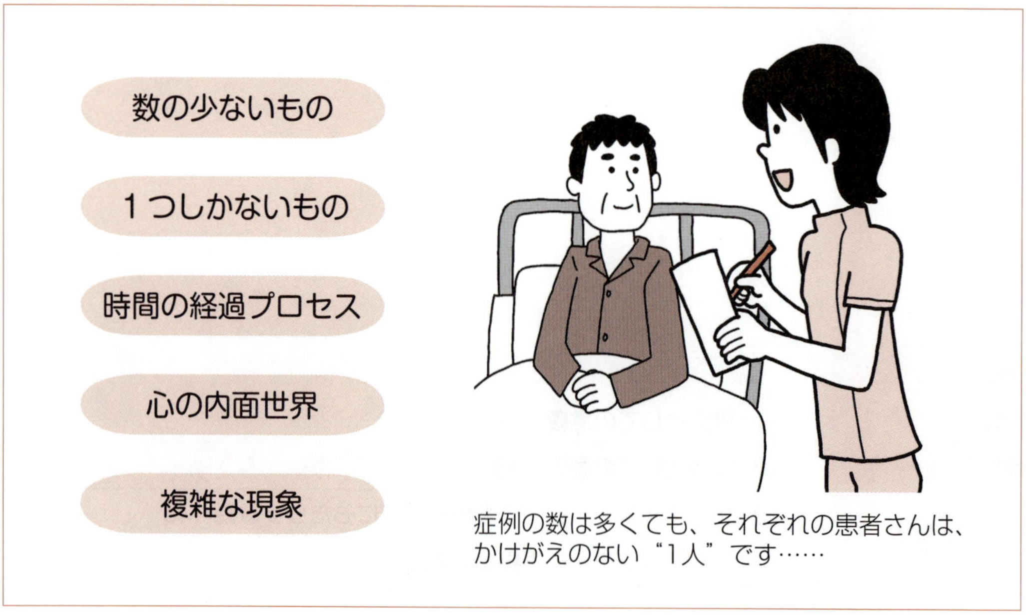

- 数の少ないもの
- 1つしかないもの
- 時間の経過プロセス
- 心の内面世界
- 複雑な現象

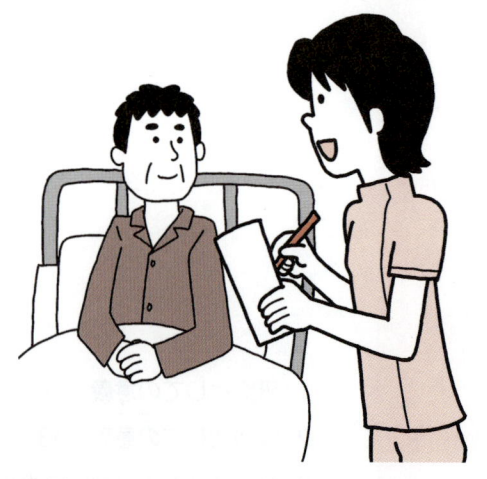

症例の数は多くても、それぞれの患者さんは、かけがえのない"1人"です……

る貴重な対象を徹底的に調べることが重要な研究になるのです。

2 1つしかないもの

同様に1つしかないものもあります。はじめて見つけられた動物や植物の生態、新しい病気の症例などが考えられます。

これらは皆、数えようのないものであり、何度も実験するわけにもいかないものですから、ケーススタディの出番ということになります。

こうした特別なものでなくても、人間は1人ひとり、顔や指紋が違うように、ユニークな存在です。

たとえば、ある患者を胃がんの症例としてみれば、たくさんの胃がん患者の1人に過ぎません。しかし、後にも先にも世界中にたった1人のかけがえのない人間が、たまたま胃がんというありふれた病気にかかっていると考えるなら、1つしかないものの性質を調べるケーススタディの守備範囲に入ることになります。

3 時間の経過プロセス

個人か否か、あるいは集団の大小や出来事の大小にかかわらず、ある時間の経過に沿って変化するプロセスは、皆それぞれ独自のものですから、ケーススタディの出番となります。

たとえば、ある中年女性がライフヒストリー（生育史）を通して自己の発達について記述したり[1]、ある職場組織の始末記[2]、ある民族がもつ文化が消えていくプロセス、ある紛争が起こって一応収まるまでのてんまつなどを、さかのぼったり、リアルタイムで記録したりしながら調べるのも、ケーススタディの得意とするところです。

4 心の内面世界

少なくとも現時点では、ある人の心の内面を、本人以外の人がテレビの画面を見るように客観的に観察するという装置までは開発されていません。では、本人なら全部わかっているかというと、せいぜい意識のスポットライトが当たっているところが少しわかる程度で、潜在意識にしろ、無意識にしろ、自分でも心についてはわからないことだらけです。

意識調査をすればわかるという人もいますが、意識は移ろいやすいものです。昨日のアンケート調査で「自分は今とても幸福だ」と答えた人が、今日は悩んで相談にきています。

このように、とても変化しやすく、他人にも自分自身にもわかりにくい「内なる心」を測ったり数えたりすることは、とてもむずかしいのです。実験的方法も統計的方法も、ここでは十分に力を発揮することができません。

特に小さな子どものころに受けた心の傷は、心の奥に抑圧されていて、意識されにくいメカニズムが働いていることがよくあります。

また、看護師は患者を理解するといって、病気や医療にまつわる側面しか見ていない傾向がありますが、実は患者には患者の経験世界があり、看護師は患者の内的作用を共有しようと努めることで、ターミナルステージの患者の心が見えてくることもあります[3]。

その他、秘密などもあります。たとえば、都市の中の貧困地帯である「スラム*1」に住む人の居住プロセスや要因を調べたいとき、住民にアンケートを配ったり、インタビューしても簡単に答えてはもらえません。他人に言えない恥ずかしいことや心の傷、言うと逮捕されてしまうような犯罪歴などがあるかもしれないからです。信頼関係ができるまでは、本当のことは話せないということもあるはずです[4]。

---

*1 スラム：slum、都市生活不適応者や低所得の都市労働者が、都市の一定地域に集まって不良居住状況の中で生活している集団現象。社会病理現象の1つともいわれる。

これらの例が示すように、物のように客観的に突き放して調べていくことができない心理的事実に対しては、対象と研究者との信頼関係が前提になる場合があります。人間を人間として扱うケーススタディによって、はじめて貴重な情報が提供されるということがあるのです。

5 複雑な現象に強い

現実の世界は、「コレラ菌が原因でコレラになる」といった単純な因果関係ばかりではありません。本当は、ほとんどの現象が複雑だといってもよいのかもしれません。

1つの現象をつくり出している要因があまりにもたくさんあり、要因の種類もどれが最も影響しているかがはっきりせず、しかも要因どうしが複雑に絡み合っているようなケースもあるのです。これらの要因の中に、欲求、価値観、性格などの心理的要因や、偏見、差別、権力構造、慣習、信仰などの社会文化的要因が含まれている場合は、いっそう複雑になります。

たとえば、都市の中の貧困地域である「スラム」にある老人クラブの老人たちが助け合うようになったという事実に対して、その要因を探る場合、老人クラブという組織がもつたくさんの種類の社会文化的要因と、その老人各々がもつ、これまた、たくさんの心理的・行動的要因とが、複雑に絡み合い影響し合っているのです。

これを繰り返し実験によって証明しようというのは不可能だし、調査用紙を配って統計的に調べようとしても、記入してもらうことすら非常に困難でしょう。

その点、ケーススタディの場合は複雑な現実を、より具体的に生き生きと描写することができ、個々人の個別的事情も加味しながら、多角的かつ統合的に、原因と結果のつながりを整理し、ケースの流れやその方向を全体的に眺めながら研究していきやすいのではないでしょうか。ですから、複雑な政治システムやコミュニティシステム、情報システムの絡んだ失敗や事件・問題などの要因を調べる場合にも、ケーススタディは力強い味方になるようです[5]。

このように、ケーススタディは心のプロセスなどを含んだ複雑で、数量化や再現化できにくい事実の質を調べることができます。それによって、今まで実証的レベルでしか定義してこなかった概念に新風を吹き込むこともできます。

たとえば「健康」や「適応」という概念についても、これまでの概念では説明できないケースを通して、新しい「健康」「適応」の概念を創造していくこともできます。ケーススタディが、こうしたことを実現しやすい理由の1つとして、次に述べる"研究者の主観性を生かしやすい"という特徴があります。

ケーススタディは研究者の感性（主観性）を生かせる！

実験や統計操作をする場合には、普通、なるべく研究者の主観が入らないように、客観的に進められることがよいとされています。しかし、この客観的というのが、なかなか曲者（くせもの）なのです。ある人は「まったく白紙のような純粋な客観的立場から、現実を見たり理解することはあり得ない」ともいいます[6]。

確かに何かを研究しようとするとき、研究者の態度、性格、価値観、思想、信仰、環境などを含む研究者の立場が、意識的にしろ無意識的にしろ大きく影響することがあります。

だからこそ、そうした影響を最小限にしようと開発されてきたのが、実験的方法や統計的方法だったはずです。にもかかわらず、ある研究テーマや仮説を選ぶときなど、特にそれが人間や自分の生き方に関係してくる場合、あるいは看護研究などのように、ある価値観（たとえば健康など）に基づく応用学の場合、

完全に白紙のような純粋な客観的立場で行うことは、とてもむずかしいといってよいと思います。だとしたら、いったいどうすればよいのでしょう。

その解答の1つが、ケーススタディでよく使われる「研究者の主観を前提にし、むしろそれを生かした観察や記録の方法」です。

観察と記録については、Part Ⅲで具体的に話す「参加観察」(p.70)により、研究者の欲求、性格、態度、価値観などの立場をチェックし、記述的に研究する能力が必要です。それによって自分がどんな色眼鏡をかけてものを見ていたか、どんな偏見をもってテーマや仮説を選んでいるのかを意識しながら研究していくことができます（図2）。

このようにして、研究者は、自らの思い込みに気づかない囚われの状況から、自分と対象を明確に区別するプロセスを続けていくことができるのです。

しかし、これとは裏腹に、相手の呼吸やリズムに自分を合わせることが重要になる場合もあります。なぜなら対象者によっては、研究者の共感的態度によって、はじめて気持ちや感情が整理されてきたり、言語や行為にして表現できるようになったりするからです。テレビに例えていえば、研究者が、対象者のチャンネルに自分を合わせることができない限り、その画面ははっきり映らず、何の情報も得られないようなものなのです。

相手に共感することで得られた情報を、自分の心と区別しながら理解し整理していく「共感的理解」のうまくできる研究者と、それのできない研究者とでは、研究の質がまったく違ってきてしまうのです。

ですから、統計的方法や実験的方法をマスターした研究者であっても、共感的理解ができないと、必要な情報を得ることができない場合があるのです。逆にいえば、統計や実験の手法を身につけた専門家でなくても、相手に共感することのできる感性をもっているなら、たとえ素人でも、ケーススタディにとって貴重な貢献ができるということです。

その意味でケーススタディは、研究者の感性を生かせる、身近な、入口が広く、奥が深い研究であるといってもよいのではないでしょうか。

いろいろな研究発展のための
パイオニア的役割

質を追究することの得意なケーススタディですが、量による研究に対しては何の役にも立たないのでしょうか。Part Ⅰでもふれたように、たった1つのケースからでも事実関係の推測をすることができます。その推測をヒントにして、事実を統計的方法や実験により確かめていく場合もあるのです。

たとえば水俣病の場合は、母親の胎内にいた赤ん坊まで水俣病にかかっていた（胎児性水俣病）というケースの発見をきっかけに、有機水銀の垂れ流し状況と胎児の水俣病の相関関係を統計的に証明（疫学的研究）し、さらに動物実験などによって、有機水銀を摂取した母親の胎児が有機水銀中毒である水俣病

図2　研究者の偏見（色眼鏡）

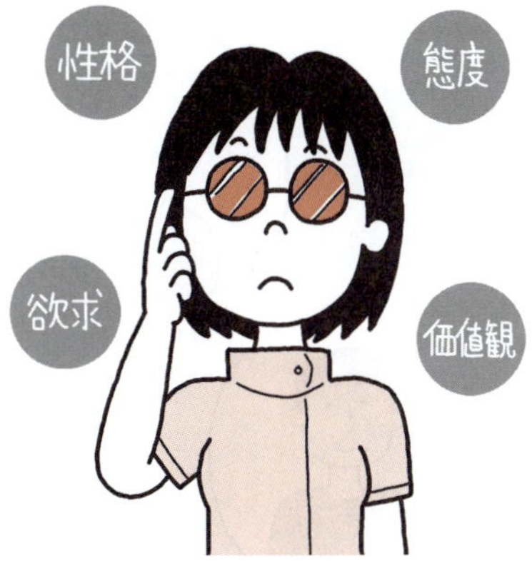

研究者の立場をチェック

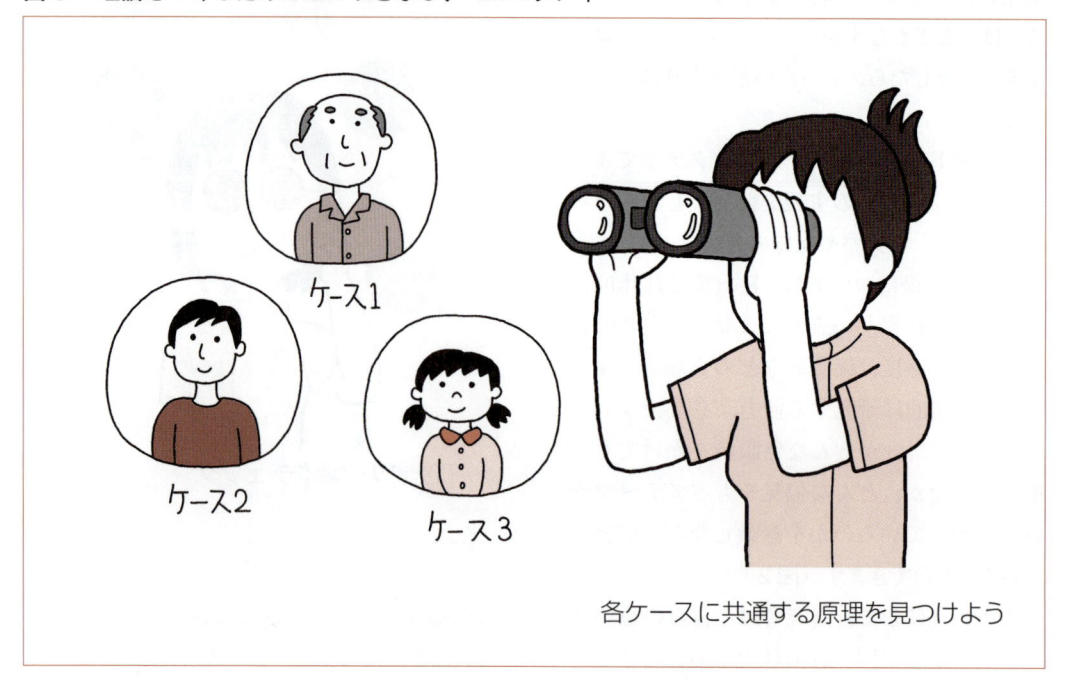

図3　理論をつくるためのヒントとなるケーススタディ

各ケースに共通する原理を見つけよう

の症状を示すことを実証していきました。それにより、それまで定説であった「有機水銀は母親の胎盤を通って胎児に届くことはない」という因果関係を覆したのです[7]。

つまり、ケーススタディは、今までは疑問にも思われなかった事実関係に対し、新しい仮説や反証を出し、それを実証するための測定方法や原因究明のための基礎資料を提供することができるのです。同様のことは、S. フロイトの精神分析理論にもいえます。やはり、今までの説を覆す新しい理論ができるもとになったのは、神経症患者を催眠や自由連想法などで治療していった事例を検討したケーススタディでした。

この精神分析の考え方をヒントにして、アメリカの心理学者H. ハーローは、サルを使った動物実験を行いました。その結果、母親ザルと十分接触をもてなかった赤ちゃんザルは、大人の年齢になっても一人前の社会の一員と

しての行動ができず、交尾もできなくなったり、人間の精神障害に似た症状を示すことを証明していきました。

こうして精神分析は、単なる症例研究を超えて、無意識を含めた人間理解の方法として発展していき、精神分析学や力動精神医学、その他、多くの理論や学問の分野をつくり出していったのです。

このように、ケーススタディは、数量的研究や実験的研究などの実証的研究のヒントになるだけでなく、より幅広い一般的原理や法則を含んだ理論体系をつくっていくためのヒントになることもできるのです（図3）。その他にも、人間はいかにあるべきか、その目的、意味、存在の本質などといった哲学や倫理学のテーマに対する基礎資料やヒントを与えることができるのは、PartⅠで述べた通りです。

つまり、ケーススタディはケーススタディなりに大切な研究の役割をもっているのです。

2 実践としての意義

前節の「ケーススタディは研究者の感性（主観性）を生かせる！」（p.40）のところでふれたように、看護学、保健学、医学、臨床心理学のように、応用（実）学的側面の色濃い実践的研究では、問題を解決し何らかの実践に結びつけるという目的があります。

この節では、この実践にとって、ケーススタディがどんな役に立っているのかを考えていきたいと思います。

特にケーススタディの場合は、直接その対象となっている個人や集団に、即働きかけなければならないことが少なくありません。それだけに、研究の成果がすぐ実践や対象に影響することの多い研究でもあります。

またケーススタディは、これから看護職につく学生のための教育を主な目的に行う場合もあります。ここでは、まず援助対象そのものに対しての効用について考え、次に教育への効果、そして最後に、看護にとってのケーススタディとして表現することの意義について、具体的に述べていきたいと思います（図1）。

図1　ケア（実践）と教育に役立つケーススタディ

ケアに役立つ　　　教育に役立つ

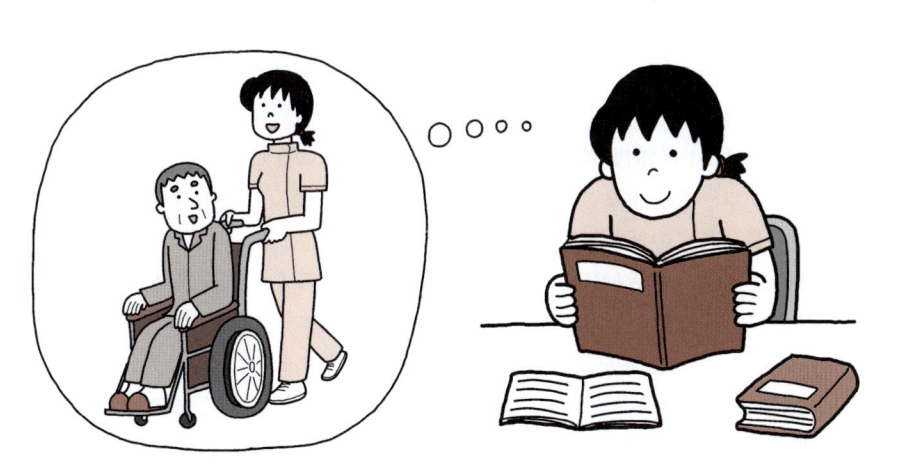

ケーススタディをまとめることで、実習を振り返り、ケースの分析ができます。

ケースの対象への直接的効用

ケースの対象が、個人であるか、恋人どうしであるか、集団であるかにかかわらず、その特定の対象がもっている個別的・具体的問題に対していろいろなことができます。

その対象が、その後どのようになっていくのかを予測できる（実践的仮説検証作業）場合もありますし、その対象をいろいろな側面から総合的に、かつ丸ごと全体的に見て理解することにより、幅広い問題解決の方法を発見することができる場合もあります。その方法に沿って具体的な対策も立てられます。

たとえば、母と同居していた息子が、誘拐してきた少女を2階に長い間監禁していた事件などを理解し、ケースの将来に役立てるには、その息子や母のこれまでの関係や経験した出来事、周囲とのかかわり、その他さまざまな側面から総合的に、かつ全体的に問題を調べていくというケーススタディの方法が有効なのではないかと思います。統計的研究や実験的研究だけでは、こうした問題を理解し、今後の具体的対応に結びつけることが、むずかしいのではないでしょうか。

日常の臨床の中で、ケーススタディがケース対象に役立っている例はよく見かけます。

たとえば、精神病棟の自然発生的な患者のグループに、看護師が内発的動機づけ[*1]を高めるグループアプローチをすることで、患者たちが集団の一員としての認識に目覚め、帰属意識が高まり、病棟内の活動にも看護師の誘導なしに自発的に参加するようになっていく様子を、ケーススタディの方法を使って振り返ってみると、効果的なこともあります[8]。

今すぐ効果が現れることはないかもしれませんが、何年か後ケーススタディの積み重ねによる効果が現れてくる場合もあります。p.40でも紹介した老人クラブのケースのボランティアたちは、何年先になるかわからないまでも、いつか老人たちがお互いに交流し、助け合い信頼関係をつくれるように長期目標をもって、ケーススタディを積み重ねていったのでした[9]。

もちろん長期目標をもったケーススタディは、集団に限らず恋人どうしの場合も同様です。ある理想の2人関係をめざして前進するプロセスを研究したケーススタディもあります[10]。

教育にも役立つケーススタディ

長期目標をもった実践の代表の1つに、教育があります。学生が将来、援助者のプロとして一人前に成長するという教員の長期展望に基づいて、教育のためのケーススタディがなされるからです。学生はそこまで考えてケーススタディをする余裕はないかもしれませんが、教員は、教育を意識したケーススタディをまとめて発表する場合もあります。

たとえば、あるケーススタディでは、まず教員が、自分の指導した学生とその受け持ち患者とのやりとりの経過を分析し、同時に自分（教員）とその学生との指導上のやりとりのプロセスも分析しています。そして教員の学生への指導的かかわりが、学生と患者との援助関係にどのように影響したかの検討もしています。こうした分析や検討を通して、最終的には今後の実習指導のあり方を展望しています[11]。

もちろん、援助実践を学ぶ学生自身にとっても、ケーススタディはいろいろと役に立つことがあります。p.21のケースの対象でふれた例ですが、はじめて来談者の相談にのることとなった学生の精神衛生相談員が、自らの相談員としてのつらい体験をケーススタディとして

[*1] 内発的動機づけ：自分自身が主体的に興味や関心をもって行おうとすること。反対に、褒められるため、何かをもらうために行うことを外発的動機づけという。

まとめることを通して、精神衛生相談員を育てるための教育システムの問題に気づくと同時に、相談員としての自分自身の精神的成長の必要性に気づくことができています[12]。

このように、実習中は援助することだけで精一杯だった学生も、カンファレンスでケースを検討したり、レポートを書いたり、最終的にはケーススタディとしてまとめたりすることを通して、患者理解や自己成長、その他にもいろいろなことができるようになります。

ケース全体を、多方面から深く掘り下げて分析することを体験することができるし、原因や要因を探し出し、それらのつながり合いを突きとめていくこともできるようになります。

文献
1. 難波淳子：ライフヒストリーに見る中年期女性の自己と発達. 日本社会心理学会第39回発表論文集. 1996：326-327.
2. 松本孚：ある学園における学生相談活動の意義について. 臨床心理学研究 1993；30（3）：17-29.
3. 前田夏実：ターミナルステージのケア. 看護技術 1988；34（14）：1736-1743.
4. 松本孚：山谷のドヤに住む老人の居住過程に関する一考察. 生活学 1983；9：135-156.
5. サウアー C, 澤田芳郎, 宇都宮肇, 鈴木整訳：情報システムはなぜ失敗するか－事例研究アプローチ 第1版. 日科技連出版社, 東京, 1995：123-134.
6. 北川隆吉監修：現代社会学辞典 第1版. 有信堂高文社, 東京, 1989：99.
7. 原田正純：水俣病 第1版. 岩波書店, 東京, 1972：72-88.
8. 古波津百合子, 兼久正二, 照屋努, 他：内発的動機づけを高めるグループアプローチ方法の検討－略式グループの効果を活かして. 第31回日本看護学会論文集－成人看護Ⅱ, 2000：105-107.
9. 松本孚：山谷のある老人クラブにおけるグループ活動. 聖隷学園浜松衛生短期大学紀要 1981；4：99-113.
10. 松本孚：開放的共同態過程による欲求対立克服への接近－中間報告. 聖隷学園浜松衛生短期大学紀要 1979；2：42-60.
11. 大山直往美：看護における介入観察による事例の検討. 聖隷学園浜松衛生短期大学紀要 1988；11：6-15.
12. 橋本久子：精神衛生相談の実習について. 東京大学大学院医学系研究科修士論文要旨, 1977：46-48.（未発表）

3 ケーススタディという表現が看護にもたらす意義

看護とは何かを明確にする

　看護学生にとって、ケーススタディは必須であり、避けて通ることのできない大きな課題だと思います。「やりたくないな」「なんでこんな面倒なこと」と思ったり、あるいは研究計画書に取り組む前から「書き上げられるのかな」という心配や不安に駆られたりしているのではないでしょうか？

　皆さんの心の中にある「しかたない」「やらなければならない」という文章記述（認知）の態度を、「やることで看護がおもしろくなる」という前向きな態度に変更できると、ケーススタディの結果や成果にも大きな差がついてきます。

　そこで、この節では"ケーススタディとして表現する"ことの意味について考えていきたいと思います。

　皆さんの中には、幼いころから看護師という職業に憧れて、「これこそが天職」という理想をもって入学してきた人が多いのではないでしょうか。入学後は驚くほど幅広い分野の学習と知識の習得が短期間で求められ、基礎実習に臨地実習と忙しい中でも、看護師をめざして一生懸命に勉強していることと思います。

　けれども、もし他の分野に進んだ友だちに「看護学って、どんな勉強をするの？」と質問されたとしたら、あなたはどのように答えますか。ふと考え込み、言葉につまってしまうのではないでしょうか。

　授業で習った「看護とは、患者を1人の全体としての人間存在として理解する、包括看護・全人的ケアである」なんて説明しても、「何だそれは……」と首をかしげられることと思います。臨床の経験が長い看護師の場合でも、「あなたのしている看護の仕事は？」という質問に、誰もがわかる的確な言葉で返答ができる人は、数少ないのではないでしょうか。

　「看護とは何か」を明確にしていくためにも、経済学や心理学のように、社会的な共通理解が得られるよう、看護学を学問として体系化していくことが求められています。

　まず、看護界の現状を知ることで、看護師の社会的地位と待遇について考えてみましょう。

　近年、男性の看護師の数も徐々に増加しつつありますが、長年にわたる女性の職域という考えが、今なお根強く残っています。

　法律上、男女平等の権利が与えられ、女性の社会進出と地位の向上がはかられています。しかし、看護職に対する社会的な認識は「医師の診療の補助・患者の世話をする人」であり、「白衣の天使」の呼称に象徴されるように、いつもニコニコ元気で体力勝負の仕事であるという程度の受けとめられ方ではないでしょうか。将来なりたい職業として人気がありながら、3K（きつい・きたない・危険）といわれて久しく、勤務条件がきびしく、必ずしも十分に評価されない職業と受けとめられている風潮が、まだまだあります。

　これから看護師をめざそうとする学生の皆さんにとっては、気が重くなる内容となりましたが、一方で、看護が主体性をもって、専門職と

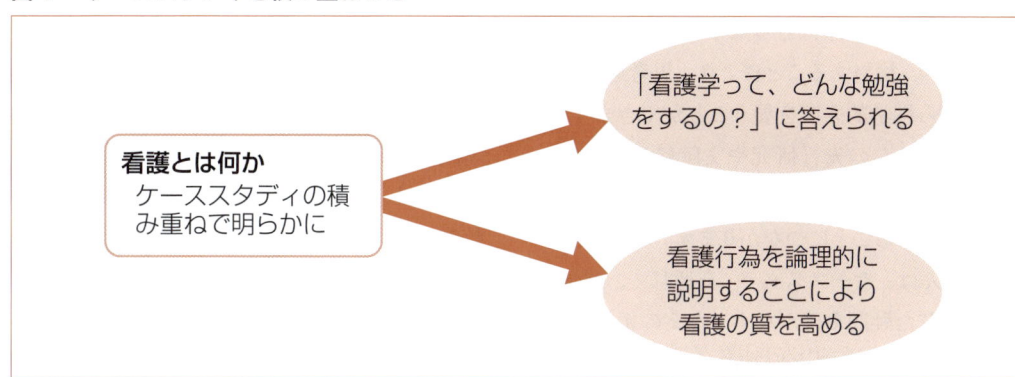

図1　ケーススタディを積み重ねると…

```
看護とは何か         →  「看護学って、どんな勉強
ケーススタディの積       をするの？」に答えられる
み重ねで明らかに
                   →  看護行為を論理的に
                      説明することにより
                      看護の質を高める
```

して、学問として、発展している面もあります。

専門看護師や認定看護師制度がつくられ、それぞれが専門知識を駆使し、各方面で活躍しています。また、看護の共通言語として看護診断への取り組みが行われていることや、日本看護科学学会など複数の看護関連学会が日本学術会議の一員として認められたことも、看護の前進として評価できることだと思います。

皆さんがこれから取り組もうとしているケーススタディは、研究費がもらえるわけではありません。すぐに大きな発見ができるとも限りません。時間と労力を使うたいへんな作業だと思います。

しかし、今まで未解決・未解明であったこと、不合理・疑問であったことをテーマとして取り上げ、1つひとつのケーススタディを積み重ねることにより「看護とは何か」を明らかにすることができます。それは「看護学って、どんな勉強をするの？」という問いへの答えにもなり、看護の質を高めることにつながります（図1）。

ケーススタディを通して看護行為を科学的実践へと高める

ケーススタディにはどんな意味があるのでしょうか。

臨地実習においては、患者と直接かかわりながら、これまでに学習してきた知識をもとに、患者のニードや個別性を考えた看護過程を展開していきます。立案した看護計画は、受け持ち患者の健康回復のための仮説となります。仮説を立証するために日々の看護実践があり、そのこと自体がケーススタディの1つの形となります。

看護の世界では「臨床経験を積めば積むほど、感覚や感性が磨かれ、直観的に判断ができるようになる」といわれることがありますが、ここには理論や科学的根拠への言及がなく、看護が経験による勘にゆだねられてきた過去が影響していると思われます。

皆さんも臨地実習の中で、病棟スタッフの看護を見習うことで、学習し経験を積んでいることと思います。しかし、考えてみてください。何の根拠も考えずに、疑問ももたずに、ただ先輩がしているから真似をする——それでは、看護行為を科学的実践へと高めることはできません。日ごろから何気なく実践している看護行為を振り返り、その根拠や理論を明らかにする意味でも、ケーススタディを行う意義があります。

研究を行う意義について代表的な要素は、**①問題意識の明確化、②研究方法の習得、③論理的な思考力の育成**であり、これらの能力を身につけることは自分自身にとって大きな利益になり自己評価も高まると考えられます[1]。

看護体験の中で特に興味をもったことをケ

ースとして探究する過程で「ああでもない、こうでもない、実際はどうなっているのだろう」と調べ、検討することにより、思考過程を鍛えながら科学的態度を養うことができます。また、たくさんの先行研究や文献にふれることで新たな知識を習得でき、自分自身の看護の視野も広がることにつながります。

みなさんは、ケーススタディを通して、臨地実習で感じた疑問や確かな手ごたえの根拠を、理論的に説明することができます。しかし、得られた結論ひとつでは、科学的な根拠にはなり得ないかもしれません。それでもいいのです。その結論を臨床で再度検証する。そこに新たな疑問が生まれたら、もう一度ケースス タディをしてみてください。さらに根拠が明確になることでしょう。

知りたいことを明らかにしていくこと、根拠の証明を繰り返すことは、看護行為を科学的実践へと高めていきます。

それは、これからなろうとしているナースの職業の証明でもあります。臆せずに取り組んでみましょう。ケーススタディをまとめることで、自信がつくとともに、看護のおもしろさが見えてくると思います。

文献
1. 日本精神科看護技術協会編：精神科看護の専門性をめざして－専門基礎編下 第1版. 中央法規出版, 東京, 1997：61.

コラム

認定看護師と専門看護師

　チーム医療の重要性が認識されながらも、医療現場では、まだまだ医師を頂点としたピラミッド構造が根強く残っているようです。また看護師が、より高度な専門性をめざそうと意気込んでも、否応なく他部門の病棟への異動を余儀なくされるケースも多いようです。

　しかし、近年、医療の高度化、専門領域の細分化、患者意識の変化に伴い、看護師においても高い知識や技術といったスペシャリストとしての資質が求められるようになってきています。こうした中、日本看護協会が1996年に認定看護師・専門看護師資格制度を設置しました[*1]。

　認定看護師（CN；certified nurse）は「ある特定の看護分野において、熟練した看護技術と知識を用いて、水準の高い看護実践のできる者」とされています。その役割は、救急看護、皮膚・排泄ケア、集中ケア、緩和ケア、がん化学療法看護などの多くの分野において、実践、指導、相談を行うことが期待されています。看護師（保健師、助産師）の資格を有し、実務研修5年以上（うち3年以上が認定看護分野）の経験の後、認定看護教育課程を修了し認定審査後に資格が認定されます。

　専門看護師（CNS；certified nurse specialist）[*2]は「複雑で解決困難な看護問題をもつ個人、家族および集団に対して、水準の高い看護ケアを効率よく提供するための、特定の専門看護分野の知識および技術を深めた者」とされています。その役割は、がん看護、精神看護、地域看護、老人看護、小児看護、母性看護などの分野において、実践、相談、調整、倫理調整、教育、研究をしていくことが期待されています。看護師（保健師、助産師）の資格を有し、看護系大学院修士課程修了者で、日本看護系大学協議会が定める専門看護師教育課程基準をみたす所定単位を取得していること、および実務経験が通算5年以上で、そのうち3年間（うち6か月は修士課程終了後）は専門看護分野の実務研修があることで、認定審査を受けた後、資格が認定されます。

　現在、看護のスペシャリストをめざす臨床の看護師も年々増加してきています。

*1 日本看護協会の資格認定制度には、このほかに認定看護管理者があります。
*2 アメリカではCNS（clinical nurse specialist）という表記を使用し、その日本語訳は「専門看護師」です。上級看護実践（advanced nurse practice）を行う看護師にはNP（nurse practitioner）などのタイトルが用いられています。

文献
1. 日本看護協会ホームページ　http://www.nurse.or.jp/ 2009.11.30アクセス
2. 森田夏実：アメリカの看護師事情. スマートナース 2009；11（2）：6-7.

4 ケーススタディの限界と考慮点

　ケーススタディには長所ばかりではなく短所もあります。一方で長所になることは、他方では短所になってしまうことがあるのです。ここでは、ケーススタディを進めていくうえで注意しておくべきところについて、考えていきたいと思います。

「数」の問題

　ケーススタディの強みは、少数のものや1つしかないものの質を徹底的に調べられるところにあるといってきました。しかし、そのことは同時にサンプル数が少ないことを意味します。ということは、たとえある個人や集団について研究してわかったことがあっても、それが他の個人や集団にも当てはまるとは限らないということです。自分のケースが、そうだからといって、他のケースもそうだとはいえないのです。

　たとえば、よくあるのが、看護学生が自分の受け持ち患者についてケーススタディを行った結果、自分の行ったある援助法が、とても効果的だったということがわかった場合、それを他のすべての患者に対しても有効な方法であるかのように錯覚してしまうことです。そう思い込まないまでも、ケーススタディのレポートにはそう書いてしまう場合もあります。こうした学生には、自分のケースが他のケースにも当てはまるとは限らないのだから、安易に一般化しないで、謙虚に報告することを指導するようにしています（図1）。

　このように、ケーススタディでは、その事例

図1　ケーススタディを一般化するのは危険

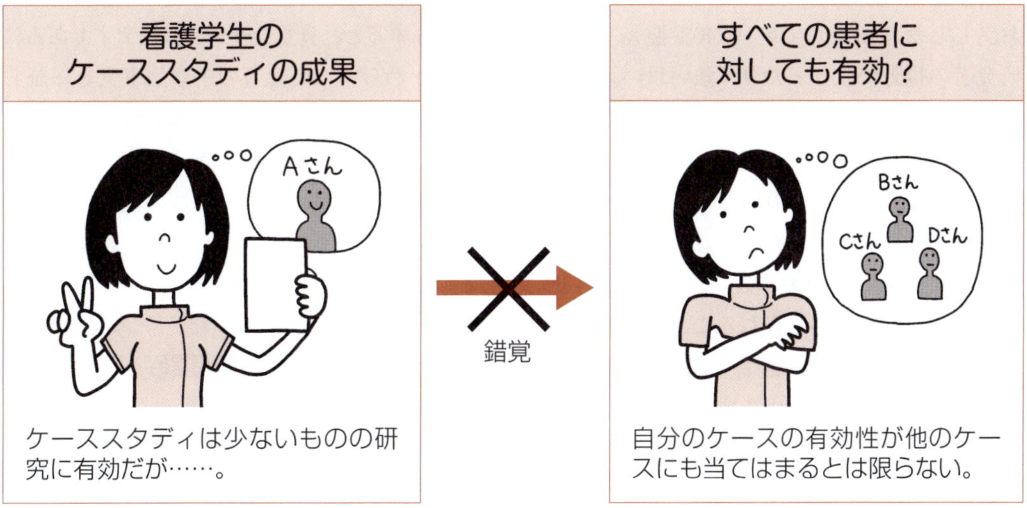

看護学生の ケーススタディの成果	すべての患者に 対しても有効？
ケーススタディは少ないものの研究に有効だが……。	自分のケースの有効性が他のケースにも当てはまるとは限らない。

錯覚

がどのくらい一般的であるのか、どのくらいの割合で存在して、平均値とはどのくらい隔たりがあるのか、といった量的な表し方はむずかしいのです。それを補うために、ケースを選ぶとき、できるだけ一般的で多くの対象を代表するような典型的なケースに絞り込んだり、ある特徴を示す集団を代表するようなケースを集団ごとに選び、比較研究するといった方法をとる場合もあります。

その他にも、ケースを何千何万とたくさん集めてその共通点を抽出したり、統計的調査データを使って補足し合ったりする方法もあります。

いずれにしても、少ない事例をもとに一般化や普遍化をするには限界があることを、ケーススタディを進めるにあたって記憶しておく必要があるでしょう。

研究者の主観の問題

研究者の感性をうまく生かせると質の高い研究になる可能性のあるケーススタディは、それだけ研究者の主観の影響を受けやすい研究であるともいえます。つまり、研究者に共感力がなかったり、相手に信頼感を与えられなかったりすれば、得られる情報は非常に限られたものになるかもしれません。これは前にお話しした理由からです（p.40参照）。また、研究者の視野が狭かったり、強い思い込みや偏見があったりする場合は、ケースの解釈にゆがみが生じる場合もあります。

たとえば、ある学生の場合、受け持った患者が過去に自分をいじめた友だちに似ているかもしれません。かつて被った心の傷が再び疼(うず)き出し、患者を受け入れることも共感することもむずかしくなり、患者の理解も非常に偏ったものになるかもしれません。必要以上に誇張したり、卑下(ひげ)したり、好き嫌いを無理やり抑圧したりするかもしれません。このような学生には、本人の視野の外にある大事な事実を見られるように示してあげることが必要な場合もあります。

偏った見方は、何も情緒的な理由によるものばかりではありません。知的な場合もあります。学者は、得てして自分のよって立っている理論的立場からケースを見がちです。自分の指導者の学説や、自分の学説あるいは自分の思想などに合うようにケースを解釈し、結論づけ、方針を出す傾向があります。それもある意味では大切なことですが、行き過ぎると本末転倒になります。

つまり、ケースがもっている無限ともいえる可能性を自分の狭い考えの中に閉じ込めてしまい、他のいろいろな考え方ができる可能性を捨ててしまうことになるからです。あくまでも、主役はケースであって理論ではないのです。

その他にも、研究者の主観に頼ることの問題はいろいろあります。研究者の記憶が誤っていることもあるでしょう。また研究者が当事者でもある場合は、客観性を保つことは、いっそうむずかしくなります。研究者が援助する側の当事者、たとえば、医師や看護師やカウンセラーなどの場合は、仲間どうしでケースを検討し合えるので、まだましなのです。

ところが、研究者が孤立している被害者だったりすると、貴重なケーススタディであるにもかかわらず、研究者の主観的事実を保証してくれる研究者仲間もいないことが多いので、なかなか認めてもらいにくいことになります。

このように、研究者の主観の問題は、まだ検討の余地を残しており、今後の課題といえるのではないでしょうか。

実証力の問題

ケーススタディは、ケースの分析を通して因果関係についての推測や仮説を生み出すこ

図2　ケーススタディでの実験研究はほとんど不可能

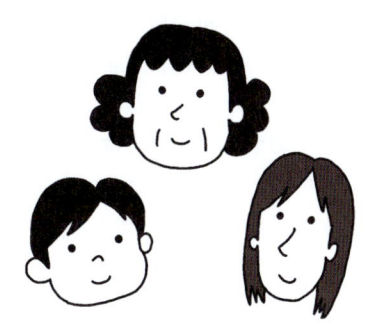

実験群　　　　　　　　　　　　　対照群

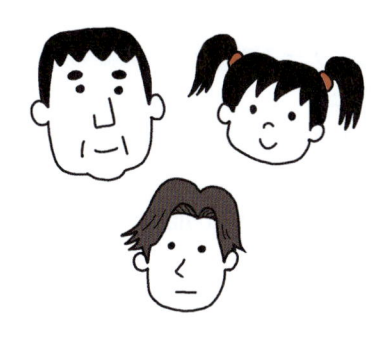

同じ援助法を繰り返せるか？　　　同じタイプの患者を集めるられるか？

ケーススタディの場合は、対照群をそろえることがむずかしく、実験研究はほとんど不可能です。

とができ、それを証明しようとする実証的研究にヒントを与えることができます。しかし、「本格的実験を繰り返すことがとてもむずかしい」という、この研究方法の特徴があります。なぜなら実験にとって非常に重要な対照（コントロール）群と実験群をつくることがほとんど不可能だからです。

たとえば、ある看護学生が受け持った患者に対し、ある援助のしかたを行うことで、その患者が元気になったとします。この場合、ある援助法が「原因」で、患者が元気になったことが「結果」と考えることができます。

この「因果関係」を検証しようとするには、一方では、この援助と同じ方法を、他のある程度以上の数の患者にも実践し（実験群）、他方では、この援助法を行わないこと以外はまったく同じような患者たちをある程度以上の数をそろえ（対照群）、両方のグループの経過を見ていかなければなりません。

この実験を行うことは、実は、想像する以上にたいへんです。同じ援助法を何度も繰り返し行うということは、薬を飲ませるなどなら可能ですが、もし、言動や行動には現れない精神的援助だとすると、何をもって「同じ」とするか、かなりむずかしい問題です。ここには研究者の感性の差も出てきますので、同じくらいの能力をもった援助者でなければ同じ効果を生むのは、むずかしいかもしれません（図2）。

しかもケーススタディで行う援助は、患者とのかかわりの経過を通して臨機応変に行う複雑な援助ですから、同じ援助を繰り返すことは、まず無理といってよいでしょう。当然、対照群であるこの複雑な援助法を行わない患者を、どうやってそろえるかという、さらなる難問が次に控えています。しかも同じような状態の患者をある数以上集めるというサンプル数の問題も出てきます。

このように、ケーススタディという方法そのものによって事実関係を実証しようとすることは、かなりむずかしくなります。またケーススタディから生まれてきた仮説を実証しようとして統計的方法や実験的方法を使う場合も、今のところ全部の仮説が実証可能ではないとい

ってよいでしょう。ある程度以上の数が集められたり、対照群と実験群に分けることができたり、何度も繰り返して同じことが行えるケースに限って可能なのです。

しかし、ケーススタディの実証力の弱さを克服するために、いくつかの研究方法を組み合わせる方法も考えることができます。

実践上の問題

これまでは、ケーススタディの研究面での限界やデメリットと注意点などについて考えてきました。しかしケーススタディという方法は、治療・看護・相談といった実践と密接に結びついていることが多いのです。むしろ援助実践が主で、援助目標をなし遂げるためにケーススタディを行うという場合も少なくありません。その場合、ケーススタディを進めていく中で、実践上考慮したほうがよいと思われる点も出てくることがあります。

その1つに、研究者と実践者という二足のわらじを履くことによる役割上の葛藤があります。たとえば、医師や看護師やカウンセラーなどは、研究をするという役割と援助をするという役割との間で悩む可能性があります。患者やクライエントへの援助を第一に考えていても、研究が進むにしたがって、研究に必要な情報を得るために援助がおろそかになることもときにはあるからです。

また、ホームレスやスラムに住む人々のように、差別されたり十分な福祉を受けられていない人の人権を取りもどすために、ボランティアとして入り、ケーススタディを行うメンタルヘルスワーカーやコミュニティカウンセラーの場合も、人権擁護の活動と調査者としての役割との間で、どちらを優先したらよいか悩むことがあります。

論文の締切りが近づいてきたり、論文指導の先生と実践方針で意見が対立したりしたときなどは、その葛藤はいっそう深刻になります。

その他、2つの役割にもう1つ役割が加わり、3つの役割の間で葛藤する場合もあります。たとえば、学校の教員をしながら学生相談室のカウンセラーも兼ねなければならない場合がそうです。この場合は、学生相談という援助役割と、ケーススタディをする研究者という役割による葛藤だけでなく、さらに、教員という学生を指導する役割が加わってきて、自分が今いったいどの役割に立っているのかが、はっきりしなくなってくることがあります。

特に、教員としての雑務が非常に増えてきているときに、学生の相談も増え、しかも相談内容が教員とのトラブルだったりした場合、問題はとても複雑になり、混乱しやすくなります。

実践中心のケーススタディを進めていく際のもう1つの大きな問題は、その実践の成果をどのようにして評価していったらよいかという問題です。研究者と実践者という役割葛藤の末、患者やクライエントに迷惑をかけてしまったのであれば、ケーススタディなどしないで実践だけに徹したほうがよい、ということにもなりかねません。しかし、一方で、実践の成果がどうだったのか評価することを目的にしたケーススタディもたくさんあります。

こうしたことを考え合わせますと、やはり理想的には、実践と研究が邪魔し合い排斥し合うのではなく、お互いに補い合う相補的な関係が維持できるよう工夫された職場や学校の環境づくりが大事になってくるのではないでしょうか。

たとえば、ケーススタディの影響などで、患者やクライエントなどの対象者が、回復や健康の増進や人権を妨げられたりしていないかどうか、同時に援助者側の健康や自己成長（患者理解の深まりなども含む）、自己実現は

図3　研究の対象

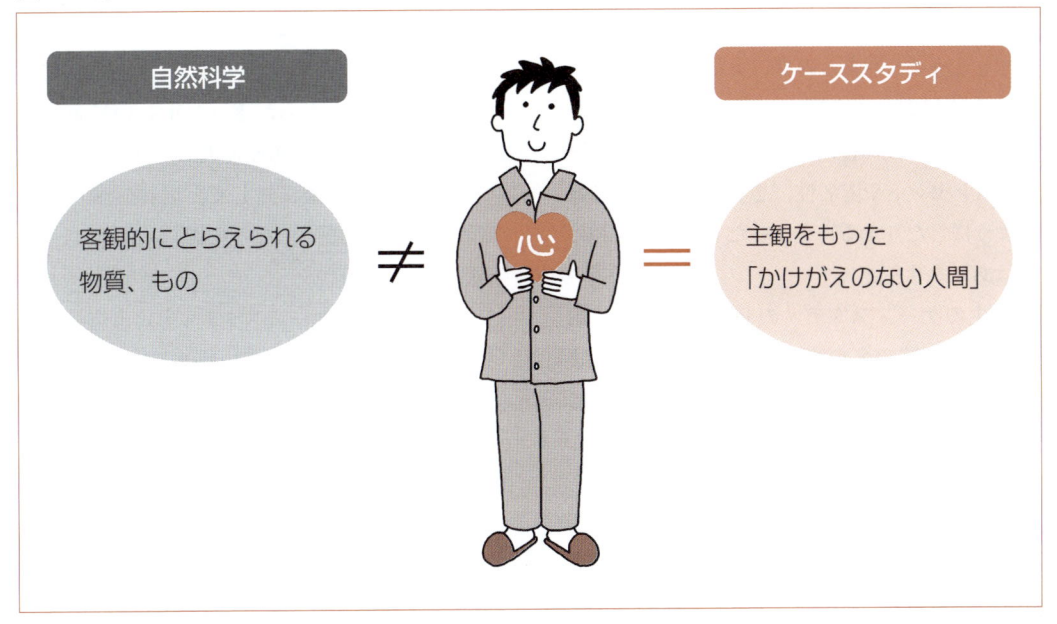

自然科学：客観的にとらえられる物質、もの　≠　心　=　ケーススタディ：主観をもった「かけがえのない人間」

どうか、援助者と被援助者（患者を含む）や援助者どうし、被援助者どうしなどの信頼関係はどうか、などのチェックができるようなシステムや余裕が、少なくとも職場と学校に望まれるところです。

倫理上の問題

最後に、ケーススタディだけに限られるわけではありませんが、研究者として、あるいは実践者として、さらには人として考慮する必要のある倫理的問題点についてふれておきたいと思います。

研究者の中には、ケーススタディ、事例研究、症例研究、対象といった専門用語を使い慣れていくうちに、相手を1人の人間というより、自然科学などで扱う物質や「もの」に近い感覚で見ていくようになる人もいます。研究は客観的に行われなければならないという自然科学的なものの見方が、多少影響しているのかもしれません。しかし、特にケーススタディの場合は、相手を主観という目に見えない心をもった、かけがえのない人間として感じて、はじめて自分の主観と共感することができるといった側面をもっています（図3）。

患者によっては、研究者でもある援助者が、表面的には親切でも心の中では研究論文を書くための手段として自分を見ている、ということを無意識に感じ取り、心に傷を受けるという場合もあります。

これは、単に研究を行う前に患者から了解をしてもらったり、研究発表をすることを許可してもらったり、といったいわゆるインフォームドコンセント[*1]をとったか否かの形式的な問題ではありません。それは、その研究者が、あらゆる相手に対してその人権を守ろうとしているかどうかという「倫理観」の問題ではないかと思います。

[*1] インフォームドコンセント：informed consent、医療の分野では「患者に病状・治療法などの説明を行いその同意を得ること」を意味する。研究の場合では、研究の対象予定者に研究の概要を説明し、その自由意思により参加の同意を得ることである。研究においては、対象者の人格を尊重するために必須の倫理的原則。p.30参照。

特に、精神的に弱い患者などの場合は、援助者の考え方や方針に巻き込まれたり、服従してしまうこともあるので、実践研究を行う者は、特に配慮する必要があるのではないでしょうか。もちろん、だからといってインフォームドコンセントや匿名性（患者の本名を出さないようにしたりする）をまったく否定するわけではありません。

学生のケーススタディの発表会などで、患者さんや病院の名前をそのまま報告してしまう学生もたまにおり、そういうときは注意しています。

ですから、援助者や研究者に対して、きちっと自己表現（アサーション[*2]）でき、上下関係の社会構造の中で、権力や権威のある人に頼まれても断ることのできる自立した力（エンパワーメント[*3]）をもった患者であれば、形式的な方法でも倫理的な問題は生じないと思います。

ただ日本人の中には、まだ「長いものには巻かれろ」といった考えがあり、「大学の偉い先生がいうのだから、きっと正しいに違いない、逆らえない」と考える人もおり、上に述べた精神的に弱い人に対してと同様、個々人に応じた配慮が必要になるのではないでしょうか。

この章では、ケーススタディという方法を使って研究や実践を行っていくことで生まれてくる効用や限界や問題点について検討してきました。考慮していかなければならない点は、確かにいろいろありますが、それでもやはりケーススタディは、研究と実践を直接つなぎ、ともに補い合わせるための有効な方法であり、さまざまな研究と実践を生み出す宝庫であるといってもよいのではないでしょうか。

[*2] アサーション（自己表現）：assertion、相手の意見、立場、気持ち、権利を尊重し侵害しないようにすると同時に、自分のそれらも大事にし相手に正確にかつ上手に表現し伝えること。
[*3] エンパワーメント：empowerment、個人、組織、コミュニティなどが自らの生活を統制できるように能力を開発していく過程やメカニズムのこと。

Part III

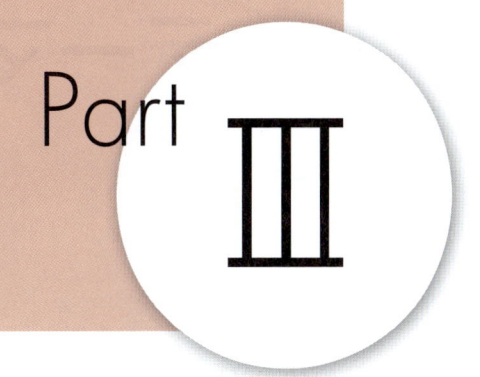

計画と実施

　PartIIIでは、ケーススタディを進めていく具体的なプロセスについて、順を追って説明していきたいと思います。

1 テーマの設定　56
2 計画書のつくり方　59
3 ケーススタディの実施　65

1 テーマの設定

テーマの選び方

　ケーススタディに限らず、どんな研究をする場合でも、最初に問題になることの多いのが、どんなテーマ（課題）を選ぶかです。

　はじめは、漠然としていて、何を研究していったらよいのか、さっぱり浮かんでこないこともあるでしょうし、逆に、やりたいことが次々と浮かんできてしまって、どれを選ぶか迷ってしまう場合もあるでしょう。

　特に看護実習で行うケーススタディなどの場合は、研究より実践のほうが先に進んでいることもよくあるので、たとえば患者への援助が一段落しないとテーマが見えてこないということもあります。

　しかし、基礎看護教育の中でケーススタディを行う場合は、援助が一段落するまで待っていられることはむしろまれです。場合によっては、各病棟の実習期間である2週間、3週間の短期間に起こったことを題材にテーマを選ばなければなりません。しかも、提出期限が9月まで、もしくは翌年の2月までというふうに決まっており、留年する覚悟でもしない限り何年もかけてテーマを選ぶ余裕はありません。

　4年制大学や大学院などの学生の場合は、テーマを決めてから研究のための実習に入るところもありますが、やはり提出期限はあります。また、臨床看護師の場合も、年に何本という制限があったりします。

　つまり、学生などの場合は、一生をかけて研究するライフワークのためのテーマを選べないことが多いようです。

1 限られた時間や条件の中で行えるか（実行可能性）

　そこでテーマを選ぶとき、現実的に考えなければならないことの1つは、どのテーマなら限られた時間や指導者、実習場などの研究現場（フィールド）、その他諸々の条件の中で、ケーススタディとしてまとめて報告できるかという可能性です。

　なぜなら、あまりに非現実的な大きなテーマなどを選んでしまうと、研究を進めるうちに期限までに終わらないことに気づき、途中でテーマを変えなければならないこともあるし、漠然としたテーマだと、研究の命である「深く掘り下げること」ができず、底の浅い教科書的な紹介に終わってしまうおそれがあるからです。

　だからといって、前もって研究条件に合わせることばかり考えてテーマを選んでいたのでは、自分が本当に探究したいこと、調べたいこと、考えたいことが何なのか、わからなくなってしまうことがあります。

2 探求心を満足させられるか（興味の対象）

　やはり、人間が本来もっている探求心、疑問や興味などに従って研究したほうが、本当のおもしろさを味わうことができるのです。

　普段から「おやっ？」「あれっ！」「なぜ？」

図1　テーマを選ぶときのポイント

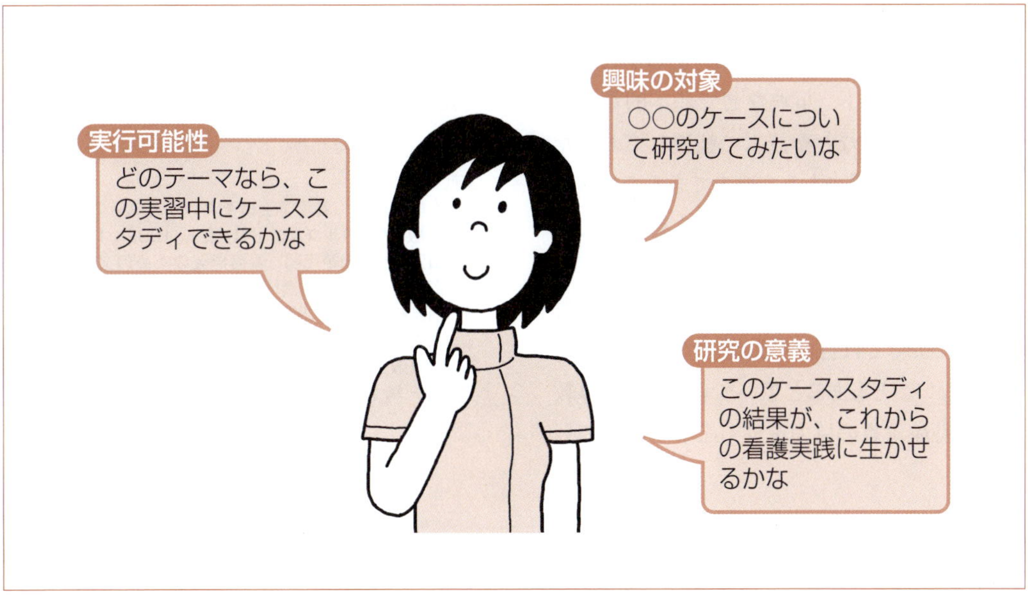

実行可能性
どのテーマなら、この実習中にケーススタディできるかな

興味の対象
○○のケースについて研究してみたいな

研究の意義
このケーススタディの結果が、これからの看護実践に生かせるかな

などと感じたときは、メモをとっておくことが2つ目のポイントです。

時には、単位や学位、その他諸々の地位や名誉を得るためにテーマを選ぶ人もいます。この場合も自分の目標に近づいていける喜びはあるのかもしれませんが、真理を知りたいという探求心からくる喜びとは別のものです。

3 意義があるか（研究の意義）

さて、研究テーマを選ぶ3つ目のポイントは、もう少し視野を広げて、「自分の研究が人類に果たす役割や意義！」です。これは、PartⅠでふれたように、研究というものは、人類の知識や知恵の積み重ねであり、過去から未来までみんなに開かれたコミュニケーションだからです。

ただ、看護学生がはじめてケーススタディをする場合は、そこまで大きなスケールで自分の研究のことを考えないかもしれません。ですから、はじめは指導教員が研究の意義をアドバイスしてくれることもあります。

でも、自分自身や自分の患者にとって、この研究はどんな意義があるのかなど、これから看護を学ぶ人にとって、どんな役に立つだろうかくらいの範囲なら、看護学生が自分で考えられるのではないでしょうか。

やはり、はじめての研究者であっても、自分の研究が、これからの看護実践や看護研究にとって、どんな意義があるのかを考える習慣をつけておくことは、将来、より有意義な研究テーマを選べるようになるためにも大切なことだと思います。

なお、研究テーマの具体例については、PartⅥの実例（p.136～）を参照してください。

テーマの妥当性の確認

研究テーマの方向性が見えてきたら、次に各専門分野において「本当にこのテーマでケーススタディを進めていくことが適当なのか」を確認したほうがよいと思います。なぜなら、その分野では、すでに答えの出ていることを、さもはじめて研究するかのように書いているかもしれないからです。

あるいは看護学で、すでに使われている概念や用語を知らずに、自分で勝手につくった

言葉を使って研究を進めていってしまう、などのことが起こるかもしれないからです。

こうしたことを防ぐためには、あらかじめ教科書や講義ノート、事典などで基本的な専門用語や看護理論などを読んで整理しておいたり、テーマに関係のある文献をできるだけ多く自分で探してチェックしておくことも有効です。

ただ、はじめて研究を行う学生の場合は、テーマによっては自分の力だけでは十分確認しきれないこともあると思いますので、指導教員や図書館司書の協力を仰ぐ必要もあるでしょう。

ちなみに自分で文献を探す方法については、PartⅤの「4.文献の活用」(p.123) を参照してください。

文献
1．高橋百合子：看護学生のためのケース・スタディ 第3版．メヂカルフレンド社, 東京, 1992：14-16.
2．山添美代, 山崎茂明：看護研究のための文献検索ガイド 第3版．日本看護協会出版会, 東京, 1999.
3．福島松郎：看護研究とは．わかりやすい看護研究の進め方 第1版．木村宏子, 照林社, 東京, 1996：8-34.
4．佐藤淑子, 和田佳代子編：看護文献・情報へのアプローチ 第1版．JJNスペシャル, 医学書院, 東京, 2000：76.

コラム

文献を引用するときのルール

　ケースレポートを作成するとき、先行研究や理論などの文献を引用すると、よりレポートの質を高めることができます。また、考察に行き詰まったときに文献の知恵を借りることも有効でしょう。学内のレポートとしても著作者の権利を侵害しないように注意する必要があります。

　以下にあげた基本的な約束事を守れば、著作権者に許諾を得ることなく、引用として自由に使用できます。

「引用に際して著作権法上遵守しなければならない点」
①すでに公表された著作物であること。
②引用する「必然性」があること。
③引用部分が明瞭に区分されていること。
④引用部分とそれ以外の部分に「主従関係」があること。
⑤原則として、原形を保持して掲載すること。
⑥原著者の名誉や声望を害したり、原著者の意図に反した使用をしないこと。
⑦出所（出典）を明示すること。
（日本医書出版協会ホームページ　http://www.medbooks.or.jp/forauthor/QUOT-2.html　2009.11.19アクセスより引用）

2 計画書のつくり方

　ケーススタディのテーマが、ほぼ決まったら、次に研究の計画を立ててみましょう。なぜ「ほぼ」かというと、この計画を立てているうちにテーマを修正することもあるからです。

　計画書といっても、おおざっぱなものから非常に緻密なものまで、さまざまです[1]。

　確かに、計画が詳しいほどマニュアルのように具体的に研究を進めやすいという利点がありますが、そのぶん、計画書づくりにかなりの時間を要します。短期間で研究を仕上げなければならない場合は、何度も計画書の書きなおしをしていたのでは、時間がなくなってしまいます。

　研究をする学生の個人差もあると思いますが、あまり時間に余裕のない場合は、まず簡単な計画のアウトラインを立て、研究をはじめながら計画内容を修正したり、つけ加えたりするほうが現実的なこともあります。

簡単な計画書

　図1-①（次ページ）は、簡単な計画書の例です。一般に研究計画の主なポイントとしては、研究内容に関する計画、時間的・経済的計画、環境や人材に関する計画などがあります。

　図1-①の計画書で研究内容に当たるのは、研究タイトル（テーマ）、研究動機、研究の目的までです。時間的計画に関係のあるのは実習期間だけで、環境や人材に関する計画も、実習場所と実習指導教員の欄があるだけです。

　後述する「詳しい計画書」（図1-②）に比べると必要最低限の項目というところでしょうか。

　とはいえ、研究のテーマや動機、目的についての計画内容は「簡単な計画書」も「詳しい計画書」も変わりがないといってよいでしょう。なぜなら、研究内容まで簡略化し過ぎると、その研究が何をやろうとしているのか、わかりにくくなってしまうからです。

　では、以下にケーススタディでの研究テーマ、研究動機、研究目的について、順にその書き方を説明していきましょう。

1 ケーススタディのテーマ

　研究テーマの書き方は、簡単そうに見えて意外とむずかしいものです。簡潔な言葉で、しかも、そのケーススタディの内容が一目でわかるように工夫して書かれているのが理想です。あくまでも計画段階のテーマですから、細かいところは後で修正するとしても、あまりにも広過ぎるテーマは困りものです。

　たとえば「患者の不安について」といったタイトルでは、どういう病気の患者なのか、不安について何を論じたいのか、不安の原因についてなのか、不安の経過なのか、不安に対する援助のしかたについてなのか、あまりにも漠然としています。

　そのとき考えられる精いっぱい具体的なテーマにしぼり込む努力も大切です。詳しくはPart V（p.104）で説明します。

図1　計画書の例

```
①簡単な計画書

  研究計画書
  学生氏名      | 実習指導教員
  実習場所      | 実習期間
  研究タイトル（仮）

  研究の動機


  研究の目的


②少し詳しい計画書

       提出年月日＿＿＿＿＿＿
       学籍番号・氏名＿＿＿＿＿
  テーマ
  問題の提起（テーマの選定理由を含む）
  研究の目的
  用語の定義
  研究結果の予測
  研究の方法
  ・情報（データ）収集の方法
  ・情報（データ）の分析方法
  参考文献  | スタディ期間 |
           | スタディ場所 |
           | 指導面接日   | 月　日
           | レポート提出日| 月　日
           | 発表日       | 月　日
```

2 ケーススタディの動機

　なぜこのテーマを選んだのか、その理由やきっかけなどを書くところです。たとえば、はじめてケーススタディを行う学生は、自分がそのテーマに興味をもつようになった実習上での出来事や、実習の後で自分を振り返ってみて気づいたことなどが、研究の動機になる場合もあります。

　しかし、経験のある研究者なら、自身の関心課題に加えて、これまで報告されている研究（先行研究）を調べたうえで、「……という問題が残っているのではないか」「今、……のような研究が必要ではないか」といった問題提起で、研究動機となることもあります。そして、その結果「今回は……を研究目的とする」といった、次の研究目的につながっていくのです。

3 ケーススタディの目的

　ケーススタディをはじめたばかりの学生が、意外と忘れがちなのが、この研究目的です。その原因の1つに、ケース検討（研究）会での報告とケーススタディの計画書とを混同していることがあります。

　たとえば「……の不安を取り除くことを目的にする」「……の援助をすることを目的にする」というのは、実践目的であって研究目的ではないのです。ケース検討会などでは「……のように援助しようと思うがどうでしょうか」といった、自分の実践方法や援助方針などを問いかける報告でよいのですが、ケーススタディの目的は違うのです。

　ここでいう研究目的は、あくまでも、このケーススタディが何を調べるために書かれるのかをはっきりさせることです。たとえば「……について考察する」「……を明らかにする」

「……の要因を分析する」などのように、ここで何を論じようとするのかを明記するのです。

看護やカウンセリングなど実践的研究の多い分野では、よく実践目的と研究目的とが、ごちゃごちゃになって書かれている場合がありますが、はっきり区別して書き分けることが必要です。

詳しい計画書

図1-②は、先にあげたものより、少し詳しい計画書の例です。研究内容は、簡単な計画書と違って、テーマ、動機（選定理由）、目的に加えて、用語の定義、結果の予測、研究の方法、分析の方法などの項目があります。これだけの項目について計画するためには、かなり基礎的学習をしなければならず、必要な参考文献も読んでおかなければならないでしょう。できれば、それだけの時間的余裕と努力がほしいものです。

研究の目的までは前述したので、次は用語の定義から順に説明していきましょう。

1 用語の定義

ケーススタディを進めていく中で、よく使われる中心的な言葉（キーワード）は、なるべくタイトルの中に含め、かついろいろな意味に誤解されやすい言葉や専門用語などと一緒に、はじめにきちんと定義しておくとよいと思います。

なぜなら、スタディ（研究）が進行するうちに、同じ言葉なのに少しずつ意味が違ってきたりすると、伝えたいことが一貫しなくなり、自分でも何をいっているのかわからなくなってしまうことがあるからです。

さらに、スタディをレポートにする段階になると、定義がなされていない言葉だと、読者によって、それぞれ勝手な意味にとられてしまい、伝わり方がまちまちになり、誤解も増えやすくなるからです。

大事な用語は最初に定義しておくことで、研究内容をより正確に書くことができ、伝えることができるようになります。

2 ケーススタディの結果の予測

研究目的のところで、仮説を立て、事例を通して検証しようとした場合（例証）は、その結果を予測したり、その結果になる理由や根拠を書いておくことも、研究計画の1つです。

もちろんケーススタディの中には、はじめから仮説など立てないで進めていく方法もあります[2]。また学生の場合、どんな研究結果になるか予測がつかないときもあり、そんなときは、たとえば研究目的に沿った考察ポイント（例：患者の行動や言動の変化、患者と自分の対人関係の変化など）をあげておいてもよいと思います。

3 ケーススタディの方法

症例研究や事例研究とだけ書かれていて、特に研究方法などを改めて書いていない場合もよく見かけます。一方で、ケースに対する観察方法や記録の方法、記録の整理のしかたや分析のしかたなどについて書いてあるケーススタディもあります。

たとえば、面接をする、プロセスレコードや再構成によって場面を記録する、交流分析[*1]のエゴグラム[*2]や心理テストを使う、などといった計画が記載されている場合もあります。

看護学なら、看護の中だけで使われたり発表されたりするときは、ケーススタディという

---

*1　交流分析：transactional analysis。対人関係のゆがみなどを、当事者間の自我状態の不適合による交流障害として捉えて、カウンセリングによってその改善をはかる療法。心の成長にも使われる。
*2　エゴグラム：egogram。交流分析の中で使われるもので、自我状態を視覚的に分かりやすくグラフに表したもの。

だけで、だいたいどんな方法でやったのか通じる場合が多いかもしれません。

しかし今後は、他の分野の研究者とも協力し合うことが必須ですので、きちんと記述することが重要だと考えます。

①情報（データ）の収集方法

ケーススタディも他の研究と同様に、情報を集めて整理し、分析して結果を導いていきます。たとえば、ある患者のケーススタディを行う場合には、「看護記録」「実習記録」「会話ノート」または「カンファレンス記録」などと、どんな情報を使用するのかを明記する必要があります。

また、面接法や観察法によって、情報を収集していく場合もあります。

したがって、どんな観察法を使ったのか、データはどこにあるのか、それをどのように集めるのか、集めるときの視点は何か、データ整理の方法は何か、などについて、専門用語を使って説明すると、理解してもらいやすいのではないでしょうか。

②情報（データ）の分析方法

かつては、統計や実験による量的研究方法に比べて、はっきりした分析方法をもっていなかったきらいのある質的研究も、最近はKJ法[*1]、グラウンデッド・セオリー・アプローチ（GTA）[*2]、内容分析[*3]、会話分析[*3]など[3]と、いろいろな方法が開発されてきました。

しかし、ケーススタディにおいて、必ずしもそれらの分析方法を使う必要があるとは限りません。むしろ、これらの方法をマスターしていない学生のほうが多く、はじめて計画書を書く段階で分析方法を確定するのは、むずかしいのではないでしょうか。

たとえば、初心者の学生の場合は、せいぜい文献検索の範囲を何年から何年までの日本の文献に限定する、どことどこへ行って、どんな方法で文献を集めるなど、集めた文献を表にして整理してみるといった程度の計画でもよいのではないでしょうか。

4 原稿の構成

図1-②の項目の中にはありませんが、提出原稿の枚数に制限がある場合や、レポートの全容がまったく見当もつかない人の場合は、どこの箇所に、どんなことを、どの程度書くかなどと（PartⅤの「レポート（研究報告書）の書き方」p.115参照）、あらかじめ目星をつけておくと書きやすいです。

その他の計画

先の「簡単な計画書」のところで述べたように、計画書には研究内容の他にも、時間的、経済的、環境的、人材的な面などについての計画も含まれます。

1 時間的計画

研究していく過程は、9段階に分けたり[4]、3段階に分ける人もいますが[5]、いずれにしろケ

---

*1 KJ法：提唱した川喜田二郎氏の頭文字をとっている。一般社会の人が使用する平易な用語を使って、雑多なデータをカードに記録していき、それをグループにまとめ、全体の構造（関連や成り立ち）を統合的に理解する技法。混沌とした現状やさまざまな人の意見、意思などをつかむのに役立つ。

*2 グラウンデッド・セオリー・アプローチ：grounded theory approach（GTA）。現実の世界の観察に基づいて、質的データを系統的に収集・分析し、理論もしくは理論的命題を構築することをめざした質的研究の一種。データに理論が結びつき（＝ground）、理論の説得性が高まる。

*3 会話分析：conversational analysis。日常の会話がどのように行われているかを、言語の使い方を調べて明らかにしていく質的研究で、身ぶりやジェスチャーのようなボディランゲージについても分析する。

*4 内容分析：content analysis。コミュニケーションの内容（質的データ）を分析する方法で、系統的・客観的方法で行われる。普通、データは数量化され、そこからメッセージ内容や送り手の意図などを把握する。

図2　タイムスケジュール表

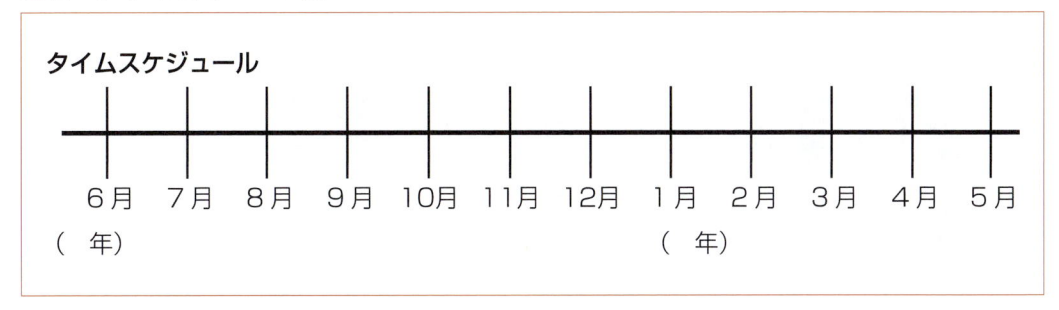

```
タイムスケジュール

   6月  7月  8月  9月  10月 11月 12月  1月  2月  3月  4月  5月
  （　　年）                              （　　年）
```

表1　研究（スタディ）の過程

研究段階	主な内容
第1段階 計画の時期	・研究テーマを決める。 ・文献を調べる。 ・研究目的、仮説、研究方法を考える。 ・計画書を作成する。
第2段階 実施の時期	・情報を収集、整理、分析、評価する。 ・第1段階で決めた研究テーマ、目的、方法を修正する。 ・文献を読む。 ・考察などをメモする。
第3段階 まとめと発表の時期	・構成に沿って文章や図表を作成する。 ・下書きができたら読みなおす。 ・間違いを修正し、清書する。 ・発表の準備をする。

ーススタディのはじまりから終わりまでを、限られた時間の中で、いかに成し遂げられるように配分するかが問題になります。

特に看護学生の場合は、実習や学校行事と、忙しいカリキュラムの中で、少ない時間を有効に使うための研究計画が必要になってくると思われます。図2のようなタイムスケジュール表をつくってみるのもよいかもしれません。

たとえば、大きく3段階に分けて計画を考えてみます（表1）。まず第1段階は、スタディの計画の時期です。ここでは、学校行事や自分の個人的計画も考慮した、なるべく余裕のある計画を立てます。研究テーマを決めたり、文献を調べたり、研究目的や仮説や研究方法を考えたり、今説明しているような計画書をつくったりする時期です。

第2段階は、スタディを実施する時期です。テーマや目的に沿って情報を収集、整理、分析、評価したり、場合によっては、テーマや目的・方法を修正したり、その一方で文献を読み、考察などをメモしたりする時間も含めて計画を立てます。

最後の第3段階は、まとめと発表の時期です。「レポートの構造」（p.104）で述べた構成に沿って文章や図表にしていき、下書きができたら読みなおし、間違いを修正、清書し、最後は発表に至るまでの時間も考慮して計画を立てます。

2 経済的計画

学生の場合は、特別な場合（助成金をもらうなど）を除けば、大きな予算があるわけではありません。しかし調査研究や実験研究と違い、ケーススタディの場合は比較的少ない費用ですむようです。

たとえば、記録用ノート（用紙）、ファイル、

図3　経済的計画を立てる

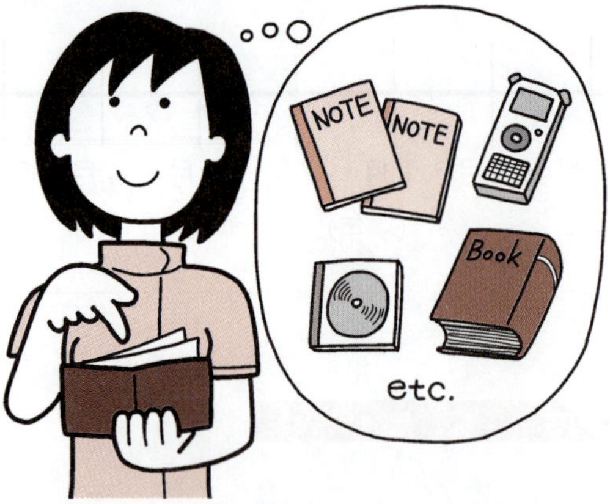

〈必要な予算を考える〉
・記録用ノート
・データ保存用ディスク
・録音用の器材
・文献のための費用
・対象者への謝礼（必要な場合）
・スライド作成にかかる費用
・配布資料の用紙　など

データ保存用ディスク（フロッピーディスク、USBメモリなど）、録音用の器材（テープレコーダー、ICレコーダーなど）、文献のコピー代、文献を探しに行ったり、文献を取り寄せるためにかかる費用、対象者への謝礼（必要な場合）、発表用のスライド作成や配布資料の用紙などに必要な予算を確保しておけば足りるのではないかと思います（図3）。

学校で用意してくれる範囲と自分で負担しなければならない金額を、前もって調べておくと、有効に費用を使えるのではないでしょうか。

3 環境や人的資源に関する計画

ケーススタディを行うための病院、施設、地域、その他のフィールドには、あらかじめ利用できるように、連絡その他の準備をしておく必要があります。また、協力や指導を依頼したい人についても、あらかじめ連絡をとるなどの、計画を立てておいたほうがよいでしょう。

医師や病棟の指導者やスタッフ、コメディカルスタッフなどの協力が必要になることもありますので、十分考慮しておくことが必要です。

学生個人で依頼するよりも、教員がまとめて病院や施設に研究許可を依頼するほうがスムースにいく場合もあります。そのようなときは、学生は、なるべく早く担当の教員にそのことを伝えるように計画しておいたほうがよいでしょう。

4 倫理的配慮に関する計画

インフォームドコンセントのとり方、倫理的配慮の問題（p.27参照）は、今後ますます重要になってきます。計画段階から必ず教員とともに検討しましょう。

その他、研究の限界や自分の研究能力への考慮などがあり、これらはもちろん、研究の目的や性質、学生の立場や環境に応じて計画されます。

文献
1．根津進：新版 看護研究の手引き 第3版．メヂカルフレンド社，東京，1995：188-209．
2．水野節夫：事例分析への挑戦－"個人"現象への事例媒介的アプローチの試み 第1版．東信堂，東京，2000：335-420．
3．ホロウェイ I，ウィーラー S，野口美和子監訳：ナースのための質的研究入門－研究方法から論文作成まで 第1版．医学書院，東京，2000：161-163．
4．根津進：新版 看護研究の手引き 第3版．メヂカルフレンド社，東京，1995：181-188．
5．小林利宣編：教育・臨床心理学中辞典．北大路書房，京都，1990：233．

3 ケーススタディの実施

ケーススタディのテーマも決まり、研究計画も一応立てました。さて次は、いよいよ研究を実際にはじめる段階に入ります。

まずケースに関する情報を集めることになります。「いろいろな研究の種類」（Part I のp.8）で述べたように、情報の集め方や整理のしかたも、いろいろあります。たとえば、ある他者の個人生活史、対人関係の発達経過、集団の成長過程、困難に遭った当事者である自分自身の問題解決過程など、さまざまなケースに応じた情報収集・整理の方法があります。

ここでは研究志向というよりも、むしろ実践志向（実践を第一目的にした）のケーススタディについて、その実践と記述の主な方法を紹介していきたいと思います。

実践的ケースヒストリーのつくり方

援助などの実践目標をもたないケースヒストリースタディ（個人の事例史研究）の場合は、自分の研究目的に沿って選ばれた特定の個々人に対し、純粋な探求心に任せて情報の収集・整理・分析などがなされる傾向があります。

たとえば、インタビュー面接をしたり[1]、すでに公表されている個人史を使ったり[2]、時には自分の一生を振り返って書いた自叙伝を使ったりして、ケーススタディが進められることもあります。

これに対して、治療、看護、カウンセリング、その他もろもろの援助実践を通して出会う相手についてのケースヒストリーの場合は、どうしても相手への援助が先に立ってしまいがちになります。何でもかんでも、必要な情報さえ集めればよいというわけにはいきません。しかし、一方、援助関係だからこそ得られる情報もあります。助けてくれる人だから信頼して話せるという人もいるからです。

では次に、援助対象者の中のある1人のケースヒストリーに基づく、ケーススタディの進め方の例を紹介したいと思います[3]。

このケースは、あるスラムの老人クラブにボランティアとして入り、老人たちのクラブ運営を手伝っていた研究者が、そこで知り合った老人のM氏のケースヒストリーを通して、なぜ人々はスラムに住むようになるのかを探ろうとした研究でした。

老人クラブのバス旅行のバス内で最初に知り合ったM氏と研究者は、その後いろいろな場面で顔を合わせるたびに話をするようになり、やがてM氏は自分の身のうえについても話すようになりました。

研究者は、M氏と話をした後は必ず、忘れてしまわないうちにカードに記録をしました。老人と話をしている最中は、無理に質問したり、記録しながら聞いたりすることのないように気をつけました。なぜなら、ボランティアの役割は、基本的に老人の話を聞いてあげることであって、調査をすることではないからです。

研究者は、M氏と別れてからすぐ記録できる方法を考え、硬めのカードにノック式の万

表1　逐語録の例

ロジャーズ (co)	もっと詳しくお話しいただけませんか。なぜ、どんなふうに、ほんとうにもう死んでしまったほうがいいと思うほど、追いつめられてしまうのか。
ブライアン (cl)	ええ。その感覚をもっと正確に言葉にできるかどうかわかりませんが。それは、とても強烈な痛々しい重さで、まるで斧が腹部全体を押しているというか、押しつけているような感じなんです。(中略)そしてそれは、ぼくのダイナミックなエネルギーの源のところまで下りていってしまうので、どんな分野でどんな努力をしても、いつもそこでブロックされてしまうんです。
ロジャーズ	何につけても力を根こそぎ奪われてしまうんですね。
ブライアン	ええ、そうなんです。そして身体でも同じことが起きるんです。(中略)ぼくは実際腹痛をよく起こすんですが、この時は心理的にそんな感じになってしまうんです。
ロジャーズ	そうですか。そしてそのために、あなたは何というか、半分くらいの人間になってしまう。半分くらいの力しか出せなくなってしまう。

co：カウンセラー　　cl：クライアント
諸富祥彦：カール・ロジャーズ入門―自分が"自分"になるということ 第1版. コスモス・ライブラリー, 東京, 1997：243-244. より一部改変して引用

年筆で書くと、立っていても記録しやすいことを発見しました。

　こうして集められたカードを、研究目的（生活史や居住理由など）にしたがって分類し、床の上に整理して並べ、眺めながらまた並べ換える作業を繰り返し、そうしている間に出てきたアイディアや推測、仮説などを別なカードに記録していきました。

　一方、M氏との関係は、より親しいものとなり、かなり立ち入った話もできるようになりました。そのためさらに情報は増え、やがて研究目的を達成するために必要な情報がほぼ集まったところで、論文（レポート）を書きはじめました。

　これは精神保健学の例ですが、看護学においてもケースヒストリーによる研究はあります。たとえば、ある精神障害者にとっての病の意味を、その本人のライフヒストリーから解釈したケーススタディがあります。

　この研究は、まず第1段階で、研究の協力者でもある精神障害者のSさんから人生体験を聴取し、それを個人のライフヒストリーへと構成し、第2段階で、このライフヒストリーをもとに、ハイデッガーの存在論に基づく解釈学的立場から解釈を加えています[4]。

対人関係の実践と記録

　心の援助をする際の最も典型的な場面は、マンツーマンの顔と顔をつき合わせた（face to face）対人関係による実践場面です。つまり、お互いに言葉や非言語的手法を使って、直接コミュニケーションし合える関係です。

　こうした対人関係の中にあって、援助者の果たした役割を振り返って検討するのによく用いられるいくつかの方法があります。これらの方法を用いてケースを分析し、ケーススタディを進めていく場合もよくあります。

　表1は「逐語録」と呼ばれるものです。カウンセリングの訓練などに、ときどき使われるこの方法は、カウンセラー（co）とクライエント（cl）との面接場面のやりとりをテープレコーダーなどで録音し、その後で録音したものを逐一記録します。

図1　再構成法による記入用紙

精神科実習　記録Ⅲ-1　看護場面の再構成記入用紙

　月　日（時間）病棟〇〇　学生氏名：

看護場面：

私が知覚したこと	私が考えたり感じたりしたこと	私が言ったり行ったりしたこと

精神科実習記録Ⅲ-2　再構成の自己評価

　　学生氏名：

1．再構成の場面として選んだ理由

2．あなたは自分の行為によって、どのような成果を得ようとしましたか

3．結果はどうでしたか、そして自分の行為の何がそのような結果をもたらしたと考えますか

4．この看護場面を振り返って、どのような自己洞察（気づき）が得られましたか

図2　コミュニケーション訓練用紙

No.（　　　　　　　）
名前（　　　　　　　）
患者名（　　　　　　　）

問題意識			問題の原因（要因）と方針	具体策
客観的状況	相手の心	自分の心		

表2　問題発見のためのチェックリスト

No.＿＿＿＿＿＿＿

1．自己観察ポイント（ナース側）
  1）相手（患者の行動、気持ち、感情、ニーズ、人柄など）をどう感じましたか。
  例）好きか嫌いか、尊敬しているか軽蔑しているか、など。
  2）自分はどう対応しましたか。
  ・無条件の積極的関心をもてましたか。
  ・自己一致していましたか。
  ・共感的理解ができましたか。
  ・その他
  3）自分をどう感じましたか。
  4）困った点はどこでしたか。
  5）その他、感じたことはありますか。

2．他者観察のポイント（患者側）
  1）患者の行動や言動はどんなでしたか。
  2）患者の気持ち、感情、ニーズ、価値観、性格はどんなでしたか。
  3）患者のプロフィールはどんなでしたか。
  4）患者の精神的健康のプロセスについて
  ・信頼関係は？
  ・感情のコントロールは？
  ・現実をありのままに認められていますか。
  ・その他
  5）その他、患者に関する情報がありますか。

3．関係観察のポイント（看護師と患者とその周りの環境）
  1）お互いはんな関係でしたか。
  ・自分は相手に対し一方的（患者を見ない）でしたか。
  ・自分は相手に対し一方向的（患者だけに気をとられ、自分を見ない）でしたか。
  ・自分と相手は相互的にかかわっていましたか。
  ・お互いのコミュニケーションに、ズレは生じていませんでしたか。
  2）周りの環境との関係はどうでしたか。
  ・周りの雰囲気は患者にどんな影響を与えていましたか。
  ・自分にとって周りの環境はどうでしたか。

図3　観察の種類

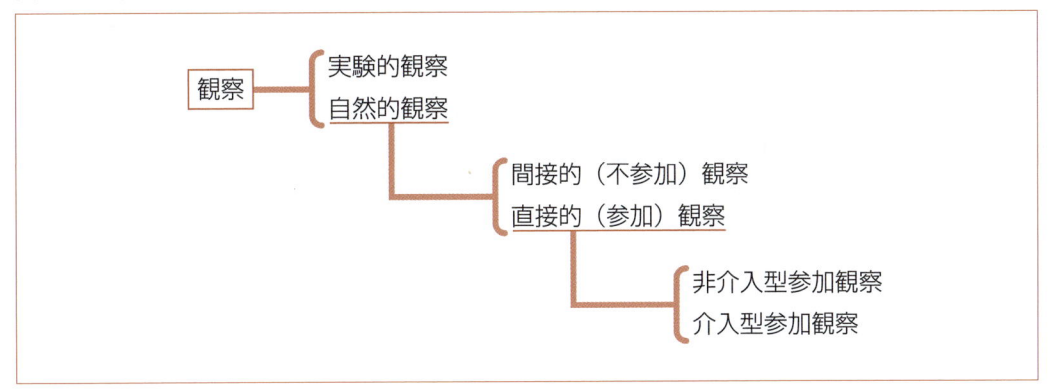

```
観察 ─┬─ 実験的観察
      └─ 自然的観察 ─┬─ 間接的（不参加）観察
                     └─ 直接的（参加）観察 ─┬─ 非介入型参加観察
                                            └─ 介入型参加観察
```

指導者と生徒は、この記録を見ながらカウンセリングがうまくいっていたかどうかを検討していくのです。もちろん、この方法は訓練だけでなく、実際のカウンセリング場面でもよく使われています。

面接に比べると比較的短い時間のやりとりを振り返るのが、看護場面のプロセスレコードによる方法です。プロセスレコードでは、逐語録と違い、記入欄が「患者の言動」「看護師の感じたこと」「看護師の言動」などに分かれています。これによって看護のかかわりの善し悪しを評価しやすくしようというアイディアです。

同じ看護場面の振り返りでも、もっと看護師自身の心の内面に焦点を当て、自己洞察を深めることを重視した方法が、図1に示した「再構成法」です。精神看護実習などでは看護学生の教育によく使われる方法です[5]。

さらに、看護場面のやりとりの振り返りと自己洞察を、次の実践にどう結びつけその実践結果をどう評価するかまでの一連のプロセスが展開できるように工夫したコミュニケーション訓練用紙が図2に示したものです。このコミュニケーション訓練用紙は、看護場面に限らず、日常生活のいろいろな対人関係に応用することができます[6]。

また、「患者の身体的問題はすぐ見つけられるけど、対人関係の中で生じている精神的な問題点は見つけにくい」という学生のために、表2のようなチェックリストも考案されています。

集団に対する参加観察の実践と記録

看護学の分野では、集団を1つのケースとして扱った研究は比較的少ないように思います。でも文化人類学や社会学などでは、集団を1つの単位として調べていく研究がよくみられます。

こうした研究の中でも、ある地域、職場、学校、病院などといった研究対象である集団の現場へ研究者自身が直接訪れて調べる方法を、「フィールドワーク[*1]」あるいは「フィールドスタディ（現場研究）」と呼ぶこともあります。

また、臨床心理学、社会精神医学、コミュ

[*1] フィールドワーク：文化人類学でフィールドワーク（field work）という場合は、研究対象となっている地域または社会へ研究者自身が赴き、その地域または社会に関し、なんらかの調査を行うことを指す（石川栄吉, 大林太良, 佐々木高明, 他編：文化人類学事典 新版. 弘文堂, 東京, 1987：641-642.）。
ところが、社会心理学では、field workは現場調査と訳され、その意味は、抽出した標本に対し、面接その他の方法を用いて人々の意見や態度を知るための調査を指す。現場研究という用語が、文化人類学でいうフィールドワークに近い意味で使われている（小川一夫監修：改訂新版社会心理学用語辞典. 北大路書房, 京都, 1995：122.）。

ニティ精神保健学などでは、集団を調査するだけでなく、何らかの実践的働きかけが伴います。上述の現場研究の中でも、研究者が訪れるだけでなく、さらにその集団をある方向に変革しようとしたり、ある問題を解決しようとして実践的にかかわるような研究を「アクションリサーチ」と呼ぶことがあります[7]。

こうした研究では、研究者自身が観察者であると同時に、その集団に参加している参加者でもあります。このように、参加しながら観察する方法を「参加（参与）観察」(participant observation)と呼びます。

ちなみに観察の種類を**図3**に示しましたので、簡単に説明します。

1 実験的観察と自然的観察

観察は、まず「実験的観察」と「自然的観察」の2つに分けることができます。

「実験的観察」というのは、実験的研究を行うために、研究者が操作を加えた実験群と対照群とを比較して観察する方法です。これに対し「自然的観察」は、研究のために手を加えるというようなことはせず、対象のありのままを観察する方法です。

2 間接的観察と直接的観察

この「自然的観察」は、さらに、観察者が覗き見やバードウォッチングのように、対象の中に入らず（不参加）、したがって相手に気づかれることなく観察することのできる「間接的観察」と、対象の中に一緒に参加しながら観察する「直接的観察（参加観察）」とに分かれます。

3 非介入型参加観察と介入型参加観察

筆者は、この「参加観察」をさらに2つに分けています。1つは、文化人類学などでよく使われる方法で、たとえば、まだよく知られていない未開の部族の文化を知るために、その部族と一緒に暮らして（参加）も、できるだけその文化に影響を与えないように気をつけながら観察する「非介入型参加観察[*2]」です。

もう1つは、援助や社会変革など、何らかの方向性や実践目的をもって、対象に介入しながら観察していく「介入型参加観察」です。

看護師は、患者その他のグループ活動に参加する場合も、健康の回復、保持、増進を目的に援助しながら研究していることが、ほとんどだと思いますので、看護師自身が"意識している／いない"にかかわらず、介入型参加観察を行っていると考えられます。

ですから看護師は、自分では患者のためと思いながら、実は気づかずに患者の自己実現を妨げる介入をしているかもしれません。そう思って、ときどきは用心深く振り返ってみるのも、大切な実践ではないでしょうか。

では、このことを、前述した老人クラブ集団のケーススタディの例（p.40）で具体的にみていきましょう。

研究者は、スラムというフィールド（現場）に出向き、老人たちの健康の保持、増進を目標にボランティアとしてクラブの運営に参加し、このグループがどのように変化していくかをヒストリカルに観察していきました（介入型参加観察）。

つまり、老人たちの精神的健康の向上の目安でもある信頼関係や相互扶助を育もうとする実践（変革）目標をもち、同時に、何がどのようになって相互扶助を生み出していくのか、その要因どうしの絡み合いを見つけ出す

[*2] 非介入型参加観察：非介入型の参加観察といえども、おそらく完全にその対象に影響を与えていないとはいい切れず、実際はどの程度影響を与えているのかについて、参加観察者である研究者が常に注意しながら調査していく必要があると思われる。

図4　実践（参加）者と研究（観察）者の両面をもつ参加観察者の微妙な立場

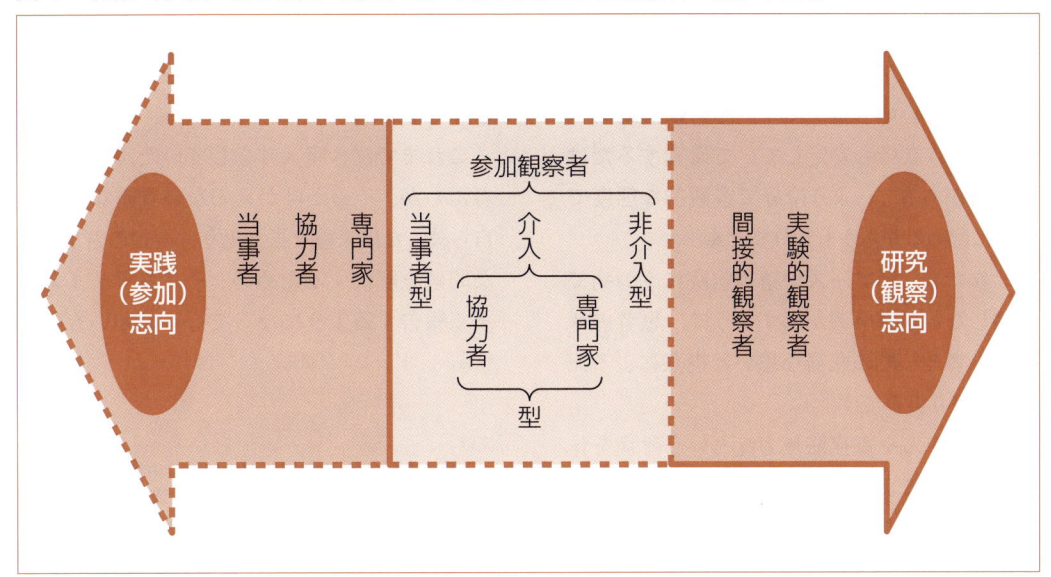

実践（参加）志向 ← 当事者　協力者　専門家　｛参加観察者：当事者型（介入）― 協力者・専門家型（非介入）｝　間接的観察者　実験的観察者 → 研究（観察）志向

ことを研究目的にしているという意味では、一種のアクションリサーチ*3といってもよいでしょう。

では、研究者は、どのようにして情報を記述していったのでしょうか。最も中心となった記述スタイルは、参加観察をしている研究者が、あらゆる面から観察した事柄を多様な観点から詳細に記述し、後で整理分類するときもできるだけその記述に忠実に行うという点に特徴のある「濃い（分厚い）記述*4」と呼ばれる方法でした。

この方法は、心の内面の主観的事実などを除き、ある客観的な事象や行為をめぐる事実関係だけを記述した「薄い記述」と区別され、参加観察法では重視されています[8]。

かといって、情報源は、この「分厚い記述」にだけ頼っていたわけではありません。たとえば、この老人クラブの活動も数年を経たころ、これまではボランティアが提案しても、首を縦に振らなかった老人たちが、自分たちのほうから同じクラブのメンバーたちの考えや近況を知りたいといい出し、アンケート調査を実施しました。

このように、押しつけでなく、老人たち自らが必要を感じて行った調査のデータは、とても貴重な情報源でした[9]。

当事者としての実践と記録

ここまでは、個人史、対人関係、集団活動にかかわらず、主に援助を通したケーススタディの実践と記述の例を紹介してきました。しかし、実践は、援助関係以外にもたくさんあります。

たとえば、親子、兄弟、恋人どうし、夫婦、友人、師弟、職場の上司と部下、災害に遭った人々、患者を体験した人々などのさまざまな関係においても、お互いの自己実現をめざしたさまざまな実践と、それを振り返るための記録法が可能であり、ケーススタディを進め

*3　アクションリサーチ：action research. 研究者が、ある特定の個人や集団を含む状況に直接かかわり、何らかの実践目標をめざし問題に働きかけながら行う研究の方法。
*4　濃い（分厚い）記述：調査者が観察したあらゆる事柄を多様な観点から詳細に記述し、それらをできるだけ忠実に再構成していく記述のスタイルで、ある事象や行為の事実関係だけを記述した「薄い記述」と区別されている。

ることが可能なのです[10,11]。

でも、被害者や弱者といった当事者の立場や、その視点で行われたケーススタディが、比較的少ないのも確かです。それは援助者側のほうが、立場も安定していて研究するだけの余裕があるし、より冷静で客観的な態度で研究に臨めるからかもしれません。

それでも、ビアーズが精神病院にうつ病で入院したときの事例が示すように、患者虐待の被害者としての悲痛な思いと視点による記述はやはり貴重です[12]。

また、がんや重症筋無力症という難病を体験することによって、本来の看護とは何かに気づいていった看護師の体験を記述したケースもあります[13,14]。

たとえば、ある学校でリストラいじめ（リストラを目的にした職場内のいじめ）に遭ったA教員が、ケーススタディ（インシデントスタディ）をはじめることで、こんなことが、なぜ起こったのか、その理由や要因を探り当て、この問題解決への方針や具体策を発見する場合もあります。

このケーススタディの場合、リストラいじめの被害者であるA教員は、当事者として参加観察をしながらカードやノートに「分厚い記述」をしたり、校長とのやりとりをプロセスレコードや問題展開用紙を使って整理、分析したりすることができます。

この当事者にとって、フィールドは職場（学校）に当たり、学校教育が間違った方向にいかないように、当事者であるこの教員自身が変革（改善）をめざして実践している側面も考慮すれば、このケーススタディは、フィールドスタディであると同時にアクションリサーチの一種であるともいえましょう。

つまり、図4に示すように、当事者もまた援助専門家やボランティア（協力者）などの実践者と同様に、研究しようと思えば参加観察者の仲間入りが可能だといってよいのではないでしょうか。

これまで泣き寝入りをしていた声なき被害者たちが、そのかけがえのない貴重な視点で自ら被った出来事を振り返り、人類のさまざまな問題を解決するためのケーススタディを数多く報告するようになってもらいたいものです。

文献
1. 難波淳子：ライフヒストリーに見る中年期女性の自己と発達．日本社会心理学会第39回発表論文集，1996：326-327．
2. 水野節夫：事例分析への挑戦－"個人"現象への事例媒介的アプローチの試み　第1版．東信堂，東京，2000：4-5．
3. 松本孚：山谷のドヤに住む老人の居住過程に関する一考察．生活学 1983；9：135-156．
4. 田中美恵子：ある精神障害、当事者にとっての病の意味－Sさんのライフヒストリーとその解釈：スティグマからの自己奪還と語り．聖路加看護学会誌 2000；4 (1)：1-19．
5. 宮本真巳：看護場面の再構成　第1版．日本看護協会出版会，東京，1995：28-48．
6. 松本孚：ノンバーバルコミュニケーションを使った意志疎通のプロセス．わかる授業を作る看護教育技法3－シミュレーション体験学習　第1版，藤岡完治，野村明美，医学書院，東京，2000：32-41．
7. 武田明典, Gaddis R, Marchel CA：アクションリサーチーカウンセリングと教育の向上のための適応法．カウンセリング研究 1999；32 (3)：292-300．
8. 北沢毅，古賀正義編著：社会を読み解く技法　第1版．福村出版，東京，1997：28-33．
9. 松本孚：山谷のある老人クラブにおけるグループ活動．聖隷学園浜松衛生短期大学紀要 1981；4：99-113．
10. 松本孚：開放的共同態過程のまわりに集まった人によるあるグループのプロセスに関する一考察．聖隷学園浜松衛生短期大学紀要 1984；7：104-117．
11. 松本孚：ある学校コミュニティにおけるコンフリクトに対する非暴力的実践方法による解決の効用と限界について．コミュニティ心理学研究 2000；3 (2)：102-114．
12. ビアーズ CW, 江畑敬介訳：わが魂にあうまで　第1版．星和書店，東京，1980：20-219．
13. 小笠原信之，土橋律子：看護婦ががんになって　第1版．日本評論社，東京，2000：227-276．
14. 長濱晴子：患者になってみえる看護－難病が教えてくれたこと　第1版．医学書院，東京，1996：1-181．

Part IV

看護実践から
ケーススタディへ

　実際の看護実践の場面を考えたとき、どのようにすればケーススタディが行えるのでしょうか。
　PartIVでは、実際に皆さんが実習などで体験することの多い状況を想定して、患者さんを受け持ってからケーススタディにまとめるまでの流れを説明していきたいと思います。

1　患者の見方　74

2　記録の実際　78

3　ケーススタディの実際　89

4　ケーススタディを行うにあたっての原則　97

1 患者の見方

患者*1のアセスメント

たぶん皆さんは、看護学校、短期大学、大学などでさまざまな看護理論を学んでいることと思います。また、それぞれの理論をもとにしたアセスメントシート（情報収集用紙）などもいくつか紹介されていると思います。

看護系の雑誌・書籍ではアセスメントマニュアルを取り上げた特集もあります[1-6]。これらを参考に、皆さんは、患者をみる枠組みを学習されていることでしょう。

もちろんこれらを参考にして、患者の全体像を捉えて看護実践を行うことが重要です。しかし、これらの枠組みは大きな見方が示されていることが多く、毎日毎日変化していく患者を、特に医学的治療を受けながら生活している患者をみるのには、治療関連の視点が薄くなっています。そこで、ここでは治療関連の視点がわかりやすい1つのモデルを示したいと思います。

患者の治癒のプロセス

患者の健康レベルに医学的治療が必要な変化が生じ、治療を受けて、治癒（または回復、緩解など）していくプロセスを、図1に示しました[7]。

人間は、身体的・心理的・社会的・存在意味的*2な側面をもち、絶え間ない成長・成熟を続けている存在と考えます。そして、通常は人間としてのニーズを自分自身（および家族、または代わりに実践したり手伝ってくれる人々）の間で調整しながら生活しています（これを生活者Ⓐとして示します）。

Ⓐに対する視点は、ごく一般的な視点ですが、ここにいろいろな理論をベースにしたアセスメントの視点を当てはめて考えることができるので、皆さんが自分の人間観や看護観にぴったりするものを選択していくことを、おすすめします。

この生活者としてのⒶに対しては、健康レベルの維持・向上のための援助が必要です。これは、主として健康な生活の維持・増進の活動（ヘルスプロモーション）です。

しかし、生活者Ⓐに、いったん「健康レベル（状態）の変化」＝Ⓑが生じると、生活者全体にも変化が生じます。

最初は「健康レベルの変化に伴う身体的変化*3（症状や機能など）、心理的・社会的・存在意味的・行動的変化」＝Ⓒが生じます。

そして次に、健康状態の変化を修復・回復するための治療を受けることによって、さまざまな制約や新たな課題などが出現します（「治療からの要請」＝Ⓓ）。このⒸおよびⒹは互いに影響しあい、また関連しあっています。

第3の変化は「健康レベルの変化に伴う身体的・心理的・社会的・存在意味的・行動的変化」および「治療からの要請」の両者から影響を受ける「生活者としてのニーズの変化や、そのニーズの充足方法の変化」＝Ⓔです。そして、それぞれの変化（ⒸⒹⒺ）に対して

図1　患者（生活者）が治癒していくプロセスにおける看護のかかわり

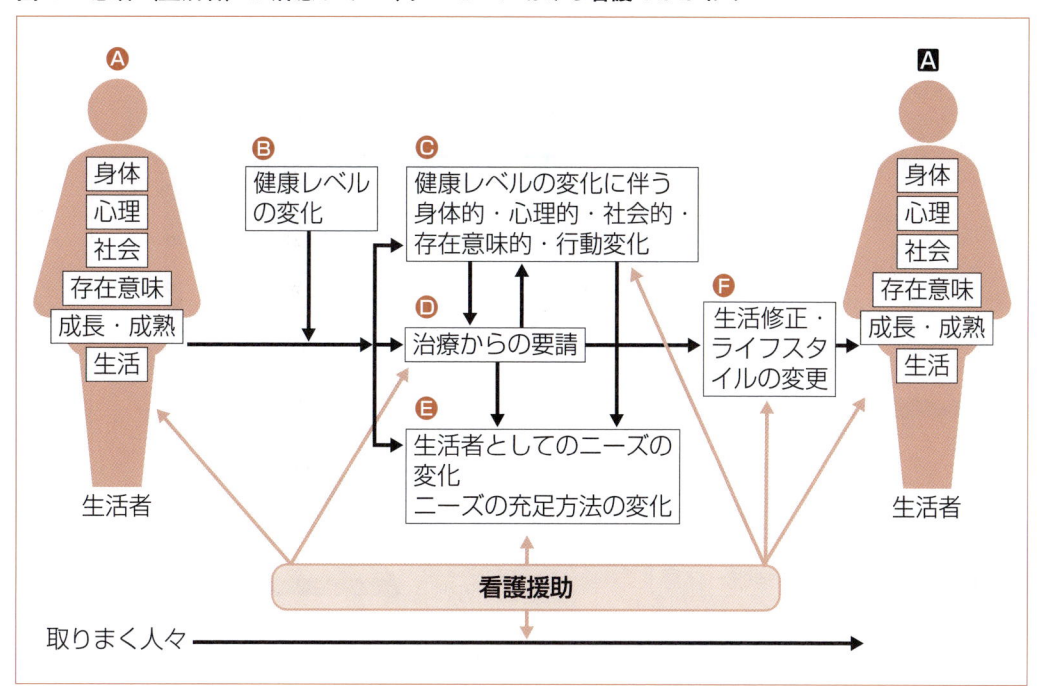

```
Ⓐ                                                                      Ⓐ
身体                   Ⓑ          Ⓒ
心理              健康レベル    健康レベルの変化に伴う
社会               の変化      身体的・心理的・社会的・      身体
存在意味                       存在意味的・行動変化          心理
成長・成熟                                                   社会
生活                         Ⓓ                      Ⓕ      存在意味
                          治療からの要請         生活修正・   成長・成熟
                                                ライフスタイ  生活
                             Ⓔ                 ルの変更
                          生活者としてのニーズの
                          変化
                          ニーズの充足方法の変化
生活者                                                      生活者

                              看護援助

取りまく人々
```

の看護援助が必要となってきます。

一定期間が経過し、健康レベルの変動がある程度安定した状態になると、それを維持したり、より改善したりするために、以前の生活のしかたを修正した、新しい生活スタイルを獲得していく必要が生じてきます。そのためには、「生活修正・ライフスタイルの変更」＝Ⓕに対する看護援助が重要となります。

看護の目標

看護の目標（めざす方向）は、生活者Ⓐが健康レベルの変化を克服し、Ⓐとして示した新たな生活者となることです。新しいライフスタイルを獲得したⒶは、それを維持する必要があるので、それに対しても看護援助が必要となります。したがって、看護は、ⒶからⒶに至るまでのⒸⒹⒺⒻすべてに対して援助していくのです。

さらに、生活者Ⓐを「取りまく人々」に対しても必要に応じた援助を行います。

図1は患者（生活者）が治癒していくプロセスと看護援助のかかわりを示したものですが、個々で示した生活者としてのAさんの見方はかなり大きな分類です。看護理論やその他のアセスメントの視点を活用して、具体的な患者の見方を皆さんなりに明らかにしておくとよいでしょう。

ここでは、看護診断のカテゴリーを基盤に

---

*1　患者：在宅看護や母性看護などの領域だと「患者」という表現がふさわしくない場合もあるが、ここでは便宜上「患者」「生活者」という表現を用いる。場合によっては「対象者」「療養者」「利用者」など適切な言葉を選択する。

*2　存在意味的：通常、spiritual（霊的）という表現が用いられるが、日本人にはなかなかなじみにくい言葉である。そこで、人間の生きている価値や、存在している意味など深い視点を表す言葉として用いている。

*3　身体的変化：図1では身体的疾患を想定しているので、健康レベルの変化は身体的変化としている。しかし、精神疾患の場合も図1の考え方は同様である。身体的変化を精神的変化と置き換えて、身体的・社会的・行動的変化を合わせてⒸと考える。

図2　生活者の全体像と看護

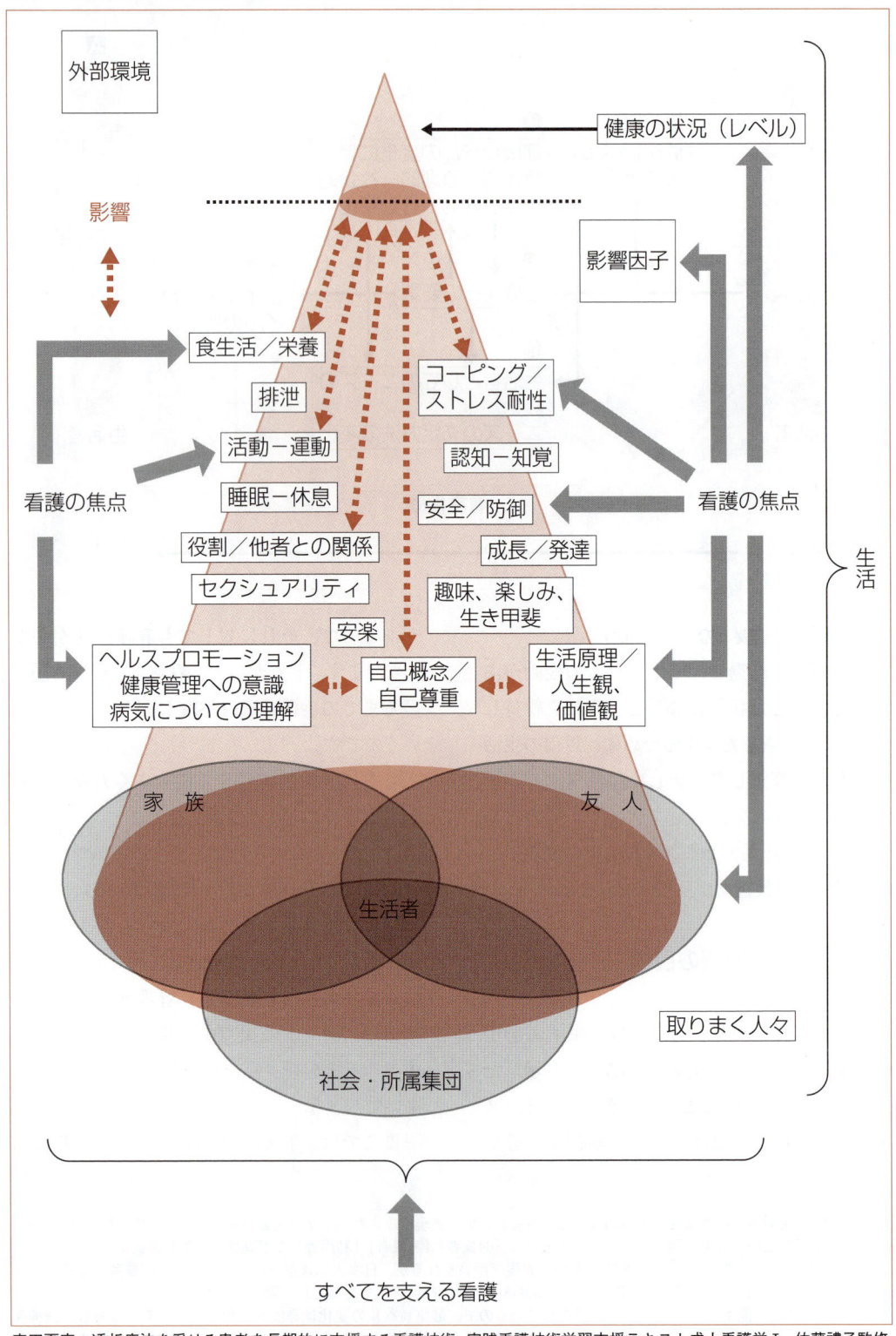

- 外部環境
- 影響
- 健康の状況（レベル）
- 影響因子
- 看護の焦点

生活者の側面：
- 食生活／栄養
- 排泄
- 活動－運動
- 睡眠－休息
- 役割／他者との関係
- セクシュアリティ
- 安楽
- コーピング／ストレス耐性
- 認知－知覚
- 安全／防御
- 成長／発達
- 趣味、楽しみ、生き甲斐
- ヘルスプロモーション　健康管理への意識　病気についての理解
- 自己概念／自己尊重
- 生活原理／人生観、価値観

取りまく人々：家族、友人、社会・所属集団、生活者

生活

すべてを支える看護

森田夏実：透析療法を受ける患者を長期的に支援する看護技術．実践看護技術学習支援テキスト成人看護学Ⅰ，佐藤禮子監修，日本看護協会出版会，東京，2003：230．より許可を得て改変して転載

表1　生活者を理解するための16の要素

要素	内容
①健康の状況（レベル）	さまざまな健康レベル（病態）とその治療に関すること
②ヘルスプロモーション／健康管理への意識／病気についての理解	健康についての認識や、病気をどのように理解しているか、健康管理についての知識や認識
③生活原理／人生観、価値観	生きていく上で大事にしているもの、信念や価値観など
④食生活／栄養	摂取する食物だけでなく、食に関する生活全体
⑤排泄	尿、便、発汗だけでなく、排泄に関するすべて
⑥活動−運動	活動および運動機能等に関すること
⑦睡眠−休息	睡眠の量や質、休息に関すること、リラクゼーションなど
⑧認知−知覚	五感および認知機能に関すること
⑨自己概念／自己尊重	自分とは何かということ
⑩役割／他者との関係	社会における役割と他者との関係に関すること
⑪セクシュアリティ	生物的な性のみならず、社会的な性に関することを含む
⑫コーピング／ストレス耐性	困難や課題に対してどのように対処するかに関すること
⑬安全／防御	免疫機能を含む防御機構や安全な生活環境に関すること
⑭安楽	痛みや苦痛が最小限でできるだけ安楽に過ごしているかどうかに関すること
⑮成長／発達	成長発達の段階を適切に把握して各発達段階での課題が達成されているかどうかに関する視点
⑯趣味／楽しみ／生きがい	豊かな生活を送るための視点

したものをご紹介しておきます。図2の中心は生活者です。これを円錐で示しています。周囲は外部環境で、生活者全体に影響を与えます。また円錐の底辺は取りまく人々（家族、友人、社会・所属集団）を表しており、生活者は取りまく人々との関係をもちながら生活していることを示しています。

　生活者を理解するには、次に示す視点を中心に見ていきます。「健康の状態（病気の状態）」は他の要素に影響します。それを矢印◀‥▶で示しました。図中には、すべての関係を示せませんが、各要素はそれぞれ影響し合っています。表1に個々の要素を簡単に説明してありますが、くわしくは他の教科書などを参考にしてください。

文献
1．フォーセット J，小島操子監訳：看護モデルの理解─分析と評価．医学書院，東京，1990．
2．ウェズレイ RL，小田正枝監修：看護理論とモデル 第2版．HBJ看護サマリー・シリーズ，HBJ出版局，東京，1995．
3．黒田裕子編著：やさしく学ぶ看護理論．日総研出版，大阪，1996．
4．藤村龍子編：患者アセスメントマニュアル．エキスパートナースMOOK27，照林社，東京，1997．
5．黒田裕子編著：理論を生かした看護ケア．エキスパートナースMOOKプラスワン・シリーズ4，照林社，東京，1996．
6．ゴードン M，佐藤重美：ゴードン博士のよくわかる機能的健康パターン─看護に役立つアセスメント指針．照林社，東京，1998．
7．森田夏実，大西和子編著：経過別看護．臨床看護学叢書2，メヂカルフレンド社，東京，1997．
8．鈴木志津枝，藤田佐和編：成人看護学─慢性期看護論．ヌーヴェルヒロカワ，東京，2010．
9．森田夏実：透析療法を受ける患者を長期的に支援する看護技術．実践看護技術学習支援テキスト成人看護学Ⅰ，佐藤禮子監修，日本看護協会出版，東京，2003．

2 記録の実際

実習記録

では、「患者の見方」(p.74)のような考え方に基づいて、看護実践をする場合、どのように記録していくのでしょうか。病院における記録用紙は、それぞれの病院の形式がありますし、看護学生が学習のために行う記録とは異なります。ここでは、p.75の「図1 患者(生活者)が治癒していくプロセスにおける看護のかかわり」に示した考え方を、実際に実習記録用紙として考案してみましたのでご紹介します(p.80の表1)。これは実際に実習で学生が用いたものです。

1 実習日前日

実習日の計画を前日に立てますが、そのときに記入する部分は、ⒷⒸおよびⒹの「前日記入」の欄、そしてⒺ「看護援助」の「アセスメント」「看護ケアのポイント」「具体的ケア」の「予測」「予定」という欄を記入していきます。

2 実習日

実習日には、予測(前日に立てた計画)に基づいて、当日の朝の申し送りで状況が変化した場合は、その場で修正し「当日記入」欄に追加して記入します。

そして、実際のケアの記録は「アセスメント」「看護ケアのポイント」「具体的ケア」の「実際」「実施」の欄に記入し、「評価」も記入します。

さらに、ⒶⒶⒻに関して、情報があれば記入し、「学んだこと・感想」および「明日への課題」の欄にも記入します。

これを「日々の記録」として、完成させますが、同時に、本日の実践をもとに、明日の予定を立てます。これは、同様の用紙に、「前日記入」欄および、看護援助の「予測」欄に記載しておきます。これを繰り返していくことで、看護の視点が継続されるのです。

通常、「看護問題」をあげて実習を行いますが、看護問題を立てるだけで、毎日の視点に看護問題が継続してケアのポイントになっていきにくいという反省があります。初期の看護問題を明確にしたら、毎日その問題についての看護計画と実践が記録されなくてはならないはずです。しかし、なかなかそのようにいきません。

また、実践は看護問題に対してのみ援助しているのではなく、看護問題としてあげられなくても、今日は焦点を当ててケアするという「看護ケアのポイント」という目のつけ方もあるのではないかと思います。

この記録用紙の他に、看護問題を列挙し、問題にあがった月日・解決した月日を記入するリストを併用することで、より整理しやすくなると思います。

ケースのまとめ

1 実習したケースをまとめる場合

　入院前の患者像（Ⓐ）としては、いろいろな整理のしかたがありますが、表2（p.84）は一例です。また、ⒷⒸⒺについては、経時的にまとめて整理するという方法もあります（p.86の表3）。さらに情報の関連性を明確にするためには、「情報関連図」を作成することが助けになるでしょう（p.82の図1）。表4（p.88）のⒶは、Ⓐと対比した形で、退院後の患者像を表しています。また学生実習の場合には、図2（p.85）のように患者を取りまく人々がイメージしやすいように絵や図を用いることもよいでしょう。

　その他、受け持ち期間中の患者経過のまとめ（サマリー、summary）、看護ケアのポイントのまとめ、看護問題ごとのまとめ、毎日の学びのまとめなどをそれぞれに記録することで、受け持った患者にとって最も焦点を当てるべきポイントや、学んだことの中で最も学生の体験に重みのあることなどが浮かび上がってくると思います。

2 臨床で働く看護師の場合

　看護師は学生時代と異なり、仕事場で記載する看護記録などを、簡潔に、手早く記入することが要求されます（学生時代の実習記録に比べれば、「ラッキー」と思うかもしれません）。

　しかし、半面、とても印象に残った患者さんや、大事なことを教えてくれた患者さん、うまくいかなかった看護などを振り返ってケーススタディのレポートを書こうと思ったときに、資料不足ということが多々あります。

　最近は、プライマリーナース（受け持ち看護師、担当看護師などいろいろな呼び名で呼ばれることもあります）制をとっているところが増えているようですので、職場指定の記録用紙以外にも、詳細な記録をとっている看護師もいると思います。

　このような体制がとられていなくても、自分が深くかかわりたいと思う患者さんや、印象に残る看護場面などを自分のノートなどに詳細に記録しておくことは重要です（p.87の図4）。

　これは、その記録がレポートにまとめられなかったとしても、看護専門職としての自分自身の成長に必ず役立てることができます（ベナー[1]はこのようなものを、パラダイムケース＝範例と呼び、キャリア開発上重視しています）。

文献
1．ベナー P, 井部俊子監訳：ベナー看護論―達人ナースの卓越性とパワー. 医学書院, 東京, 1992.

この項のⒶⒶⒷなどの表記はp.75の「図1　患者（生活者）が治癒していくプロセスにおける看護のかかわり」と連動しています。
表1、表2、表3、図2は、実習における学生の記録をもとに、許可を得て修正・加筆して掲載したものです。

表1　臨床看護実習・日々の記録の例

実習場所：○○○○

受持患者	○○さん	女性	40歳代	疾患名	子宮筋腫　高血圧症合併

健康レベルの変化、それに伴う心身の変化、特記すべき検査結果・医学所見（**B**,**C**）

前日記入	12/15　9：30より腹式単純子宮全摘術施行予定。
当日記入	手術前覚悟を決めた表情だが、看護師に傷の程度などどうなるのか質問している。12：15手術室より帰室。悪寒なし、創痛の訴えあり、苦痛様表情、性器出血なし。 12：55創痛変わらず発汗あり。体熱感訴えるが下肢冷感なく、上肢冷感あり。手術前から口渇感あり。BP＝152/90mmHg。

	アセスメント		看護ケアの
	予測	実際	予測
看護援助・**E**	#・患者も家族も手術に対して不安があるのではないだろうか。	#・手術前、患者をはげまし明るい表情であったが（家族）手術中は本を読んだりして待っていた。 ・話しかけてみると、帝王切開を2回していて、また今回お腹を切って大丈夫か、薬は何なのか、さまざまな質問が多く、向こうからいろいろと話しかけてくる。夫はあまりしゃべらない。 ・いざ手術となると、全麻に対しての不安があるようだ。 ・今後妹は近くにいられないため術後の状態に対し、心配している。	・家族が手術を受け入れ、手術後の患者をサポートできる。
	#・手術後全麻によることから低体温など予測できる。	・吐き気などはないだろうか。 ・手術後、発汗あり。本日「暑い」と上肢冷感あり。発熱なし。高血圧によるものと考えられる。	・患者が手術後の安静を保ち苦痛を軽減できる。

患者・取りまく人々について新たに得られた情報など（**A**,**A**,**F**）	学んだこと・
夫→糖尿病 医師よりムンテラあり（夫と妹へ）。 妹、取った筋腫を写真に写して帰る。 患者、帝王切開2度経験あり。 妹、「何度も開いてくっつくのかしら」と心配気味。 妹→東京から手術のためにきており、夕方までにはもどらなければと忙しそう。	・カルテをまったく見ない状態で、術後の患者と接したが、暑がっているから氷枕を当てるという思考ではなく、全身状態、合併症などを考慮して ↗

○○年○月○日（　）　　　　（5-a）グループ：学生氏名　○○

術　式	腹式単純子宮全摘出術	手術（予定）日	○/○	術後0日目

治療からの要請、検査・治療・薬剤・食事・処置など（ⓓ）
12/14　夕食より禁食。 12/15　朝も禁食（全麻手術のため）

疼痛時　ソセゴン®30mg＋アタラックス®P50mg 手術後、酸素3L/分、ECGモニター翌朝まで、バルーンカテーテル

ポイント	具体的ケア		評　価
実際	予定	実施	
・予測と同様。	・手術の間、待っている家族と話をする。 ・家族の不安の表出。 ・不安の受容。 ・薬についての説明。 ・術後、ベッドをつくる。	・患者の手術中、家族と話した。 ・こちらから質問するというより、うなずきながら聴いていたら、ポツリポツリと話された。 ・布団を足して、ベッドの用意をする。 ・ゆたんぽをつくり保温する。 ・ECGモニター、酸素、ガーグルベースンの用意。 ・布団の調整。 ・氷枕をつくり、あてる。 ・足をさすり腹緊を和らげる。	・夫はあまりしゃべらなかったが、妻が子宮をとることについてどう思っているのだろうか。直接聞くことはできなかったが、手術が成功し、よかったとほっとしていた。 ・妹は一緒についていられないので心配な様であったが、看護師や私によろしくお願いしますと頭を下げて帰っていった。 ・手術中にいろいろと話をしたことで少しは信頼してもらうことができたのではないだろうか。 ・夫に対しては今後妻の回復、退院へ向けてのよいサポートとなるよう精神的にも支えていかなければならないのではないか。 ・保温につとめたが患者は汗をかいて暑がっており、血圧が高いことからであったが氷枕など効果的であったと思われる。今後、血圧の変動に注意しながら観察を行う必要がある。
・予測と同様。			
感想	明日への課題		
から行動にうつして、と看護師に助言された。もっともなことだったが、すぐに報告したのは、よかったと思った。	手術後1日目でありバルーンカテーテルが入っていることから尿路感染に注意し、陰部の清潔に気をつけてケアを行う。患者の不安や痛みに対し、精神的サポートを行う。		

○○大学○○学部看護学科

図中のⒶ、Ⓑ…はp.75の「図1　患者（生活者）が治癒していくプロセスにおける看護のかかわり」と連動しています。

図1　情報関連図

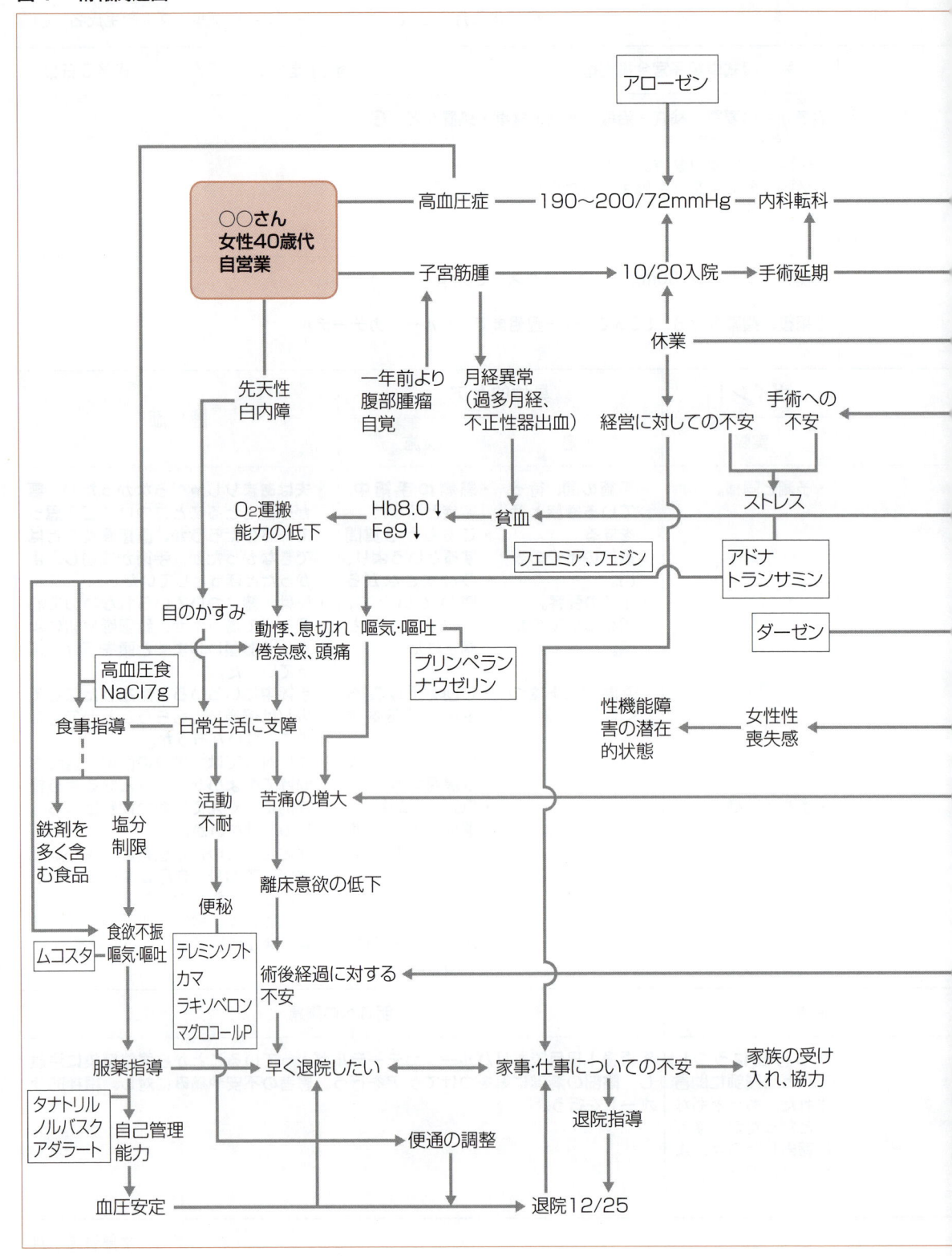

○○さん　女性40歳代　自営業

- 高血圧症 ─ 190～200/72mmHg ─ 内科転科
  - アローゼン
- 子宮筋腫 → 10/20入院 → 手術延期
  - 一年前より腹部腫瘤自覚
  - 月経異常（過多月経、不正性器出血）
  - 休業
  - 経営に対しての不安
  - 手術への不安 → ストレス
- 先天性白内障 → 目のかすみ
- 貧血 ← Hb8.0↓　Fe9↓
  - O₂運搬能力の低下
  - フェロミア、フェジン
  - アドナ、トランサミン
  - ダーゼン
- 動悸、息切れ、倦怠感、頭痛
- 嘔気・嘔吐
  - プリンペラン、ナウゼリン
- 女性性喪失感 → 性機能障害の潜在的状態
- 高血圧食　NaCl7g
- 食事指導 → 日常生活に支障
  - 鉄剤を多く含む食品
  - 塩分制限
- 活動不耐
- 苦痛の増大
- 食欲不振、嘔気・嘔吐
  - ムコスタ
- 便秘
  - テレミンソフト、カマ、ラキソベロン、マグロコールP
- 離床意欲の低下
- 術後経過に対する不安
- 服薬指導
  - タナトリル、ノルバスク、アダラート
- 早く退院したい
- 自己管理能力
- 家事・仕事についての不安 → 家族の受け入れ、協力
- 退院指導
- 便通の調整
- 血圧安定
- 退院12/25

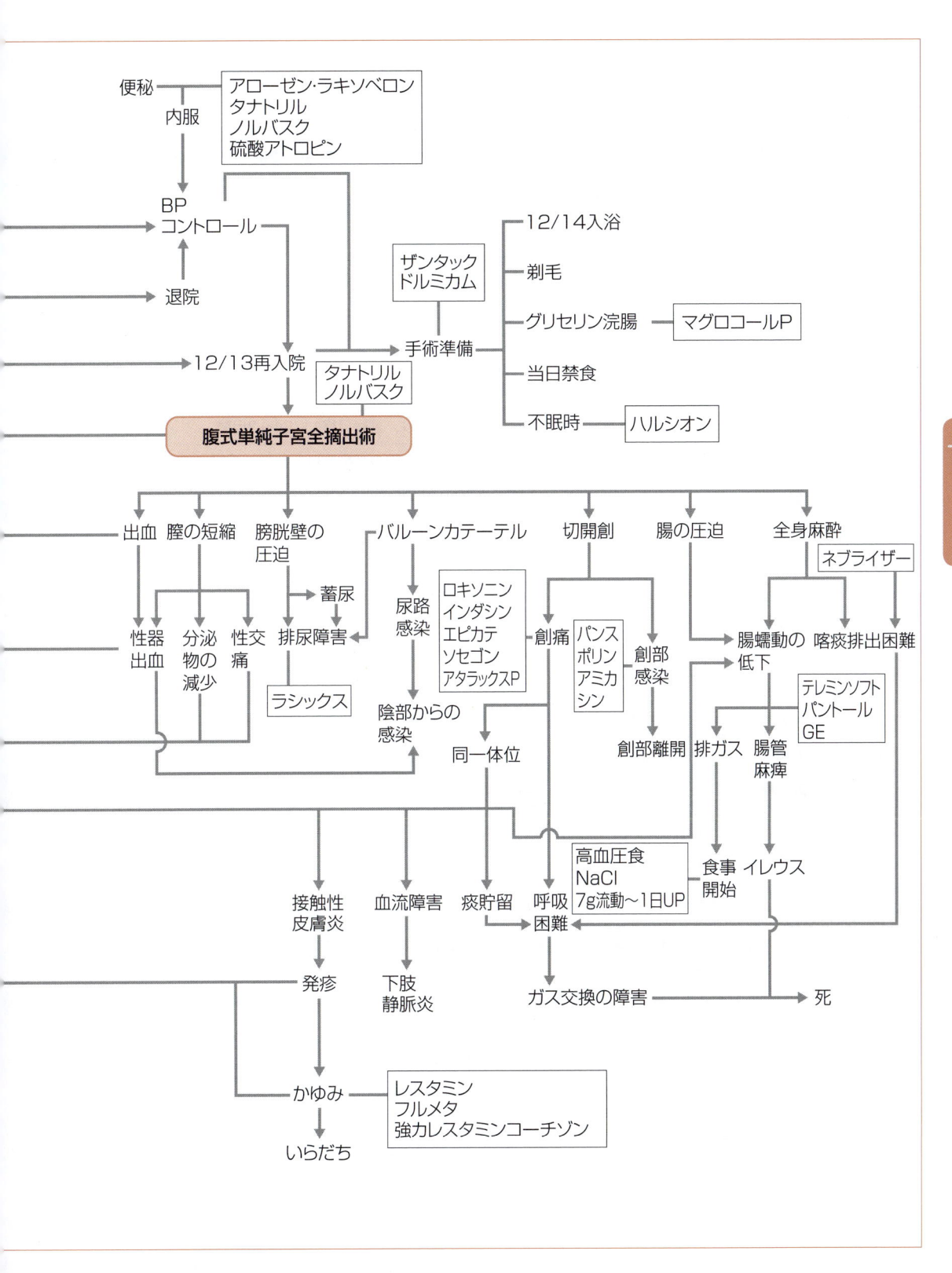

便秘 →(内服)→ BPコントロール
アローゼン・ラキソベロン／タナトリル／ノルバスク／硫酸アトロピン → BPコントロール
BPコントロール → 退院
BPコントロール → 12/13再入院 → 腹式単純子宮全摘出術
タナトリル／ノルバスク → 手術準備
ザンタック／ドルミカム → 手術準備
手術準備：12/14入浴／剃毛／グリセリン浣腸（マグロコールP）／当日禁食／不眠時（ハルシオン）
手術準備 → 腹式単純子宮全摘出術

腹式単純子宮全摘出術 より派生：

- 出血 → 性器出血
- 膣の短縮 → 分泌物の減少／性交痛
- 膀胱壁の圧迫 → 蓄尿 → 排尿障害（ラシックス）
- バルーンカテーテル → 尿路感染 → 陰部からの感染（ロキソニン／インダシン／エピカテ／ソセゴン／アタラックスP）→ 同一体位
- 切開創 → 創痛（パンスポリン／アミカシン）→ 創部感染 → 創部離開
- 腸の圧迫 → 腸蠕動の低下 → 排ガス → 腸管麻痺 → イレウス
- 全身麻酔 → 喀痰排出困難（ネブライザー）
- 食事開始（高血圧食 NaCl 7g流動〜1日UP）
- テレミンソフト／パントールGE

→ 接触性皮膚炎 → 発疹
→ 血流障害 → 下肢静脈炎
→ 痰貯留 → 呼吸困難 → ガス交換の障害 → 死
発疹 → かゆみ（レスタミン／フルメタ／強力レスタミンコーチゾン）→ いらだち

表2　入院前の患者像（A）の記述例

氏　名	○○さん	年齢	40歳代	性別	女性	生年月日	○○年○月○日
診　断	子宮筋腫（腹腔内癒着）高血圧症合併							
入院日	○○年12月13日							
入院経過	貧血がひどく手術目的にて○○年10月20日入院するが、入院時BP190～200/120mmHgと高値を認め、内科転科となった。血圧不安定のためコントロール後ということで一時退院する。（10月30日）その後2週間に1回の外来フォローにて、今回ミオームがあり、複式子宮全摘術（ATH）目的にて入院の運びとなる。11月25日、Hb13.2							
主症状	1年前より腹部腫瘤自覚し、○○年9月16日○○外来受診し子宮筋腫といわれる。10月20日の入院後、血圧コントロールでき、今回貧血および血圧安定し、手術目的。							
既往歴	高血圧症→4・5年前よりBP↑ではあったが治療せず。今回（10月入院中～）内服治療中、白内障→先天性白内障、治療せず。 24歳、29歳、帝王切開にて分娩。							

家族構成	（家系図：50歳□―●、46歳■―◎、70歳○／24歳□、19歳□（予備校生）、東京在住□、東京在住○）	血液型	O型（＋）
^	^	月経	あり、最終月経11/24～3日間
^	^	視力	白内障のため低い、乱視、近視
^	^	睡眠	良眠
^	^	食事	自立
^	^	排尿	自立、5～6回/日
^	^	排便	自立、1回/日　カマ内服×3　ラキソ錠　夜1
^	^	補助具	眼鏡（普段は使用せず）
^	^	運動障害	なし
職　業	××業（自営、14～15人の従業員）	アレルギー	なし（入院後フルマリン±）
嗜好品	アルコール、タバコ無し	宗教	なし
キーパーソン	夫、義理の妹	趣味	なし

生活状況	6:30 起床　7:00 朝食　　12:00 昼食　　19:00 夕食　　22:00 就寝
生活像	10月20日の退院後は、食事も家に帰ってからは、しっかりと食べていた。仕事は何もしていない。
人間像	まわりをとても気にする。自分からはすぐに入ってこないが内々でもじもじと考え込んでしまう。
家庭状況	9月より仕事のほうはタッチしていない。長男が入院中家業を手伝っている。
疾病の理解	本人－筋腫ができているので子宮だけとる。片方癒着（卵巣）があるかもしれないが大丈夫だろうと、2回目の入院なので落ち着いている。 家族－年内にすっきりしたほうがいいといわれている。

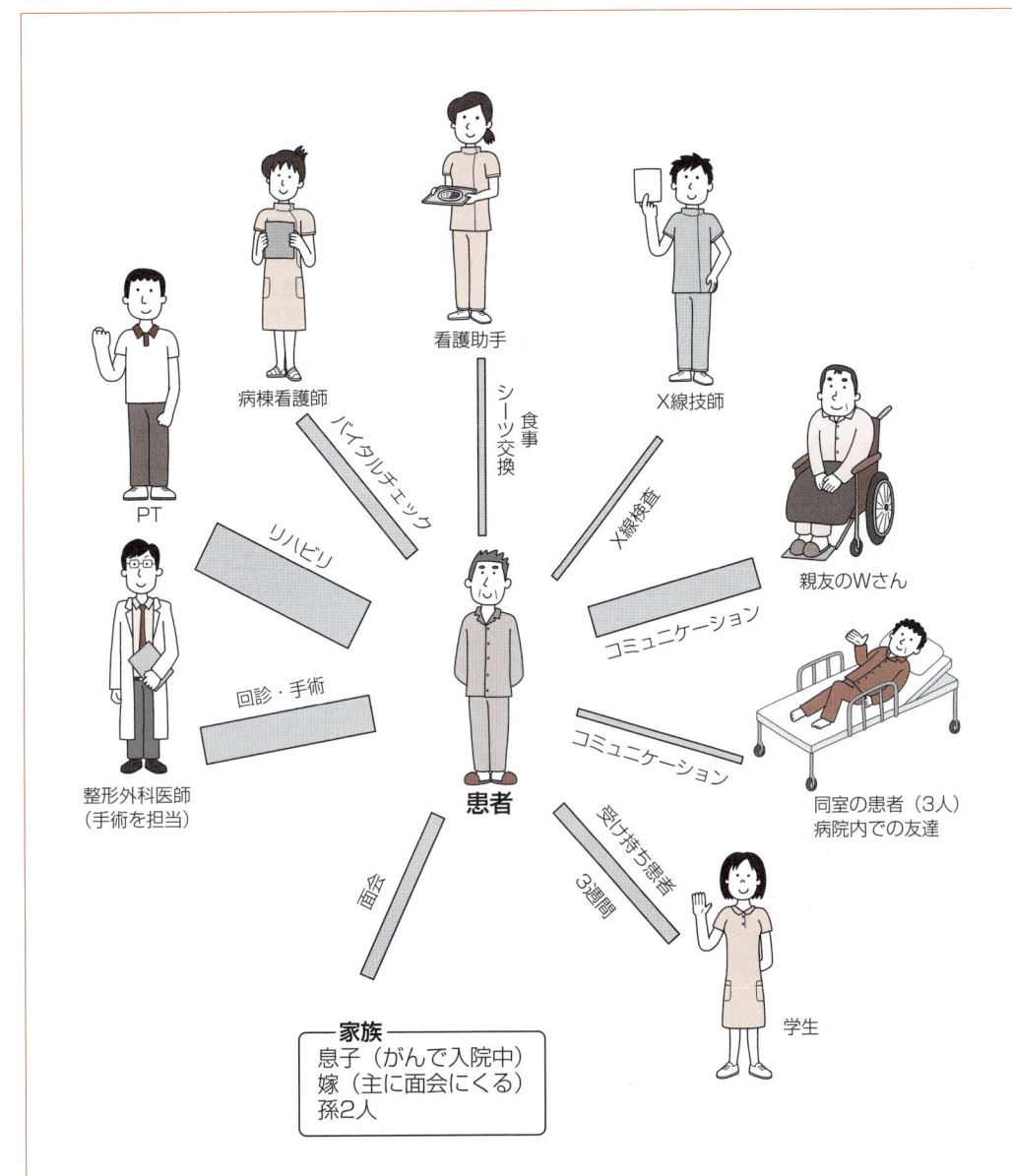

図2　取りまく人々の状況の記述例

人物関係図：
- PT
- 病棟看護師 — バイタルチェック
- 看護助手 — シーツ交換／食事
- X線技師 — X線検査
- 整形外科医師（手術を担当） — 回診・手術／リハビリ
- 親友のWさん — コミュニケーション
- 同室の患者（3人）病院内での友達 — コミュニケーション
- 学生 — 受け持ち患者／3週間
- 患者（中央）
- 面会

家族
息子（がんで入院中）
嫁（主に面会にくる）
孫2人

　手術後3か月なので、すでに安定期でリハビリテーションを中心とした自立に向けての治療を受けている。そのためPTとのかかわりが一番強くなっている。長期の入院によって、Wさんという、とても仲のよい友だちができて、いっしょにテレビを見たり、おしゃべりをしたりしている。家族とのかかわりだが、息子が、がんで入院中とのことで、面会には、なかなかきてもらえないようである。

表3 経時的にまとめた例

患者に生じている健康レベルの変化（Ⓑ）	健康レベルの変化に伴う身体的・心理的・社会的・存在意味的・行動的変化（Ⓒ）	生活者としてのニーズの変化・ニーズの充足方法の変化（Ⓔ）
12月15日（0日目） 〈手術前〉 ・グリセリン浣腸、残便感なし、腹部不快なし ・BP＝110/76mmHg、P＝78、口渇あり ・手術室へ移動 〈行われた手術内容〉 手術日：○○年12月15日 手術前診断：子宮筋腫、高血圧症合併 術式：腹式単純子宮全摘出術 麻酔法：全身麻酔 　　　気管内挿管による 　　　閉鎖循環式胸部硬膜外麻酔加算 手術時間：9：33〜11：41 　（2時間8分） 麻酔時間：9：00〜11：55 　（2時間55分） 出血量：226mL 尿量：218mL	・覚悟を決めた表情だが、ナースに傷の程度など、どうなるのか質問している ・手術に対して期待と不安がある ・腹部の手術は2回目であるので、落ち着いている様子 ・家族からの励まし	・入院、手術という環境の中にいるため、不安を少なからず感じている ・朝食をとれないことへの空腹感、水分摂取ができないことで、口渇感がある→輸液による電解質の維持 ・全身麻酔のため、手術後低体温になることが予測される→帰室ベッドの用意 ・悪心、嘔吐などの対応→点滴ガーグルベースの用意
〈手術中の様子〉 　9：00　手術室入室 　9：14　エピ挿入 　9：23　挿管、バルーン16Fr挿入 　9：34　加刀、BP90台となる 　　　　エフェドリンiv 　9：36　ミオーム摘出 11：44　手術終了 11：47　抜管 11：55　退室 11：57　エピ1ast注入 　　　　（1日用） 　　　　0.25％マーカイン®40mL 　　　　レペタン®3A	・患者の家族（夫、義理の妹）が、本を読んだりして待っている ・義理の妹は東京からきている。夫も仕事を休んで付き添っている ・全身麻酔に対しての不安がある	・仕事を休まなくてはならない
〈医師からの手術についての説明〉 　2回手術しているので癒着がひどいかと思ったが、思ったよりきれいでした。卵巣にも筋腫があり、小さいものもあった。腟は切り縫合したので少し短くなるくらい。卵巣は癒着していない。傷は周囲を切り縫ったので新しい傷だけ。切り取ったものは病理に出す。今後熱や傷のつきが悪くなければ9日間くらいで退院。子宮内膜に内膜ポリープのようなものがあった。	・義理の妹は摘出した子宮を記念にと写真に写している ・無事手術が終わりほっとしている様子	・退院はいつになるのだろうという疑問 ・術後経過に対する不安→医師からの説明

〈手術後〉 ・創痛の訴えあり、苦痛様表情 ・嘔気出現、胃液様のもの50mL程度嘔吐 ・口渇強くあり ・体熱感訴えるが下肢冷感なく、上肢冷感あり ・仰臥位により安静	・創部の痛みをがまんしている ・気分不快あり、朝とは違った苦痛な表情 ・暑いと布団をはぐ ・仰臥位での安静であるが、側臥位のほうが楽だと側臥位で落ち着く	・手術後の体熱感→氷枕 ・同一体位による安静での不快感、自由に動くことができない ・手術による創部の痛み→インドメタシン® ・口渇感があり、水分摂取ができない→輸液による電解質の維持 ・止血剤による、嘔気、嘔吐 ・排尿パターンの変調→バルーンカテーテル
12／16（1日目） 自力にて体位交換できる	口渇感あり、口の中が乾いて不快感がある	

〈以下略〉

図4　記録の重要性

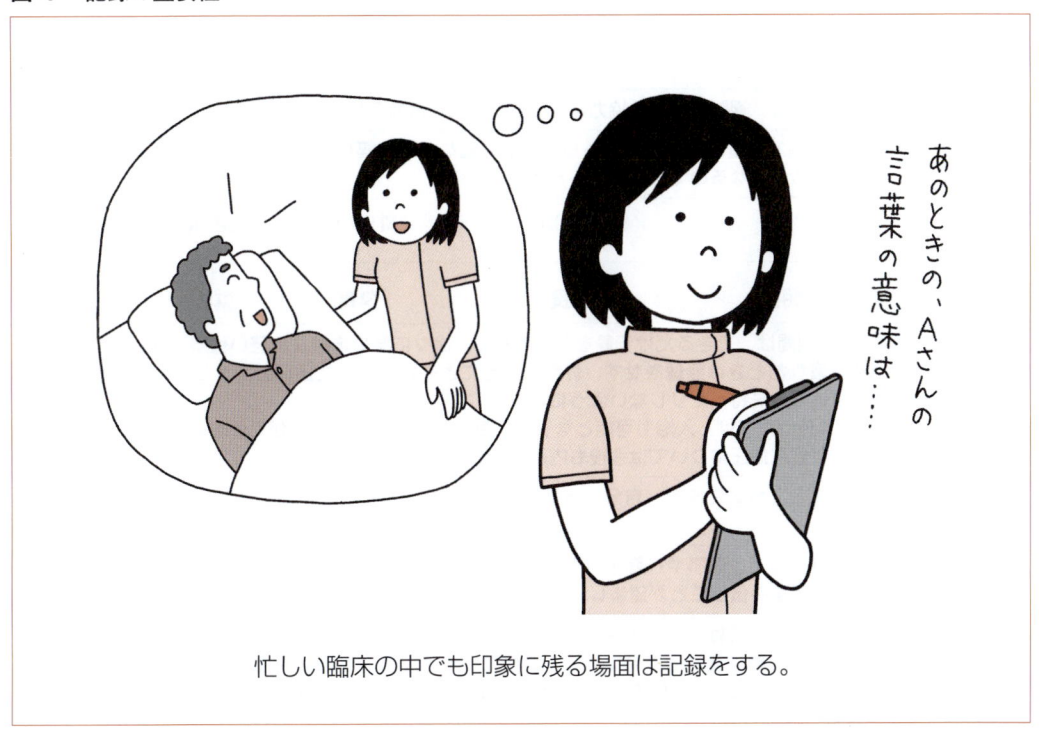

忙しい臨床の中でも印象に残る場面は記録をする。

あのときの、Aさんの言葉の意味は…

表4 退院後に予想される患者像（**A**）の記述例（入院前の患者像**A**と比較して）

氏　名	○○さん	年齢	40歳代	性別	女性	生年月日	○○年○月○日
診　断	子宮筋腫（腹腔内癒着）高血圧症合併							
退院日	○○年12月25日							
退院経過	退院診察に際し、少量性器出血を認めたが炎症抑えの薬が処方され、創部の状態もよく、退院となる。高血圧に対しては、内服による治療を続けることとなる。							
血液型	O型（＋）	月経	無し	視力	白内障のため低い、乱視、近視		
睡　眠	良眠、退院後は睡眠を十分にとり規則正しい生活を送るようにする。							
食　事	自立、家での食事は長男がつくり、患者は退院後、食事の指示をする。 3食きちんと摂取し、栄養価の高いバランスのとれた食事をするように心がける。 手術後は貧血になりやすいので鉄分を多く含む食品を取るように心がける。便秘にならないように繊維の多い食品をとる。下痢のときは消化のよいものをとる。 高血圧であることからも塩分は控えた食事を心がける。							
排　尿	自立、5～6回/日							
排　便	自立、排便コントロールし便秘にならないように心がける。 繊維を多く含む食品をとる。毎日決まった時間にトイレにいく。水分を十分にとる。時期をみて適度に体を動かす。下剤の内服。							
清　潔	洗髪、シャワー浴からはじめ、創部の問題がなければ1か月くらいから入浴可能、創部のセッケンの使用はかまわないが、タオルなどでこすらないようにする。創部のテープは自然にはがれるまで、そのままにしておく。							
補助具	眼鏡（普段は使用せず）							
運動障害	自転車、バイクはサドルが陰部を刺激するので乗らないようにする。							
職　業	××業（自営、14～15人の従業員）、退院後1週間は安静にしておき仕事の開始は1か月くらい様子をみる。							
アレルギー	無し（入院後フルマリン®±）							
嗜好品	アルコール、タバコ無し							
宗　教	無し							
キーパーソン	夫、義理の妹、退院後は夫の協力はもちろんのこと家族の協力が必要である。							
趣　味	今回の入院で同室の人に教えてもらった折り紙などは、姪に教えるといっており、今後よい趣味をもつこととなるのではないだろうか。							
生活状況	6:30 7:00　　　　　12:00　　　　　19:00　　　　22:00（入院前と変わらずに過ごせる） 起床 朝食　　　　　昼食　　　　　夕食　　　　　就寝							
生活像	退院後1週間は、できるだけ安静を必要とする。徐々に身のまわりの軽い仕事をするようにしていく。疲れたときは無理をせず、休養を十分にとること。また長い時間立ったままでいないこと、重いものを持ったりしないようにする。 1か月くらいたてば、入浴も可能となり、入院前と変わらない生活ができるようになると思われる。ただし高血圧については今後も内服は必要である。							
人間像	まわりをとても気にする。自分からはすぐに入ってこないが、内々でもじもじと考え込んでしまう。							
家庭状況	家族が協力して、家事や掃除を行うようにする。患者が入院中のときと同様、長男が家事をしたり、家業を手伝うことが望ましい。							
疾病の理解	子宮摘出に際しては、やっと手術でき、すっきりした意識が強いと思われる。高血圧は食事の偏食が多いため、食生活の見なおしが必要であると思う。本人は高血圧に対して自分で休養したり安静をとったりしている。また内服薬はきちんと自己管理できている。							

3 ケーススタディの実際

では、これから実際にケーススタディに取りかかりましょう。でも、ちょっと待ってください。そもそもあなたはどうしてケーススタディを行うのですか？ はじめる前に、その目的を確認してみましょう。

ケーススタディの目的

ケーススタディの目的は、書く人の立場や、提出先などによっていくつかに分かれます。看護学生の皆さんは、臨地実習で受け持った患者さんや、その患者への看護について報告する際に、ケーススタディを行うことが多いと思います。

また、最終学年に、ケーススタディを課せられている学校もあるでしょう。その他、卒業論文として、事例を用いて研究的にまとめる必要のある方もいるでしょう。それぞれの目的によって、多少、具体的な取り組み方に違いがみられる部分があります。

さらに、病院や地域で、実際に看護専門職として仕事としている中でも、ケーススタディをすることも多いと思います。そのときにも役に立つように、少し高度なテクニックもご紹介したいと思います。

では、皆さん、まず、まとめに取りかかる前に、自分が書こうとするケーススタディの種類を次の例でチェックしてみてください（図1）。

目的①　看護の実践記録：実習で受け持った患者についてケーススタディをすることが実習課題だから（好きも嫌いも、書きたい／書きたくないとかは関係なく、書かなくっちゃいけないという場合）

目的②　看護実践の整理、看護の評価：実習で受け持った患者の看護から学んだことが多かったので、学んだことを中心にまとめてみたい：**目的①**より積極的に書きたいと思っている

例
- 毎日毎日が楽しくて、計画を立ててきたことがうまくいって、とてもいい実習だったと思った。→どうしていい実習だと思ったのか、明らかにしたい。
- はじめはうまくいかなかったけれど、途中で先生や看護師からのアドバイスもあり、自分も考えながら実習して、最後にはとてもうまくいったので、その過程を書いておきたい。→どのようなことを考えていたのだろう、どうしてうまくいったのか、文献を使ったり深く考えたりして明らかにしたい。
- なんだかうまくいかないまま終わってしまって、心残りの実習だった。→どうしてうまくいかなかったのだろう、振り返って、今後の私の課題をはっきりさせたい。
- とてもめずらしい（疾患や、家族背景など）患者さんを受け持ったので、紹介したい。→レアケース（まれなケース）のケーススタディとして、他の人にも役立ててほしい。

図1　ケーススタディの目的

あなたのケーススタディの目的は？

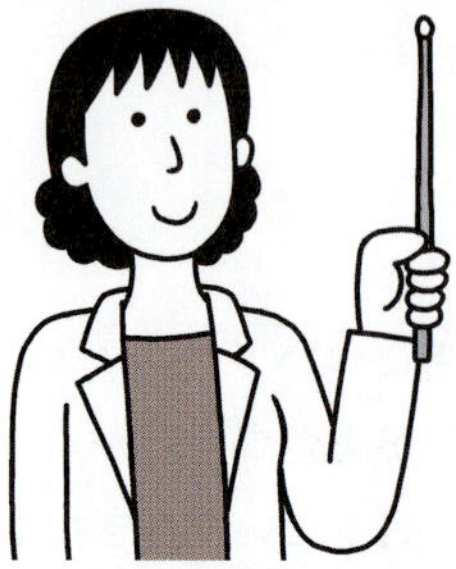

① 看護の実践記録
② 看護実践の整理・看護の評価
③ 概念・理論の適用
④ 事例検討の資料
⑤ 患者の経験・体験の記録
⑥ 理論化に向けた研究

- 看護師の人たちがうまく看護できていなかったけど、学生の受け持ちになったら、うまくいくようになった。→看護師と学生とはどのような点が異なっていたのだろう、細かく比較して明らかにしたい。
- 多くの看護問題を抱えている複雑な患者さんだったけれど、一生懸命取り組んで、よい方向にむかっていると思われた。→実習中（臨床現場）は、夢中でやっていたが、何がどのように影響していたのか、知識や理論と照らし合わせながら整理してみたい。
- 自分としては、はじめて体験したケースの患者（はじめて死を看とったなど）だったので、整理しておきたい。→理論や、研究結果を基盤に整理してみたい。

目的③　概念・理論の適用：あるテーマ（概念・理論）に沿って受け持ち患者を選んで実習したので、そのテーマを主軸にしてまとめたい

例
- ターミナル期の家族への援助を考えるというテーマをもって実習したので、家族への看護を中心に、自分の看護や家族の変化、課題などを検討したい。

- 患者中心の看護をしたいという看護観をもって患者を受け持ち、その看護の中から、患者中心の看護ができたかどうか、また患者中心の看護とはどのようなことか、自分の看護観を修正する必要があるのだろうかなどを検討したい。
- セルフケア理論を踏まえた看護過程を展開したので、その過程を記述し、セルフケア理論をうまく用いることができたかどうか、またセルフケア理論を実践に活用するときの課題などを検討したい。

目的④　事例検討の資料：受け持ち患者に対して看護計画を立てて実践しているが、うまくいかない。看護方針や看護過程について多くの人の意見を聴いて検討し直したい

例
- 肥満治療を受けている患者さんに、カロリー計算や運動の方法などの知識を日々指導して、外泊などのときにはうまくできていた。しかし、退院したら体重コントロールができなくて何度も再入院してしまう。今までの方針でいいのかどうかわからないため、多くの人の意見が聴きたい。

図2　実習記録

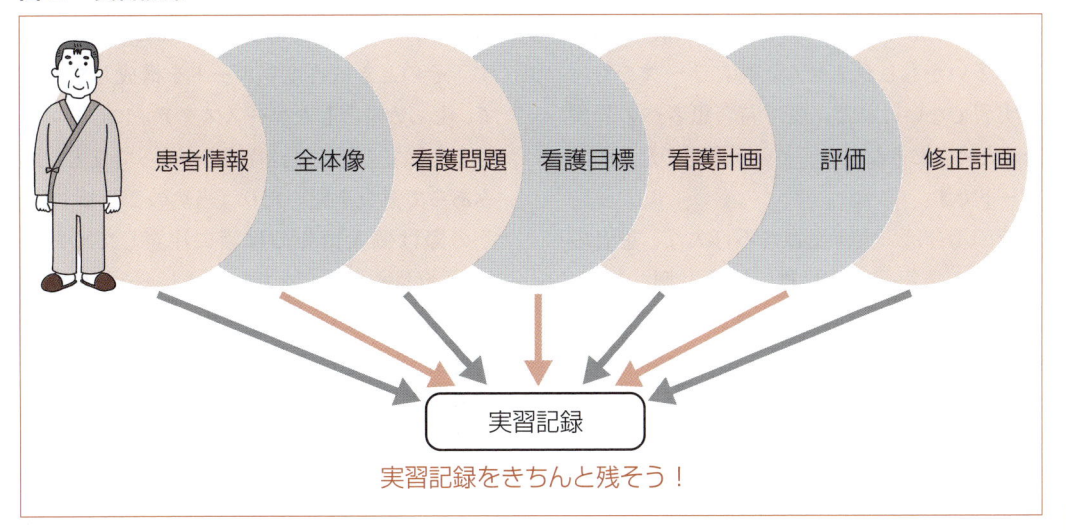

患者情報　全体像　看護問題　看護目標　看護計画　評価　修正計画

→ 実習記録

実習記録をきちんと残そう！

- がんの告知をして、十分に受け入れているという情報を医師からもらい対応していたが、本当に受け入れているのだろうかと疑問をもつような場面に何回も遭遇した。その場面を少し詳しく検討して、患者への対応方針の修正をしたい。
- 60歳女性で2型糖尿病の患者Aさんは2週間の糖尿病教育入院中に、どうしても薬物療法（内服とインスリンの導入）をしたくないと、いい続けていた。いろいろな医師や看護師が話を聴いたが、Aさんは「とにかくいやなんです」の一点張りで、それ以上理由を語らなかった。事例提供者のB看護師は、薬物療法を拒否し続ける患者の本当の気持ちを知りたい、患者の気持ちを知るためにどのな援助が必要か、というテーマで事例検討資料を作成したいと考えた。

目的⑤　患者の経験・体験の記録：看護の実践記録というよりも、患者自身の体験や経験の内容や心の経過などを紹介する

例

- がんを告知された患者に対して告知後の看護を考えたいのだが、告知された患者はどのような心の状態をもっているのだろうということを知るために、患者からの話をまとめたい。また、どのような時期にどのような援助が必要かを見出したい。
- 骨髄移植を受ける予定になっている患者さんが経験する世界を知りたい。

目的⑥　理論化に向けた研究：あるテーマに関する複数ケースの看護あるいは患者の体験や経験を記述し、その共通点を見いだす

例

- 手術によって声を失うことが予測される患者さんの気持ちを複数の患者さんに聴いて、共通点や特殊性をまとめたい。
- 血液透析を導入する患者さんに共通する心理状態を知りたい[1]。

ケーススタディを成功させるための実践記録と留意点

ケーススタディをしようと思って記録を読みなおすと、肝心なことが記録されていなかったということがよくあります。ここでは目的別に、ケーススタディを成功させるための実践記録と留意点について解説していきます。

目的① 看護の実践記録

学生時代に行うケーススタディは、この目的が多いかもしれません。特にテーマをもった実習でないけれど、受け持ち患者への看護をまとめておきなさい、という課題のためのレポートです。

その場合は、実習記録に不可欠な、患者の全体像、情報、看護目標、看護計画、評価、修正計画などをきちんと記録しておきましょう（図2）。実習記録を提出するために、当然書いています、といいたくなる方も少なくないのではありませんか。でも、ケーススタディを行うことが予測されるときは、あなたが患者さんとかかわる中で、特に印象に残った場面での患者さんの言葉や態度、そしてそのときのあなたの思いや言葉を実習記録以外のところにでも記述しておくと、その中からレポートのテーマが見つかることがあります。

感動した場面、うれしかったとき、うまく話ができなかったとき、とても感謝されたとき、または何も感じられないときなど、実習ではさまざまな場面が展開していると思います。それを自分だけの記録に残しておくことが大切です。看護教員の立場からいいますと、個人の"日記"として記録するだけでなく、実習のファイルに記載した用紙をいっしょに綴じてもらえると、実習中の指導や患者とのかかわりを促進することに役立てることができます。

もちろん、患者さんとのやりとりばかりでなく、実習で出会った看護師、指導の看護教員、友人、家族などとのかかわりの場面でもいいのではないでしょうか。

そして、実習を終えたときに、ちょっとそれらを読み返して、何かひとつテーマが見つかれば、そのことを中心にレポートを書いてみましょう。

"とにかく書く"というのは、最も基本的な目的でしょう。学生の段階では、それでOKです。とりあえず1回最後まで書いてみて、何かはっきりしたら、その中からレポートの"本当の目的"が浮かびあがってくることがあります。そのときは再度レポートを構成しなおして、しっかりとしたケーススタディにしていく努力をしてください。時間をつくって友人と読みあって意見を聞いたり（当然のことですが、その際は個人情報の保護に注意してください）、教員や指導者と相談しましょう。何度書きなおしてもよいです。最終的にレポートとして提出されたものが"成果"です。

目的② 看護実践の整理・看護の評価

目的①かな、と思いながら実習をしている途中で、自分の書きたいテーマが見えつつあるときは、実習が終了してしまう前に、実習指導の教員に相談してみましょう。何となくぼやけたテーマでもかまいませんから、テーマらしきものが浮かんだときは、急いで自分の実習記録を見なおしてください。

もし、テーマ（らしきもの）に関して「患者さんをもっと知りたい、もっと情報が必要だ」と思ったら、実習が終わる前に患者さんとよく話したり、観察をしておきましょう。また、テーマに関して自分の考えがあれば、患者さんや看護師、教員などと話し合っておくのも大事なことだと思います。

そして、自分が実習の開始時に計画した看護と、実習中の看護の経過、終了するときの患者の状態を比較して、実習中に自分が行った看護を評価してみましょう。このときの記録も、目的①の場合と同様に記録されていることが望ましいですが、さらに、テーマに関しての場面が実習記録用紙以外に詳しく記録されていると、ケーススタディがまとまりやすくなると思います。

臨床の看護師の場合、特に新人看護師は、このようなケーススタディを要求されることが多いと思います。病院（施設）指定の記録用紙だけでは、詳しく、生き生きとした記録を書くスペースは期待できません。

図3 患者の経験・体験を聴くときのポイント

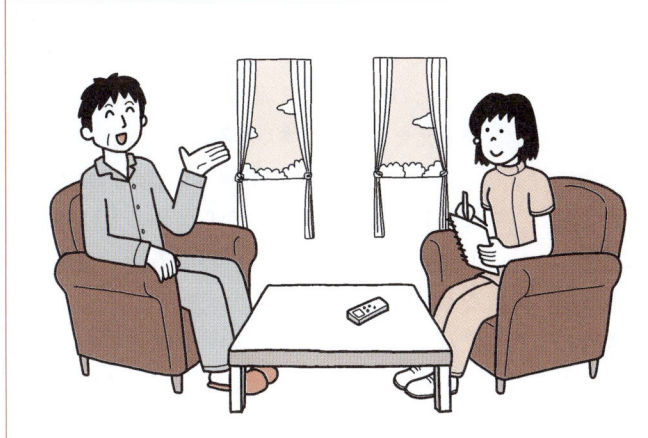

①患者がケーススタディへの参加意思があることを確認する。
②ゆっくり話せる場所と、時間の確保をする。
③患者の許可を得て、話の録音をし、メモをとる。
④患者の話を記述した後に、再度ケーススタディへの参加意思の確認をする。

自分のノートなどを作成して自分の看護の向上・充実のために記録しておくことをお勧めします。そうすれば、上司から新人教育の一環としてケーススタディをまとめなさいといわれても、比較的取り組みやすいと思います。

目的③　概念・理論の適用

ある看護学校では、3年次に看護観の演習があり、数人の教員がそれぞれ10人ほどの学生とともに、グループワークを行っていました。その中で、学生は自分自身の看護観をある程度明らかにしていきます。そして、その看護観に基づいた3週間ほどの看護実習を行い、自分の看護観を確認したり修正したりして、実習での事例を自分の看護観に基づいた視点で分析し、ケーススタディをまとめていました。

このような場合のケーススタディでは、自分の看護観を明確に意識して看護してみて、自分の看護観が患者のケアに適していたか、考えと実際が異なっていたところはどこか、さらなる課題は何か、発見したことは何かなどを論じながら、自分の看護観を明確にしていくのです。

また、ある概念・理論や枠組みが、臨床に適用できるかどうかがテーマになる場合は、患者の状態や問題の解決に選択した概念・理論や枠組みが適切であったかなどを検討することが主題になるでしょう。

いずれにしても、このタイプのケーススタディを行う場合は、まず、どのような考え方をもとに看護するのかを、あらかじめ検討し、文字で書き留めておくことが必要となります。それは看護観であったり、看護学で用いられる概念・理論（危機理論や役割理論など）であったり、概念枠組みであったりするでしょう。そして、できれば、その概念・理論が受け持ちたい患者の状態や看護と、どのように結びつくと予想しているのかも、明らかにして整理しておくことをおすすめします。

以上のような準備を行ったうえで、患者を受け持ち、日々の記録、患者の行動や反応、看護師のアセスメント、看護師の感じたことや考えたことなどを記録していきましょう。そして、患者と看護師による看護の過程を整理していくときに、あらかじめ整理しておいた概念・理論と患者の状態との関連を照らし合わせてみましょう。そして、枠組みとして用いた概念・理論が実際の看護に適していたのかどうかについて考察していきます。

学生に限らず臨床で働く看護師の場合にも、受け持ち患者の看護の視点を予測したり整理する基準が見えない場合があるでしょう。患者を受け持ちながら、途中で何か理論を使っ

てみたほうがいいのではないか、と気づいたり、同僚、先輩や上司からアドバイスをもらうこともあるでしょう。このときも、途中からでもいいので、上に述べたような整理をしてみてください。

この目的で、ケーススタディを行う場合には、なぜこの概念や理論を選択したのか、どのように適用してみたかをレポートのはじめに述べておく必要があります。また、その理論を活用したほかのレポートもまとめ方の参考にしてみるといいと思います。実際には、あなたなりのまとめ方を工夫してください。

いずれにしても念頭におくことは、あなたが報告する患者やケース、看護のプロセスを、理論と対応させて述べていくことが重要です。さらに、概念・理論や枠組みを使ったためによりよい看護が行えた点や、さらなる課題についてふれておくことも大事です（看護の評価）。また、同じ概念・理論を使ったほかのケースレポートとの相違点などにもふれると、さらに深い考察になるでしょう。

目的④　事例検討の資料

事例検討（ケース検討）の資料とするためのケーススタディは、完成されたものでなくてかまわないと思います。主たる目的は多くの人に意見を聴くときの材料にするのですから、できるだけ多くの視点から意見や助言をもらえるような内容が、簡潔に書かれていることが重要です。

通常は、事例検討会やカンファレンスなどで、直接話し合いが行われることが多いでしょう。したがって資料とともに、事例提供者の解説があり、また不明な点は質疑応答をすることができます。ですから、完璧なレポートをつくろうとしなくても大丈夫です。

それよりも、あなたが、その患者さんの状況をどのように捉えて、それをどう解釈して計画を立てたか、具体的な実践内容は何か、どうしてその計画では不十分だと思ったのか、

どんな点でアドバイスがほしいのかなどを明確にすることが大事だと思います。これが明確に提示されていると、検討するメンバーがあなたの立場をより理解しやすく、アドバイスや考えをまとめやすくなるからです。

事例検討会では、事例提供者は自分のことに必死になっていますから、他の人に書記をお願いしておくと、後で再度看護計画を練りなおすときに役立つと思います。

事例検討は、実践と同時進行で行われることが多いので、資料にある情報の管理には十分に配慮が必要です。事例検討会の参加者には、守秘義務について改めて注意を喚起し、終了後に資料は回収し、シュレッダーなどにより廃棄処分にしましょう。看護部などで資料として保管する場合にも、倫理的配慮の一環として十分な管理が要求されます。

目的⑤　患者の経験・体験の記録

この方法は、質的研究を行う際によく用いられる方法ですが、学生の実習でもこのようなケーススタディを行って、レポートを書く機会があるかもしれません。この場合は、はじめからある程度予測して書こうと思う場合と、後になって振り返ってみようとする場合があると思います。

以前、筆者が書いたケース[2]では、がんの告知を受けた男性がその告知を受け入れつつ人生をまとめていく過程を継続的に看護することが予測されたため、ことあるごとに自分のノートに患者とのやりとり、家族との話し合いなどについて記録しておきました。それをまとめて論文として懸賞に応募した経験があります。後で振り返っても記憶は薄れてしまうので、日々意識して記録しておくことが必要でしょう。

これは、勤務していた病棟の師長さんが提案してくれたことでした。当時は告知される患者が少なかったこともあり、病棟看護師も患者から学ぼうという姿勢が強かったのかもしれません。

図4　ケーススタディにおける共通性や独自性の検討の視点

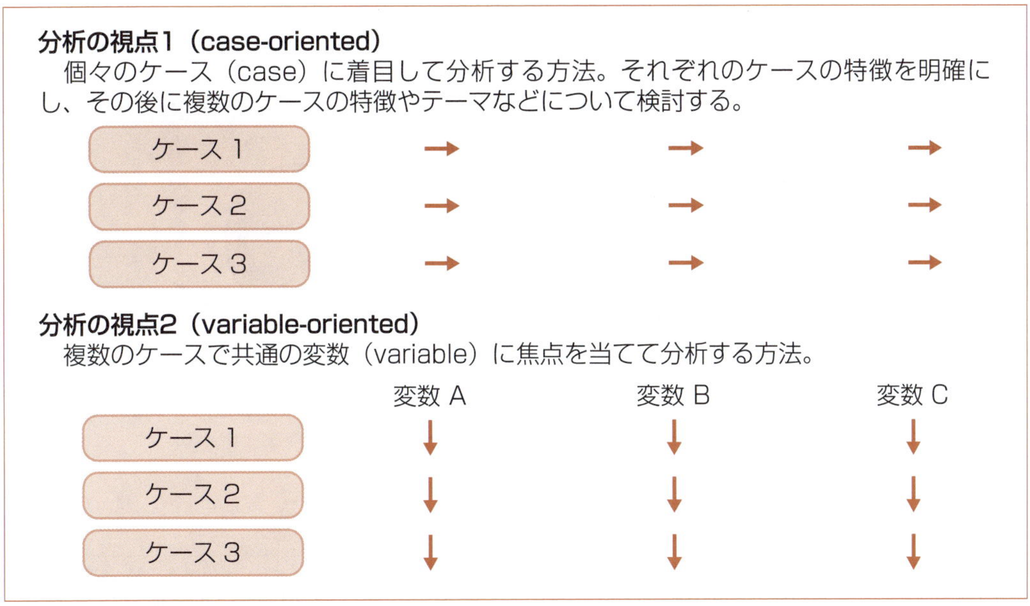

分析の視点1（case-oriented）
　個々のケース（case）に着目して分析する方法。それぞれのケースの特徴を明確にし、その後に複数のケースの特徴やテーマなどについて検討する。

ケース1　→　→　→
ケース2　→　→　→
ケース3　→　→　→

分析の視点2（variable-oriented）
　複数のケースで共通の変数（variable）に焦点を当てて分析する方法。

　　　　　変数A　　変数B　　変数C
ケース1　　↓　　　　↓　　　　↓
ケース2　　↓　　　　↓　　　　↓
ケース3　　↓　　　　↓　　　　↓

Sandelowski M. 14th Annual Institute in Qualitative Research（Case Study Research）. The University of North Carolina at Chapel Hill School of Nursing, Center for Lifelong Learning, 2009. の資料を参考に作成

　レポートにまとまらなくても、患者の体験を共有できた場面などを自分のノートに記録しておくと、自分自身の看護を発展させるのにたいへん役に立ちます。患者1人の経験・体験でレポートを書くこともあるでしょうが、多くの患者の似たような経験・体験をレポートすることもできます。たとえば、告知されたときの患者や家族の反応や、手術を受ける前の患者の気持ちなどを何例か報告することもできると思います。このようにしていくと、毎日行っている日常の看護の中から、患者の経験・体験をまとめることもできます。

　それに加えて、意図的に患者の経験・体験に焦点を当てて話を聴くということもできます。ゆっくり話せる場所と時間を確保して（コールなどで話が中断されないように）話を聴くという方法も試みることができます。これは、患者がケーススタディ（学習や研究のため）への参加意思があること（インフォームドコンセント）を確認することにもなります。記録方法は、研究者が行う場合、患者の許可を得て録音をすることもあります。臨床の場では、なかなかこの方法はとりにくいので、患者の許可を得てメモをとったり、記憶して面接が終わってから記述したりしましょう。そして、記述した後に患者に内容を確認する機会がもてればいいです（**図3**）。

　患者は、時間経過に沿って経験・体験を述べるわけではなく、時間に逆行したり、時間を飛び越えたりして語っていきます。レポートとしてまとめるときには、患者の時間的な流れを整理しながら記述することが、1つの方法です。

　また、何か患者の人生に大きな出来事があり、その出来事をきっかけに経験が変化したり積み重なったりしていく場合、出来事と関連づけて整理していく方法もわかりやすいレポートになるでしょう。

　患者の体験が医療者との関係と大きくかかわっている場合には（たとえば入院中の体験など）、患者の体験が医療者のかかわりに左右されることが多いので、医療者がどのようにかかわったかも並行して記述できると、より患

図5　理論化に向けた研究

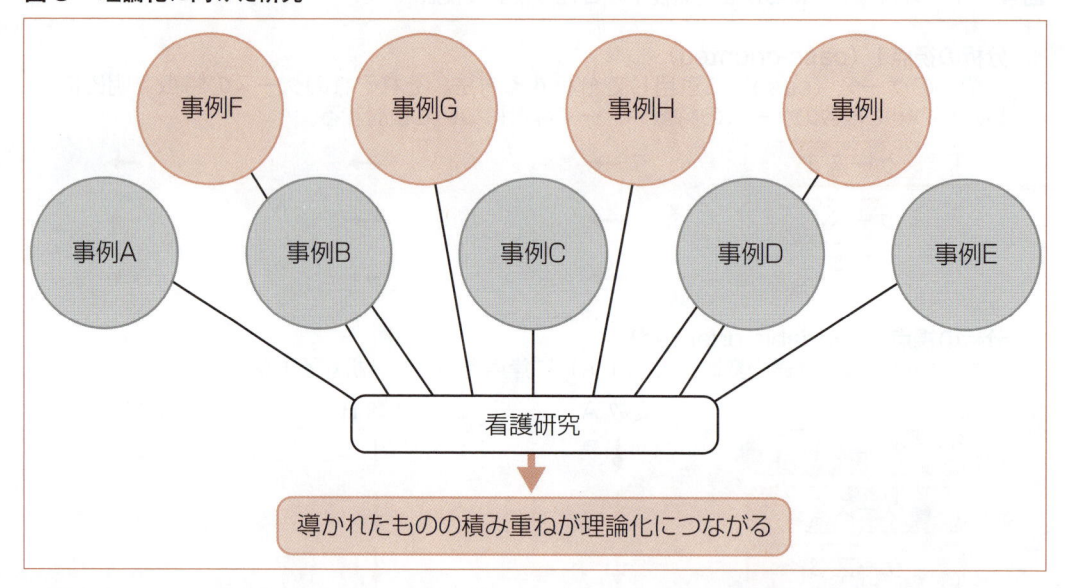

```
事例F   事例G   事例H   事例I
事例A  事例B  事例C  事例D  事例E
         │
      看護研究
         ↓
導かれたものの積み重ねが理論化につながる
```

者の体験のありさまや変化が明確になると思います。

そして、患者の言動のみを体験とするのではなく、できれば、患者とともに患者の言動についての解釈や意味、意図などを話し合って、患者の体験を確認していければさらに妥当なケーススタディになるでしょう。

目的⑥　理論化に向けた研究

これも質的研究で多く用いられるものですが、具体的方法については別の専門書を読んで学習してください[3,4]。

ここでは、ケーススタディのレポート作成の1つの方法として述べてみます。**目的⑤**で説明したことをベースに、ある視点に共通した患者の体験や看護を複数（最低必要人数は決められませんが、10〜20名くらいを対象にすると、ある傾向は見えるのではないでしょうか）記述し、それらの共通の体験や、傾向などを導き出していくというものです。

これはケーススタディというよりは、研究論文になると思いますが、たとえば「がんを告知されて治療した患者さんが転移を知らされたときの気持ち」などをまとめたい場合など、数名の患者さんのインタビューをそれぞれまとめ、共通点や独自性などを検討するというレポートの形式もあるでしょう。

共通性や独自性の検討の視点として、ひとつひとつのケースを個別に分析していく方法（視点1）と複数のケースに共通の変数について分析していく方法（視点2）があります。研究テーマに合わせて方法を選択しましょう（図4）。

これらの積み重ねが理論化につながっていきます（図5）。卒業論文などのテーマに、複数の患者さんを受け持ったり、テーマをもった実習を行う機会のある方は、ぜひこの方法も活用してみてください。

文献
1. 森田夏実：血液透析導入患者の心理的状態と看護の指針－患者の経験世界に触れながら．看護のコツと落とし穴2 内科系看護・精神看護，中山書店，東京，2000：124-126．
2. 前田夏実：ターミナル・ステージのケア．看護技術 1988；34（14）：1736-1743．
3. レイニンガー MM編，近藤潤子，伊藤和弘監訳：看護における質的研究．医学書院，東京，1997．
4. ホロウェイ I, ウィーラー S, 野口美和子監訳：ナースのための質的研究入門－研究方法から論文作成まで 第2版．医学書院，東京，2006．
5. 森田夏実：事例検討会用資料とケースレポート作成の基本．主任アンド中堅＋こころサポート 2008；18（2）：100-105．

4 ケーススタディを行うにあたっての原則

どのような目的でケーススタディを行うにしても、共通して整理しておくべき原則について説明しましょう。

実際のレポートの書き方についてはPart V（p.104）にゆずり、ここでは、ケーススタディを行うときに含めるべき内容や整理するときに留意する点について整理しておきます。

テーマの設定

テーマ（表題）はケーススタディの顔です。もっとも熟慮して決めます。皆さんはタイトルを決めてから本文を書きはじめると思いますが、はじめから内容にピタッと合った表現が出てくることはほとんどありません。ですから、はじめは気楽に「仮題」としておきましょう。

分析を進めているうちに、このケーススタディで本当は何を主張したいのかが、より明確になってきます。そして最後に、ケーススタディ全体の内容、すなわち目的、対象の特性、方法などが簡潔に表されるタイトルを見つけましょう。

ケーススタディの取り組みの動機

ケーススタディを行おうとした動機は「はじめに」の中に書きましょう。読者は「はじめに」を読んで、興味をもって読み進めようかどうか、心がまえをつくります。このケーススタディを行おうとした動機や状況（日本はがんによる死亡が1位であるなどの統計資料も導入に使えます）からスタートさせると、読者は心の準備がしやすいです。一般的には全体的な状況（たとえば国レベルの情報）から書きはじめ、個別の状況（特定の都市、病院、疾病、年齢など）を記していくと、文章の流れがスムーズになります。そして、書こうとするケーススタディの焦点へと話を続けていきましょう。

ケーススタディを行う意義が明確で、これらの記述が論理的に説明されていることが望ましいと思います。また、概念や理論、枠組みを使ってケーススタディをまとめていく際には、基盤となる概念・理論、枠組み、考え方や視点についての説明も重要な情報となります。この場合、「はじめに」のなかで説明してもよいし、項目を別立てして説明してもよいでしょう。

「はじめに」も表題と同様に、うまく書けるとは限りません。「はじめに」は"最後に"書くようにすると気楽に書きはじめられます。

ケーススタディの目的

目的は、どのケーススタディにおいても必要です。テーマと同様に、対象の特性、分析の視点などが含まれ、何を明らかにしようとしているのかを、簡潔かつ適切に表現しましょう。ケーススタディをしはじめたときに設定した目的と分析を進めていき、その結果、考察を行う際は、必ず目的からずれていないかどうか、

常に照らし合わせながら進められられるようしてください。

いわば、ケーススタディの羅針盤（目標）になるわけです。しかし、はじめに設定した目的やその表現が、ケースの分析を進めていくうちに、不的確ということが判明することもあります。そのときは潔く、目的表現の修正が必要かもしれません。いずれにしても、目的と論文の内容が一貫するよう、常に机の上に「目的」を置いてスタディを進めていきましょう。

目的は、「はじめに」の項に含めて記載してもかまいませんが、「目的は……を明らかにすることである」とか「……がこのケーススタディの目的である」というように明記しましょう。

ケーススタディの方法

ケーススタディは1つの研究方法です。まず、1例のケーススタディなのか複数事例を用いるのかを明示し、どのようなデータを用いたのかを述べます。患者との面接データ、実習記録、観察記録、看護記録、診療録、家族からのデータ、患者の手記など、情報源について明記しましょう。そして、それらの情報が、どのようにして集められたのか、どのように分析するのかについて記載します。

できれば、今回のケーススタディの目的を達成するために、なぜ、この方法を選んだのかについての説明を含めて、適切な方法であるのかどうかについても述べてあることが望ましいでしょう。

倫理的配慮を行う

研究における倫理的配慮は、研究を行うことによって、対象者の人権を侵害しないために、どのような配慮を行ったのかということについて記載します。詳細は「ケーススタディのための倫理的配慮」（p.27）を参照してください。

実習で受け持った患者や日常ケアの対象者に研究の同意をとることは、これまであまり重視されていなかったかもしれませんが、重要な配慮点です。日常のかかわりの中で十分な人間関係をつくっておくと、了解がとりやすくなると思います。特に業務でかかわっている対象者を研究の対象にする場合には（母性看護、在宅看護の実例参照、p.211、243）、業務と研究との区別を明確にしておく必要があります。

ケーススタディをする人も含めて、研究者は「対象者から学ばせていただく」「対象者との関係があってこそ看護学が発展する」という姿勢を持ち続けることで、倫理的配慮も身近なものになるでしょう。

全体像の把握：事例の紹介

ケーススタディには、ケースの紹介が不可欠です。情報の量と質についてはレポートの量やテーマによって異なりますが、読む人に患者のイメージが伝わることが大事です。

通常、看護学生の臨床実習でも、患者の全体像を把握するために、アセスメントシートを活用することがあります。それは、ヘンダーソンやロイの理論、看護診断（ゴードンの機能的健康パターン、NANDA-I看護診断）、ニード論などを基本的な考え方にしているものもあると思います。

どの考え方を基本にするのかは、あなたの看護観にぴったりするものを選択するのが望ましいと思います。その場合は、まず決められたものを用いてみて、不足していると思われるものを自分で補足してみると、より患者の全体像がはっきりしてくるのではないかと思います。（p.74の「患者の見方」参照）

図5　患者との共通の認識

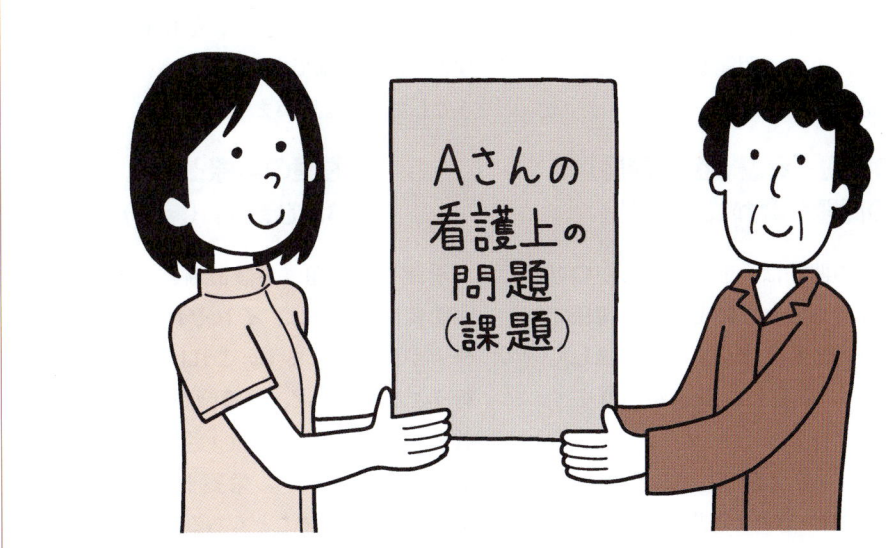

共通の認識をもとう。
患者は「解決しなければならない課題をもちながら生活している人」です。

　ここで心がけたいことは、簡潔にまとめるということです。レポートの主たる目的が患者紹介の場合は、十分な患者情報が必要でしょう。そうでない場合は、患者の全体像は、その後の本論で述べたい主題（テーマ）に最低限必要とされる内容を記述し、簡潔にまとめることが大事です。

　たとえば、入院中の患者に関するケース紹介を行う場合、入院前の患者の状態のみを記述していることがあります。しかし、本論で入院中のことについて述べるにしても、簡単に治療や看護の経過および患者自身の経過も簡潔に述べ、最終的にどのような結果だったのかまで紹介することが好ましいと考えます。

　ただし、入院中の経過をだらだらと記述してしまうと、ケーススタディで分析すべき内容に踏み込んでしまうおそれがあります。医学的情報や治療と経過に関する情報、生活上の情報や経過、看護上の情報や経過はできるだけ区別して記載するとすっきりします。患者の全体像では、全体的な経過の概要がつかめる程度にしておくとよいでしょう。

　いずれにしても、その患者を直接知らない人が読んでも、患者がイメージできるようにまとめましょう。

看護目標

　患者（対象者）は、何らかの目的をもって、看護職とかかわりを開始します。病院であれば特定の治療や検査を受けるという目的、地域であれば在宅で看護師の訪問を受けて生活を維持するという目的などがあります。その際に、看護は何をめざしてケアを実施するかという、方向が示される必要があります。

　したがって、看護目標を明確にしながら看護しているでしょうけれど、ケーススタディを行う際に、さらに適切な表現なども検討して

いくとよいでしょう。

必ずしも看護目標として項目を出さなくてもよいと思いますが、次に示す看護上の問題との関連で、目標について明記しておくと実践の方向性が確認できます。

看護上の問題（看護診断、課題）とその問題が導かれた過程

患者と看護師の関係は、患者に何らかの専門的援助が必要であるときに成立する関係です。その際、患者と看護師が共通で認識しておかねばならない看護上の問題があります（図5）。

看護上の問題[*1]（看護診断、対象者の課題）は必ずしも患者がはっきりと認識しているものばかりではなく、専門的な視点で問題が明確になることもあります。いずれにしても、看護の専門的援助の焦点としての看護上の問題が、どのような情報からどのように解釈されて（アセスメント）導き出されたかが明確に示されることが必要です。

アセスメントと導き出された看護上の問題を明確にすることで、看護の方向性が定まります。上述した看護目標と看護上の問題（看護診断、対象者の課題）を解決したときの目標は一貫性があるはずです。

「看護上の問題」は、多くのところで当然のように用いられていますが、患者は「問題」をもつ人なのでしょうか？

もちろん、問題が解決しなければ生活を維持できない場合も多々ありますが、解決できない問題や課題を抱えながら生きていかなくてはならない場合のほうがたいへん多いのが現状です。

したがって、「患者は問題をもった人」という考え方を捨て、「解決しなければならない課題をもちながら生活している人」という視点に立ちましょう。これで、課題の解決の主体は「対象者（患者）」で、それを専門的に援助するのが看護師である、という構図がよりはっきりしてくると思います。

看護の実際と経過および評価（結果）

看護上の問題（看護診断、対象者の課題）が明確にされれば、それぞれに対して、看護介入が計画されます。これは、患者が自分で行うこともあれば、看護師が直接ケアしたり、教育したり、他の資源（さまざまな療法士、MSW、トレーナー、栄養士、医師、その他）を活用したりすることもあるでしょう。

できるだけ、1つの看護上の問題ごとに、解決に向けた計画とどのように計画が実践されていったかについてまとめることが必要でしょう。

記述にあたっては、看護師が行った行為のみならず、患者の反応や患者の行動・実施状況を必ず記入するようにしましょう。看護は、患者と看護師の相互関係の中で進んでいくものですから、両者の記述が必要となります。

「看護の経過」については、ケーススタディの目的やテーマによって、さまざまな書き方をすることになりますので、皆さんが自分の書きたい内容が一番よく表現できるような構成を工夫してみてください。これらの記述そのものが、レポートの中心的な部分ともいえるでしょう。事例の全体的な経過が読者にいきいきとイメージできるようにまとめられるといいです（これは、必ずしも会話調で記述することではありませんので注意してください）。

「結果」は、看護上の問題に対して実践を行い、その経過を通して、問題解決や課題がど

[*1] 看護上の問題：病院などの医療施設や治療を中心とする実習・実践では、看護問題、看護上の問題という表現をよく使用しますが、精神看護学、老年看護学、地域看護学、在宅看護などの領域では「課題」という表現がよく用いられています。本書ではこれらをすべて含んだ意味で用いています（p.224のコメント⑧参照）。

の程度達成できたのか、今後に残されていた課題や新たな問題は何かなど、実践の評価についても必ず記載してください。

「看護の実際と経過および評価」をまとめていく中で、ケーススタディの目的がより明確になってくることがよくあります。はじめはテーマが明確にならなくても、丁寧に看護の経過をまとめていくことをおすすめします。また、「方法」で記述した内容に沿って「結果」を記載していくことも、論文の一貫性を保つためには重要な視点です。常に「目的」と「方法」を紙に書いて目の前に置きながら最終的なレポートにまでこぎ着けましょう。

目的達成のための考察

ケーススタディの目的によって、どのような視点で考察を進めていくかは、必然的に決まってきます。患者に対する看護の実践や経過報告（結果に記載した内容）を通して、研究者自身の解釈や考え方を述べたり、解釈が妥当であったかを検討したりする部分です。その際、先人の研究成果や、論述を比較検討することも必要となります。そうすることで、独りよがりの分析や解釈ではなく、看護学としての洞察が深まるでしょう。

最も重要なことは、目的が達成できるような考察になっているかどうかです。感想文のようになることもよくありますが、あなたが設定したケーススタディの目的を達成するために、しっかり最後まで考察してください。

概念・理論や枠組みを使用した場合は、実践との関連について考察し、使用した概念・理論や枠組みが適切だったのかどうかも検討しましょう。有益であったとなれば、今後、類似したケースに対応するのに、あなたのケーススタディが大いに役立つ可能性があります。しかし、もし有益でなければ、どうして有益でないのかの検討も大いに役に立つ成果になります。いずれにしても他の人の看護実践に活かしてもらえるようにしたいものです。

結論（まとめ）

テーマに基づいて事例（ケース）を解説し、解釈して、分析し、考察してきた結果として、全体を要約する形でまとめます。最後に、今後の課題についても述べておくと、発展的なケーススタディとなるでしょう。

控えめな著者は、1事例の分析なので一般化ができない、というような消極的な表現を用いてしまう場合がよくあります。しかし、ケーススタディで取り上げた特定の状況や対象者の特性という文脈の中で、他の事例や状況に適用していく視点や知識が発見できるか、ということがケーススタディの最も重要な意義だと思います（一般化[*2]）。自分の行ったケーススタディが、今後どのような場面で活用できるのか、積極的に示していく姿勢が大切です。

結論は、ケーススタディの目的が達成されたかどうかを確認するところでもあります。したがって、一般的なまとめになってしまわないように気をつけましょう。たとえば「コミュニケーションの大切さを改めて学んだ」ではなく、この「ケーススタディの結果、このような方法を用いればコミュニケーションを円滑に深

[*2] 一般化：generalization。通常に使われる一般化という用語は、抽出された少数のサンプルでの結果が、母集団に適用できるかという量的研究で用いられる用語であり、大きな集団にどのくらい適用できるか、その可能性を意味している。質的研究でも便宜上同じ用語が用いられているが、その意味は異なっている。特に、事例における一般化は、仮説（今後、複数の事例で検証していくことができるような、1事例から導き出された声明（statement））の形成や理論生成／検証に貢献するという意味をもっている[1]。事例から明らかになった特徴や発見が、他の事例のケアに適用可能（移行可能性、transformability）か、どんな新しい視点で他の事例を見ていけるか、その示唆や仮説について検討することが重要になるし、ケーススタディの意義でもある。

めることができ、今後の患者支援に役立てられる」というように記述できると思います。

ケーススタディは、1人（または集団）の人をじっくり分析するという特徴がありますので、まとめも、その人（または集団）の特性が読みとれるような表現方法を工夫してみましょう。

学生のレポートの場合、このレポートを書くことで新たに学習したことなどが含まれることもあります。単なる感想文にならないように心がけて、自分らしいまとめを書けるといいです。

看護師の方は、今後同じような事例に出合ったときに、具体的に活用できるようなところまで、考察や検討を重ねて、結論を出しておくと、ケーススタディを行ったことが、自分のキャリアアップに有効につながることは間違いありません。

文献の活用

ケーススタディにおける文献は、自分の解釈や分析が独りよがりになっていないかどうかを明らかにするために用いることが多いようです。研究的な論文になればなるほど、先人の研究成果や理論との対応などが要求されますが、学生の皆さんにとっては、自分と似たような事例の分析や参考にした分析方法などと対応させながら、自分のレポートの内容を深めたり、説得性のある論旨を展開させるために、文献を活用することを、おすすめします。

臨床で働いている看護師の方々は、学生のときより、さらに進んでより研究的なケーススタディができるように、文献の積極的な活用ができることを望んでいます。

脚注の使い方については、文末にまとめる方法と、本書のように各ページに脚注をつける方法などがあります。論文としての流れを損なうような内容であれば、効果的に注を用いることが読者の頭の流れを妨げずに、論文の内容をより理解してもらえると思います。

以上が、ケーススタディに向けたまとめの原則です。これらを「レポートを書くためのポイント」（p.134）としてまとめましたので参考にしてください。また、文献としてケーススタディを用いるとき、これを参考にすると、文献の評価にも使うことができますし、指導するときの指針としても活用できるのではないかと思っています。

文献
1. Sandelowski M. One is the Liveliest Number : The Case Orientation of Qualitative Research. Research in Nursing & Health 1996 ; 19 : 525-529.

Part V

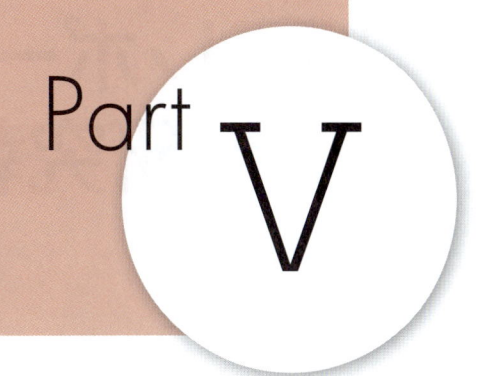

まとめ方と発表

　Part Vでは、行ったケーススタディを研究報告書（レポート）としてまとめ、公に発表していく際の考え方や具体的な方法について説明していきたいと思います。

1　レポート（研究報告書）の構造　104
2　書くときの基本姿勢　111
3　レポート（研究報告書）の書き方　115
4　文献の活用　123
5　口頭発表　126

1 レポート（研究報告書）の構造

　ケーススタディに限らず、ほとんどの研究は、報告するためのルールやスタイルをもっています。そして、それは具体的にはレポートの構造という形で現れてきます。この構造をつくり上げているいくつかの見出しを細かく見ると、研究分野や種類によって多少違っています。

　しかし、基本的な構造は同じといえば同じ、少なくとも共通の傾向をもっているといえます。そこで、まずこの共通する基本的な役割から考えていきましょう。

マスコミュニケーションとしての役割

　ケーススタディのレポートを書くということは、コミュニケーションとして考えると、患者やクライエントとのように、顔と顔をつき合わせてのコミュニケーションの領域を越えてしまいます。つまり、レポートというコミュニケーションは、自分の目の前の相手や、離れている家族や友人に伝えれば、それでよいというものではないのです。

　なぜならケーススタディは研究の一種であり、研究は学問という森を構成している木や枝の1本だからです（図1）。学問の森は、たとえそれが看護学の森であろうと心理学の森であろうと、それぞれがたくさんの研究という木や枝からできあがっています。

　しかも、研究は今行われているものばかりではありません。むしろ過去に報告されてきた多くの研究の積み重ねを知ることによって、今の研究テーマが決まり、将来に向けての研究の方向も見えてくるのです。

　たとえば、看護学であれば、患者自身や患者への援助に関する過去のたくさんの研究を、論文やレポートの形で積み上げ残すことができます。そして、研究者がそれを読むことができて、はじめて次の課題が見つかるということもあるのです。

　こう考えますと、たかが1つのケースレポートといっても、それは人類が長い間かけて蓄積してきた過去の諸研究とのコミュニケーションであると同時に、今現在そのケースに関心のある人々とのコミュニケーションでもあり、未来において関心をもつ人々へのメッセージでもあるのです。ですから、ケーススタディはすべての人に対して開かれたマスコミュニケーションの一種と考えたほうがよいと思うのです。

　ケーススタディのレポート（研究報告書）が、このような役割を果たさなければならないとすれば、当然、それに見合った書き方が必要になってきます。どんな書き方かというと、まずその貴重な情報をできるだけ「正確に」、そして必要なメッセージをできるだけ「早く」、より多くの人に、できるだけ「広く」伝えるためのスタイルが考えられているのです。

研究を伝えていくための基本構造

　研究報告書は、同じマスコミュニケーションの一種といっても、新聞記事や小説、評論

図1　学問と研究の関係

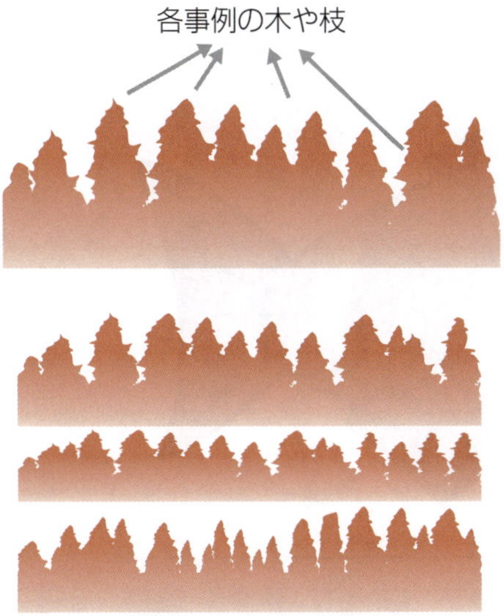

各事例の木や枝

報告事例の林が森になり、事例が示した事実が普遍性のある真実となる

鈴木庄亮, 川田智之：保健・医療・福祉のための論文のまとめ方と書き方. 南江堂, 東京, 1999：38. より一部改変して引用

とは違った独特の基本的な構造をもっています。なぜなら、新聞記事の場合はキャッチコピーをつけて、いかに読者の目を引きつけられるかに、小説の場合はそのおもしろさや感動を与える文章やストーリーに、評論の場合は論者の主張や思想などに、主に重点がおかれるからです。これに対しケーススタディの場合は、あくまでも順序よく正確に伝えることを優先する科学論文に近い構造なのです。

次ページにあげた図2では、論文などに代表される研究報告書の基本構造を、魚の模式図で表してみました。これを見るとわかるように、ほとんどの研究論文の構造は、頭と胴と尾の順に、大きく3つに分かれています。

何百年・何千年後の科学論文が、これと同じ構造を続けているかどうかはわかりませんが、少なくとも現在までのところは、ケーススタディの研究報告書もまた基本的に科学論文と同じように、この3つの順に書かれます。

決して胴体やしっぽが頭より先にくることはありません。

1 序論（頭）

では、まず「頭」の部分の内容から説明していきましょう。後述する書き順でいくと、タイトルのすぐ後ろにくるこの部分は、「序論」「はじめに」と呼ばれるところです。英語だと"introduction"に当たるところです。また最近は「問題意識」「問題の所在」などと書いてある論文もときどき見かけます。詳しい内容については「レポート（研究報告書）の書き方」（p.115）のところで各項目別に説明します。ここでは内容について、おおざっぱに説明します。

「頭」の部分は、まず第1番目に、これまでの先人たちの研究から発生するメッセージを受け取るところです。つまり自分の選んだ研究テーマについて、先人たちの努力の結果、どこまではわかっていて、どこから先はわかっていないのかを、はっきりさせてみんなに紹介するのです。

そのうえで、次に自分が行おうとする研究は、どこを補おうとする研究なのか、その位置づけを明確に伝えるのです。その中には、なぜここを補おうとするのに、この研究を選んだのかという、自分の研究動機も含まれます。そして「頭」の中でも、最も重要な部分の研究目的が明記されます。この「研究目的」という部分は、論文全体の扇の要でもあるのです。

2 本論（胴）

さて、「頭」の部分で過去の諸研究とのコミュニケーションから、自分のはじめようとする研究の目的をはっきりさせたら、次は図2の魚の「胴」の部分です。ここは社会科学系の論文だと「本論」としてひとまとめになっているところで、序論で立てた研究目的に沿って

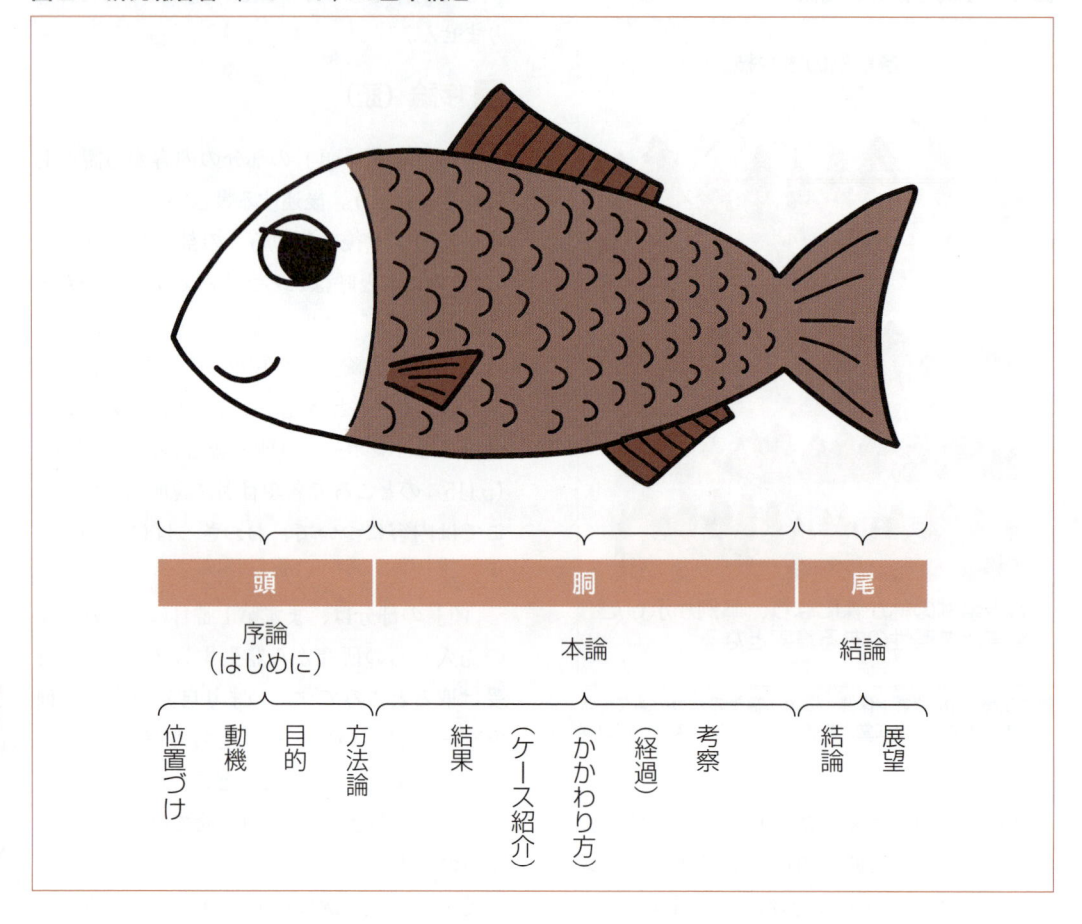

図2　研究報告書（レポート）の基本構造

頭	胴	尾
序論（はじめに）	本論	結論
位置づけ／動機／目的／方法論	結果／（ケース紹介）／（かかわり方）／（経過）／考察	結論／展望

論を展開する部分、論文の本体であり根拠となる、いわば主食の部分です。

自然科学系の研究に代表されるように量的な研究の場合は、よくここで研究方法論や研究結果とその考察が項目の順に展開されます。ケーススタディでいえば、ケースの中身を展開し考察する、最も重要で正確さが要求される部分です。

3 結論（尾）

最後は「尾」の部分です。ここは、文科系、理科系あるいは、量的研究、質的研究にかかわらず、ほとんどの論文で「結論」と呼ばれる部分です。

「頭」のところで決められた研究目的に沿って、「胴」のところで展開された研究は、この「尾」のところで簡潔にまとめられ発信されます。何に向けて発信されるかというと、今この研究に関心をもっている人々と、将来、関心をもってくれるかもしれない人々に対してです。

こうして研究者は、過去から受けたメッセージを、現在生きている人々と、これから生まれる人々に、正確に、早く、広く伝えていくことができるのです。

研究の種類と報告書の構造

研究報告書の構造は、基本的には分野の違いを超えて共通した考え方とスタイルを内在させているといってもよいと思います。しかし細かく見ていきますと、研究分野によっていく

表1 各分野の研究報告書の構造の比較

	社会、人文、理論系	基礎、実験、調査系	応用、実験、調査系	ケーススタディ	ケース検討用報告
頭	1. 序論	1. はじめに (1) 問題の位置づけ (2) 動機 (3) 目的、仮説	1. はじめに (1) 問題の位置づけ (2) 動機 (3) 目的〈仮説〉 (4) 意義	1. はじめに 〈(1) 問題の位置づけ〉 (2) 動機 (3) 目的、〈仮説〉 (4) 意義 〈(5) 方法〉	1. 検討課題の提示
胴	2. 本論	2. 方法論 (1) 対象、材料 (2) 方法、手順 3. 結果 4. 考察	2. 方法論 (1) 対象、材料 (2) 方法、手順 3. 結果 4. 考察	2. ケースの紹介 (1) 被援助側 (2) 援助（実践）側 3. ケースの経過、状況 4. 考察	2. ケースの紹介 (1) 被援助者側（患者、クライエント） (2) 援助者側（看護の実際） 〈3. ケースの経過〉 4. ケースの分析 〈5. 検討課題提起〉 6. 方針、対策
尾	3. 結論、展望 4. 謝辞 5. 文献、脚注 6. 要約（要旨）	5. 結論、展望 6. 謝辞 7. 文献、脚注 8. 要約	5. 結論、展望 6. 謝辞 7. 文献、脚注 8. 要約	5. 結論（展望） ［学生の場合 　6. おわりに 　・学んだこと 　・反省点 　・今後の課題］ 7. 謝辞 8. 文献、脚注 9. 要約	

〈 〉で示した項目は省略される場合がある。

つかのバージョンがあるようです。つまり報告書中の見出しの名前や数などに多少違いがあるのです。

表1は、主な研究分野別に典型的な報告書の構造を比較したものです。もちろん例外はたくさんありますが、主な構造をいくつか選び、相違点をわかりやすく示したかったので紹介します。

たとえば、表1の左端の列は社会科学や人文科学あるいは理論的研究の論文によくみられる構造で、この表にある論文の中では最もシンプルです。これに比べると、左から2番目の列の基礎系の実験研究および調査研究によくみられる構造は、見出しがより細かく分かれています。その右隣にある応用系の実験および調査研究の構造もほとんど同じですが、基礎系とは1か所だけ違います。それは、応用系の場合は「1. はじめに」の中に「(4) 意義」という見出しがあるからです。

看護学や医学などの応用系の学問（知識を社会に役立てるための学問で、応用学、実学といわれます）の場合は、この研究がどんな役に立つのか、その実践的意義を明確にしておくことが大切だからです。

さらにその右隣には、この本の主人公であるケーススタディの構造が示されています。この場合は、説明してきた基礎系、応用系と、いくつかの項目に違いがあります。たとえば「1. はじめに」の中の「(1) 問題の位置づけ」という項目は、ケースレポートと呼ばれるケーススタディを簡略化した報告書では、ときどき省かれることがあります。

同様に「(3) 仮説」や「(5) 方法」も、特に実践的なケーススタディの場合、フィールドスタディやアクションリサーチなどを除くと、わざわざ書かないこともよくあるようです。

しかも「(5) 方法」は、ケーススタディの場合、実験や調査研究と違い、魚の図でいうと「胴」のところに方法論として書くのではなく、「頭」の部分に書くことがよくあります。その他、実験研究、調査研究では「3．結果」に当たるところが、ケーススタディでは「3．ケースの経過」（ヒストリカルスタディ）や「状況」（インシデントスタディ）という項目になっている場合が普通です。

もう1つ、研究の分野や方法の種類による違いではないのですが、学生の教育用の研究と本来の研究とでは、結論の後の部分が違ってくる場合があります。つまり、学生の教育を目的にした研究報告書の場合は、結論の後に、さらに「6．おわりに」といったような項目を追加し、学生が研究を通して学んだことや反省点、今後学ばなければならない課題などを書き加えておくことが多いのです(p.115参照)。

ケーススタディとケース検討の違い

表1の右端の列は、ケース会議（カンファレンス）でケースを検討する際に出席者に配る報告書（レポート）の構造を示し、その左隣にあるケーススタディの研究報告書の構造と比較しやすいように並べてあります。

この本で使うケーススタディという用語は、あくまでも研究の一種としての意味ですから、当然、頭、胴、尾の構造をもっています。ところが、ここでいうケース検討の場合は、研究ではなくて実践を目的にしているのですから、胴体だけあれば、頭も尾っぽもいらないのです。

ですから、過去の研究を調べ、その中で自分の研究報告がどこに位置するのかを明確にし、仮説や研究目的と方法を最初に定めて（「頭」の部分）、それに沿って検証したり論を展開しなくてもいいのです。研究目的がないのですから、最後にその目的が達成されたかどうかを述べ展望を示す結論（「尾」の部分）もいらないのです。

ケース検討会では、せいぜいケースのタイトルと簡単な検討課題の紹介を述べるくらいで、時にはタイトルだけで、すぐケースの紹介に入ることもあります。

ただ、ケーススタディの「胴」に当たる部分では、ケースの経過や場面の状況などを説明し、その分析、評価、考察などをする場合が多いので、ケース検討でやる中身とほとんど重なってしまいます。ここのまぎらわしさが、学生などが混乱してしまうゆえんだと思います。これからケーススタディをはじめようとする人、特に書きはじめようとする人や、それを指導する立場の人は、チェックしておいてよいところではないでしょうか。

このような混乱をできるだけ避けるため、研究報告書の構造に慣れていく方法について紹介しましょう。

研究の報告形式に慣れるために

1 読む（論文抄読）

まず一般的なやり方は、論文抄読という方法です。これは、論文やケーススタディの載っている雑誌や単行本、あるいは卒業生の直筆論文でもよいですから、とにかく読んでいくのです。1人で読むと退屈してしまう人は、何人かで一緒に読みながら話し合ってもよいでしょう。

いずれにせよ、初心者が報告形式に慣れるために論文などを読むコツは、テーマと研究目的は何か、どんなふうに研究目的を遂げようとし、結局何がわかったのか、というように、「頭」と「胴」と「尾」のつながりに注意を払って読むことです。ダラダラと何も考えないで読んだり、小説の飛ばし読みのように関心のあるところだけ読むのでは、論文の構造に気

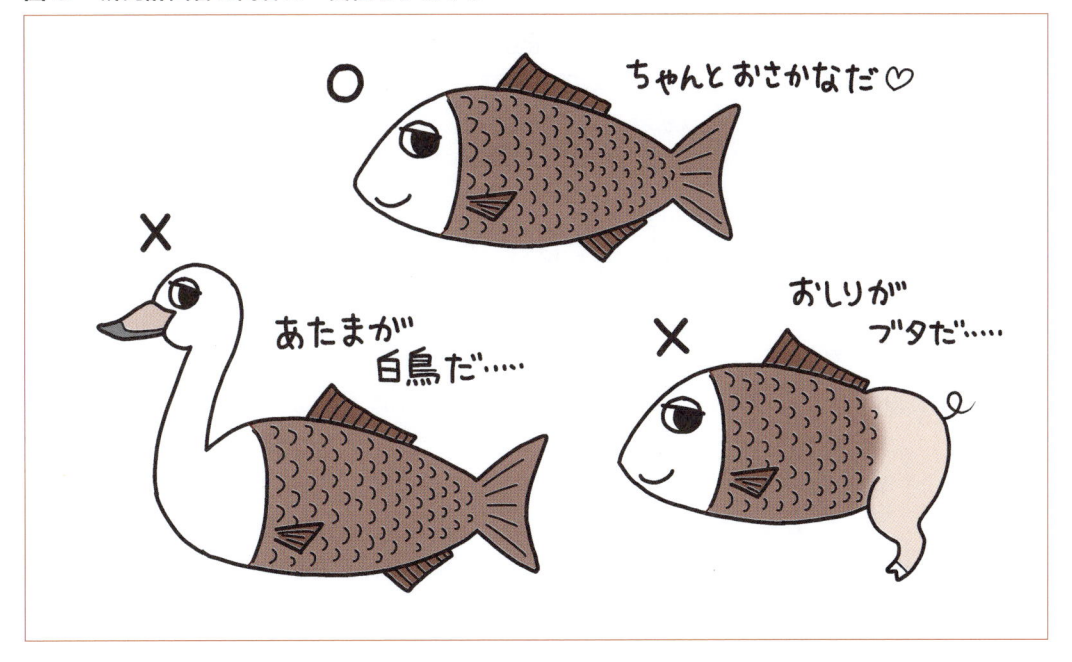

図3　研究計画書の内容の一貫性をチェック

づかないことがあります。

　論文の構造に気づくためのメリハリある読み方を徹底するために、1つの論文を見出しごとに何人かで手分けして読みます。たとえば「テーマと先行研究」「研究動機と研究目的」「ケースの紹介」「看護師と患者のやりとりの経過」「考察」「結論」などのように分けて、1人ずつ区切って順番に読んでいく方法（輪読）もあります。もし教員が一緒に行うなら、項目ごとに、なぜこれが研究動機でこちらは研究目的なのか、テーマと結論はズレていないか、といった大事なポイントを学生にコメントするのもよいでしょう。

2 要約をつくりディスカッションする

　もう1つの方法は、好きな論文やケーススタディの文献を選び、それを各自で研究報告書の構造の見出しを意識して要約をつくり（B4用紙1〜2枚以内のレジュメ）、発表し合い、意味やつながりのわかりにくいところなどをディスカッションする方法です。

　質疑応答の苦手な学生たちの場合は、あらかじめ質問者やディスカッサント（discussant、討議参加者）を順番に決めておいて、話の口火を切ってもらい、次に全体で話し合ってもよいと思います。

3 研究計画書をつくる

　しかし、他人の研究報告書をいくら読んでも今ひとつ実感がわかない、自分で構造をつくる体験ができないという人もいます。このタイプの人には、PartⅢで紹介した研究計画書を利用することをおすすめします。各自で自分の研究テーマを考え、そのテーマに矛盾しない研究目的を設定し、その目的が達成できそうな研究方法を工夫し、そこから生まれる結果、その結果にいたった理由や要因などの考察ポイント、そこから導かれる結論などを予測して書き出します（できるところまででよいと思います）。

　こうして文章化された各自の研究計画のレジュメをコピーして、グループの全員に配り、順に発表し合います。自分の研究計画を読み返しても気づかなかった点が、他人の発表を

図4　研究報告書の基本構造と研究の流れ

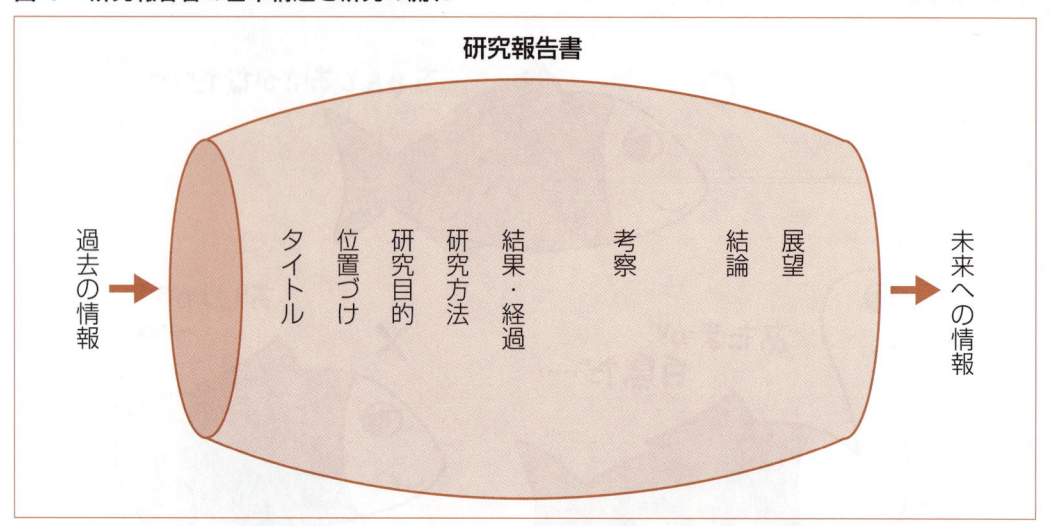

研究報告書

過去の情報 → タイトル／位置づけ／研究目的／研究方法／結果・経過／考察／結論／展望 → 未来への情報

　聴くとよくわかるという場合もあります。特に、タイトルからはじまって結論にいたるまでの研究計画の内容が一貫しているかどうかは、自分ではそのつもりで書いていても、他人から見ると不一致だったりすることがあります。

　図3に示すように、テーマ、研究目的、経過、考察までは、ちゃんと魚の「頭」と「胴」なのに、結論のところにくると豚の尻尾のように飛躍した内容になってしまっている計画もあるでしょう。また逆に、「胴」と「尾」は魚としてつながっているのに、「頭」が他の動物になっている場合もあります。

　つまり研究目的と援助経過の中身が食い違っていたり、タイトルから考察までは一貫した内容で展開されているのに、結論だけがまったく別な"ぶっ飛んだ"内容になっているような報告書もあるのです。魚には魚の「頭」と「胴」と「尾」が、豚には豚の「頭」と「胴」と「尾」がついているかを、お互いにチェックし合いましょう。

　ただ、ここでは、わかりやすくするために論文の構造を、魚や豚などの動物の頭と胴体と尾で表してきましたが、実際はそう単純に割りきれない面もあります。研究方法は「頭」の部分に入るのか、それとも「胴」の部分に入るのか、疾患の説明や患者の紹介、看護の実際は「胴」なのか「頭」なのか、といったように細かく見ていくと、人によっても考えの分かれるところだと思います。細かい違いについては、各研究分野や指導教員の指導にお任せするとして、この本で大切にしたいのは、研究報告書の基本的な流れです。

　図4は、研究報告書という筒の中の構造と、その中に入って変化して出ていく研究情報の流れを模式化して表しています。過去のさまざまな研究に関する情報を外界からこの筒の中に取り入れ、筒の中の基本的構造であるタイトル、位置づけ、研究目的、研究方法、結果（経過）、考察、結論と展望にしたがって順に情報を整理して、再び外界へ情報として送り返すプロセスなのです。

　ですから要は、この研究の流れやプロセスを自覚したうえで、研究報告書の基本的書き順を間違えないように、みんなで構造に慣れる工夫をしていけばよいのではないでしょうか。

2 書くときの基本姿勢

さて多少のバージョンはあるにせよ、研究報告書の基本的構造については、だいたいおわかりになったと思います。ここでは、いよいよレポートの具体的な書き方について説明していきたいと思います。

書くときの基本姿勢
－早く、広く、正確に

これまで何度もお話ししてきましたが、実際のレポートを書くときも、やはりケーススタディの研究としての役割を忘れるわけにはいきません。

1 広く伝える

研究というものは、書いたものを公開するわけですから、コミュニケーションの対象は不特定多数の人々であり、伝え方はマスコミュニケーションの一種と心得たほうがよいと思います。さらに研究の一種であるということは、過去の情報を現在生きている人々や将来生まれてくる人々にも伝え、さらにそこに自分の研究したオリジナルな情報を加えて伝えるという心構えが必要なのではないでしょうか。

ということは、当然、みんなに通じる言葉と文章で書く必要が出てきます。友だちや恋人だけに通じる言葉や、家族の中だけや親しくなった特定の患者との間だけで通じ合う言葉で報告したのでは、他の多くの人々には理解できないかもしれません。

また、一地方だけで通じる言葉を使った場合も同様のことがいえます。したがって、当たり前のことのようですが、少なくとも日本語なら日本語の標準語で書く姿勢が必要だと思います。このごろの学生の"タメ語"レポートを読むにつけ、その必要性を切実に感じます。

この、より広く伝えられる言葉や文章によるレポートというものの、究極的な状態は何でしょうか。今は英語が主流の時代ですが、本当に人類全体に伝えたいと思うなら、世界共通語を創っていくか、優秀な翻訳用携帯パソコンをみんなが持てるようにすれば、コミュニケーションをもっと広く行きわたらせることができ、世界中の人類の知恵や知識を共有しやすくなることでしょう。

2 正確に伝える

もちろん広く行きわたれば、それでよいというものではありません。その中身が問題なのです。ケーススタディも研究である以上、正確な情報を伝えることが第一に優先されなければなりません。小説のようにおもしろく感動的な書き方をしてはいけないというわけでもないのですが、それによって事実よりもオーバーな表現になってしまったり、逆にぼやけて不明確になってしまったのでは、事実を正確に伝える力が落ちてしまいます。

たとえば、あるケーススタディを通して素晴らしい援助方法が見つかったとします。この援助方法をみんなに活用してもらうには、まずそれを正確に間違いなく言葉にして書き、レポートにし、より広く伝えるために公に発表します。でもそれだけでよいでしょうか。

図1　各研究分野（看護学と心理学）における研究テーマの位置づけの例

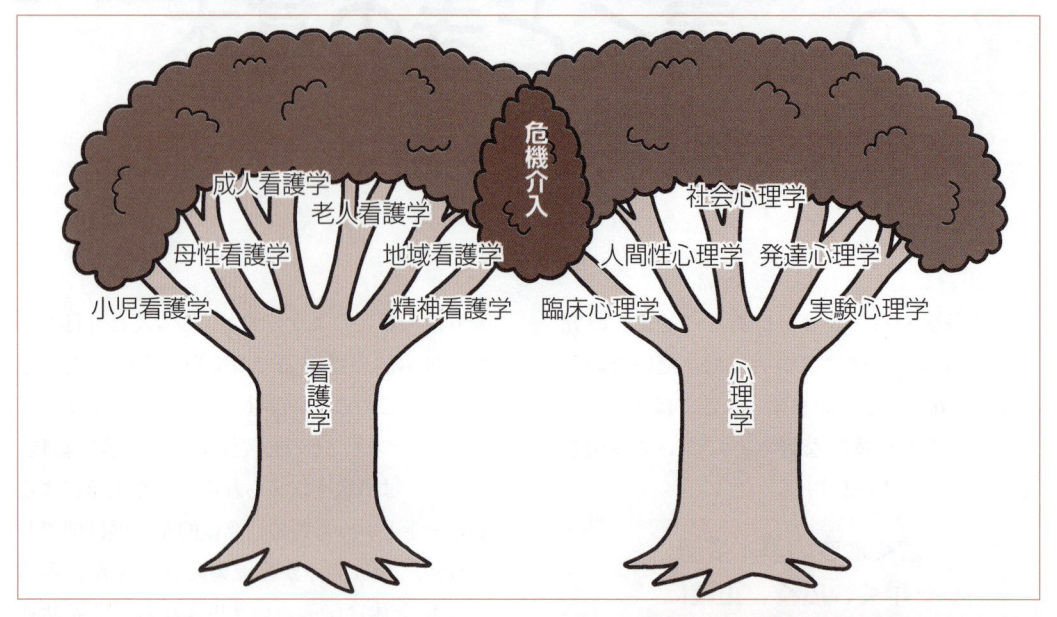

（図：2本の木。左の木「看護学」には「小児看護学」「母性看護学」「成人看護学」「老人看護学」「地域看護学」「精神看護学」の枝があり、右の木「心理学」には「臨床心理学」「人間性心理学」「社会心理学」「発達心理学」「実験心理学」の枝がある。2本の木の間に「危機介入」がまたがっている。）

3 早く伝える

　世界のどこかには、患者への援助にせっぱつまっていて、早く新しい有効な援助方法を試してみたい看護師もいるかもしれません。このような方々に必要なのは、手に入れることができ、かつ正確な情報であることはもちろんですが、さらに、すぐ読めて理解しやすい援助方法が書かれているレポートです。

　少しでも早く、その援助方法を知り実践することで、その患者を苦しみから解放することができるかもしれないからです。わかりやすく簡潔なレポートが望まれるのです。

　構成比で表すなら、序論1：本論10：結論1くらいのレポートが多いですが、内容によって多少変わってきます。

　まず"正確"に、そして"簡潔"に、"みんなに通じる表現"で、これが書くときの基本姿勢です。

各専門分野の中の位置づけ

　もしできるなら、自分が報告するケーススタディは、人類が長い間かかって積み上げてきた学問の、どの専門分野に属しているのかを調べて、はっきり書いてみましょう。そうすれば、そのケーススタディの重要さが、読者によりわかりやすくなるはずです。

　学問分野をそれぞれの木にたとえるならば図1のようになります。研究テーマが「震災で肉親を失った患者の心の援助について」だとしたら、その位置づけは、「看護学」という木の「精神看護学」という太い枝の中にある、「危機介入の看護」というさらに細い枝の1本ということになるかもしれません。

　しかも、このテーマは「心理学」という別の木の「臨床心理学」という太い枝の中にある危機介入法の一種の「悲嘆作業」という細い枝とも関連している、ということがわかるかもしれません。

　上の例からもわかるように、この位置づけをするプロセスというのは、実は研究の中でも

最も時間を必要とする場合が多いにもかかわらず、目立たない地味な作業の積み重ねなのです。ですから、看護学校のカリキュラムのように、少ない時間内にケーススタディのレポートの構造を学ぶ場合、最後まで書くために、とかく省いたり、サラっと流したり、教員の知識を借りたりすることも多いようです。

　しかし、このプロセスには、研究のもつ本当の醍醐味があります。自分が興味をもっているテーマにおいて過去の研究者たちがやってきた研究を眺め、足りないところを見つけたら、そこに自分の研究をドッキングさせ、人類の長い歴史に仲間入りする感じは、なかなか感動的でもあります。自分の前に誰も研究していないとわかれば、自分で新しい道を切り開いていく喜びがあります。

　教育する側としては、学生にこの感動を味わわせるべきか、レポートの構造を一通り書かせるべきか、究極の選択を迫られ迷うところです。

言語、記号、シンボル

　ケーススタディに限らず、すべての研究は、その内容を伝える手段として「書かれたもの」を使います。文字にしろ、！や？のような記号、〒や†のようなシンボルマークを使うにしろ、皆レポートの内容として書かれていなければなりません。

　しかし、もちろんコミュニケーションは、「書く」という方法だけによるのではありません。音や映像によるコミュニケーションもあるし、身ぶりや接触や雰囲気などによる対人的コミュニケーションもあります。

　たとえば、アイヌ民族は、文字のない文化をもつため、昔のことを歌やお話によって伝えてきました。他にも地球上には文字をもたない文化がまだいくつも残っています。ひょっとすると将来は、研究も文字なしのレポートで伝えられる日がくるかもしれません。でも当分の間は、言葉にした情報を、文字を使って（記号なども交えて）書いていくことが、レポートによるコミュニケーションの中心であり続けるでしょう。

　ということは、ケーススタディを進めていくプロセスにおいても、常に「書く」ということが大切になるのではないでしょうか。自分は記憶力がよいから書かなくてもよいという人も、録音・録画するからよいという人も、いずれは書くことになります。メモ書きでも記号やシンボルマークを使ってでもいいですから、「書いて」残しておく癖をつけることが、後でレポートにするときに、とても役立つと思います。

　このように、書かれた言葉によるコミュニケーションをするということは、裏を返すと、表情や雰囲気といった非言語的な方法の助けをまったく借りることができずに伝え合わなければならない、ということにもなります。つまり、文字や記号として書かれたものだけが頼りになるのです。

　それは、日常会話のように、そのときそのときの気分で言葉を使うのではすまされない、ということでもあります。そんなことをしたら大きな誤解を与えることになるかもしれず、正確に伝えることをモットーにする研究報告書の意味をなさなくなってしまうからです。

　そこで、誤解されそうな用語に説明を加えたり、新しい用語をきちんと定義したりする必要が出てくるのです。

　では次に、書かれた言葉をどうつなぎ合わせ、レポートの文章にしていくかについて、述べていきます。

論理という接着剤

　どんなに1つひとつの単語がしっかり書かれていても、文章がメモ書きのように自分だけ

図2　論理の接着剤

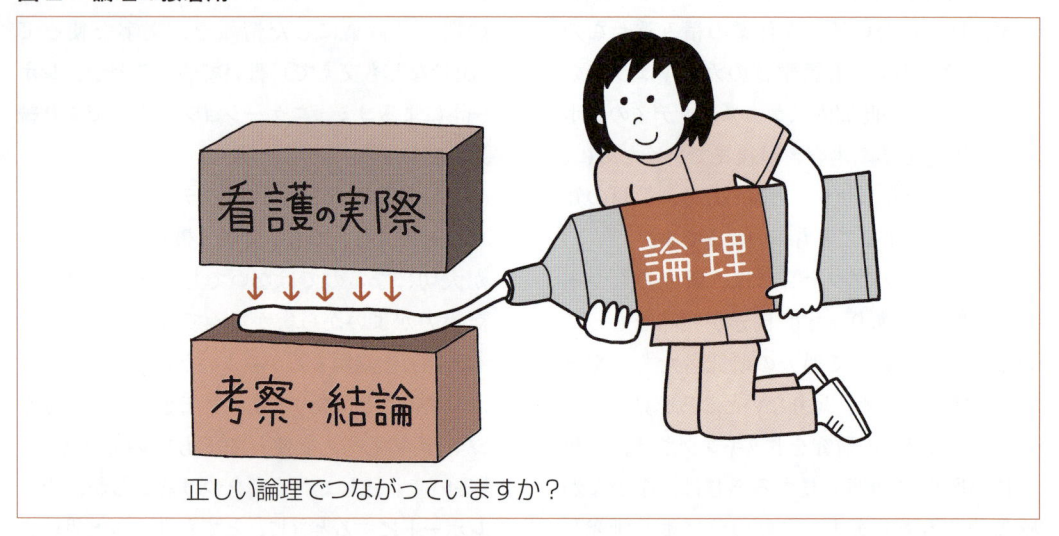

正しい論理でつながっていますか？

わかればよいというレベルで書かれていたのでは、読者には正確に伝わりません。学生のレポートを読むと、よく主語の省略された文章に出合います。おそらく書いた本人である学生は、主語が患者を指しているのか、自分なのか、看護師なのかわかっているのでしょうが、読むほうには、誰がいったのかわからないということが、しばしばあります。

このような不完全な文による問題ばかりではありません。主語も述語もきちんと書いてあるのに、それらの文と文をつなげる筋道を間違えると考えを正しく伝えることができなくなります。この考えを正しく伝えるための筋道が、「論理」と呼ばれるものです。それは、文章と文章を正しくくっつけていくための、見えない接着剤のような役割を果たします（図2）。

学生のケースレポートの考察や結論でよくみかけるのが、論理の飛躍です。たとえば「実習で受け持った患者さんが自分に不安を表出してくれたので、自分と患者さんの間に信頼関係が育っていったのではないか」という考察をしたとします。ところが、その次に「これからも患者の不安を表出させることによって、看護師と患者の間に信頼関係を築いていける」と書くことがあります。

これは一見、論理的に正しいように思うかもしれませんが、実は問題があります。なぜなら、自分が受け持った特定の患者の不安表出が信頼関係を築いたとしても、それゆえにすべての患者が不安を表出すれば信頼関係を築けるとは限らないからです。

この論理が成り立つためには、最初に「すべての患者は不安を表出した相手である看護師と信頼関係を築く」という「前提」がなければなりません。そうすれば、受け持ち患者が不安表出をした、ゆえにお互いの信頼関係ができる、という論理が成り立つのです。

つまり、接着剤がいかに正しく文章をくっつけてくれても安心はできないのです、その前提となっている文章の中身が間違っているかもしれないからです。

たとえば、へたに不安を表出させられた患者は、信頼関係どころか、さらに大きな不安に陥ることもあるかもしれないのです。前提の正しさがあってこそ、論理の正しさも生かされるのではないでしょうか。

3 レポートの書き方（研究報告書）

表題の書き方
－早く、広く、深く、正確に

　ここからは、研究報告書の各項目について、その書き方を説明していきましょう。まず「表題」です。「標題」「論題」「タイトル」「テーマ」などと書いてある文献もあります。中には、表題はテーマそのものではない、という人もいます。

　いずれの呼び方をするにせよ、この部分は一番読者の目につきやすいところです。p.106の図2（研究報告書の構造）、p.109の図3（研究計画書の内容の一貫性をチェック）でいえば、ちょうど「頭」の先端にある口の部分ですから、まさにレポートの入口にある看板のようなものです。

　看板の文章だと考えれば、なるべく簡潔で（早く）、人目を引くチャーミングなもの（広く）であることが大切です。でも、それだけだと、看板に偽りありということになったり、何といっても研究の命である正確さと、もう1つ大切な深さに欠けるおそれがあります。つまり看板は、それが魚のレポートなのか、豚のレポートなのか、最初に一目でその内容を読者に知らせる役割があるのです。

　また、深く掘り下げるために絞り込んだテーマを1つの文ではいいつくせないときは、サブタイトル（副題）をつけてもよいのです。

　標題とレポートの内容が一致しているかどうかをチェックする方法としては、レポートを書いている途中や全部書き終った後で、もう一度、表題と内容がぴったり合っているかどうか見比べてみることをおすすめします。できたら、自分以外の誰かに読んでチェックしてもらえると、なおよいと思います。

目次

　表題のページをめくると、次に目に入るのが「目次」です。ここには、研究報告書の内容を示す見出しを並べて書きます。見出しの配列は、大きな見出しから段階的により小さな見出しへと、系統的に順番をつけて整理して書いていきます。

　たとえば、第1編、第1章、第1節、第1項や、PartⅠ-1-1）-①といった順番です。「編」から「節」までを大見出しといい、それ以下を小見出しという人もいます。また、目次には大見出しまでを書き、小見出しは書かないという人もいるし、小見出しまで入れるように指導する人もいます。

　いずれにしろ、**図1**に示すように、見出しには必ずはじまりのページナンバーがつけられます。研究報告書を書く前に見出しの大枠をつくっておき、だいたいのページ数も書いて目安をつけてから書きはじめると進めやすいかもしれません。

　しかし最終的には、レポートができ上がってから通し番号（ページナンバー）をつけ、その番号を目次の各見出しの表題の後につけていくと、間違いが少ないでしょう。

図1　表題と目次の例

```
平成　年度　事例研究　成入看護実習Ⅰ

自覚症状の乏しい慢性疾患患者の行
動変容を促す患者教育




            短期大学看護学科3年
  ○○○　○○○○（学籍番号と名前）
実習病棟（施設）
指導教員：○○○○先生
提出月日：平成　年　月　日
```

```
             目次

  Ⅰ．はじめに         1頁
  Ⅱ．結果           2頁
     1．            2頁
     2．            6頁
  Ⅲ．考察          10頁
     1．           10頁
     2．           12頁
  Ⅳ．結論          14頁
  Ⅴ．おわりに        15頁
  引用参考文献
```

序論（はじめに）の書き方

ここからは、いよいよ研究報告書の内容に入っていきます。本書では、レポートの構造の見出し順に説明していきますが、皆さんが実際に書きはじめるときは、この順番に書く必要はありません。考察からでも、患者紹介のところからでもかまいません。書きやすいところから書いて、後で清書のときに順番につながっていればよいのです。

さて「序論」という言葉については、前にふれたように、他にもいろいろな言葉で表現されています。たとえば「はじめに」「緒論」「諸言」「序説」「はしがき」「まえがき」「序文」「序」などの他にもいくつかあります。どれを使ってもよいという人もあれば[1]、「序文」や「まえがき」は、単行本などを書くときに使う言葉で、論文などの研究報告書では使うべきではないという人もいます[2]。このへんは、まだ統一されているとはいえない現状なのです。

学生の立場としては、とりあえず担当教員の指導や発表する学会や雑誌の規定にしたがって書くほうが無難でしょう。この本では比較的問題のない「序論」や「はじめに」を使っています。この本の主旨からいえば、むしろ序論の内容こそ重要です。序論は、魚の形をした研究報告書の構造図（p.106）でいえば、魚の「頭」の中心、つまり「頭」の中で最も"おいしいところ"（重要なところ）といってよいと思います。では、その中身の書き方について順に説明していきましょう。

1 この報告書の位置づけと先行研究

何度も述べてきたように、序論の大切な役割のひとつは、人類の過去の蓄積された研究とのコミュニケーションです。自分の追究するテーマについて、今までどの程度わかっていて、どこがまだわかっていないのかを、文献

を通して広く探りながら、自分の理論的立場（たとえば、ロジャーズ看護理論）などを含めた研究の特徴や取り扱う範囲などを明らかにしていきます。ですから、自分の研究テーマと、これまでの先行研究とが、どこでどうつながるのかを、文献を引用しながら正確に書いて説明していくことになります。

たとえば「○○患者の看護法についてはまだ報告されていないので、今回は○○患者の看護についてケーススタディを通して研究する」といった書き方もあります。また先行研究の文献がたくさんあって序論がとても長くなりそうなときは、「文献の概観」とか「研究の歴史」などの小見出しを立てて書いていく場合もあります。

前述したように、3年制の看護学生などの場合は、先行研究全般にわたって目を通す時間が十分ないと思いますので、せめて重要な文献だけでもピックアップして引用し、自分のテーマとのつながりを書いておくことになるのではないでしょうか。

2 研究の動機づけ

上に述べた先行研究を整理して書いていく中で、浮かび上がってきた研究の課題、足りない点、問題点、疑問、矛盾点などを、研究動機へと結びつけて書いていく場合もあります。たとえば「○○の研究上の疑問を解決しようと考え、このケーススタディをはじめた」といった書き方です。また、研究史よりもむしろ看護現場などの実践から生まれてきた疑問や問題点が、研究の動機として書かれる場合もあるでしょう。

いずれにしろ、ここでは研究者自身が自分の研究テーマを選ぶにいたった動機が書かれることになります。しかし看護学生などの場合は、必ずしも先にこの研究をしてみたいという動機があってケーススタディに臨めるとは限りません。病棟も受け持ち患者も割り当てられた中で、ケーススタディをはじめなければならないことも、少なくないのではないでしょうか。

せめて受け持ち患者だけでも学生に選ぶ余地があるようでしたら、自分はなぜケーススタディを前提にして、その患者を受け持ちに選んだかを研究動機につなげて書いておいてもよいのではないでしょうか。

研究動機の次は、普通は「研究目的」がくるのですが、説明や定義をしなければならない用語がかなりある場合は、新たに小見出しを立てて、たとえば「用語の定義と説明」などとして、「研究目的」の前に書く場合もあります。

3 研究目的

PartⅢの研究計画やこの章の研究報告書の基本構造のところで述べましたように、研究目的は実践目的ではなく、あくまでも研究を報告する目的です。目的は、いわば研究報告書の臍（へそ）のようなものです。体の中心にある臍から、研究の養分がレポート全体へ行きわたるようなものなのです。また、この研究の中心点は、道に迷ったときに再びもどって自分の位置を確かめる道標でもあります（図2）。

もしも経過や考察を書いているうちに脱線してしまい、何をめざして書いているのか、わからなくなったら、この研究目的にもどればよいのです。また、どうしても考察や結論と研究目的がずれてくる場合は、研究目的のほうを修正することもあります。

そのようなわけで、研究目的は非常に大切な部分なので、かなり気合いを入れて正確に書く必要があると思います。過去の先行研究と自分の研究とのつながりの可能性を匂わせておいて、研究目的のところで明確に「だから今回は、こういう研究をするのだ！」と宣言するのです。ですから、何を記述するのか、分析するのか、考察するのかなどのターゲッ

図2　研究目的は正確に

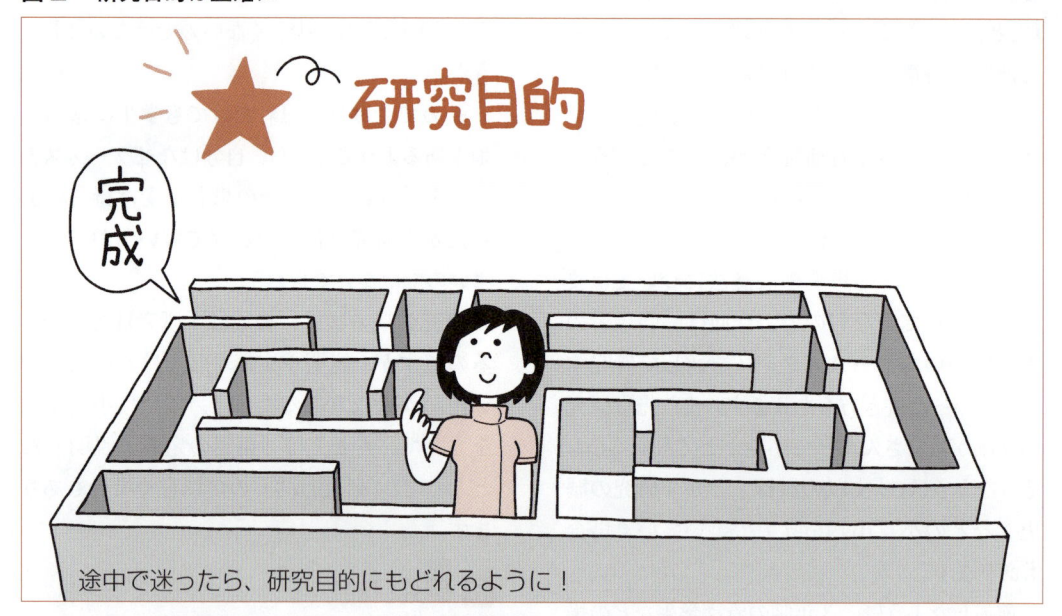

研究目的

完成

途中で迷ったら、研究目的にもどれるように！

トを具体的に明記し、一緒にその研究対象や研究方法も簡単に書いておくと、読者が早くイメージしやすくなるでしょう。

　研究目的の中に仮説を含む場合は、ちょっと注意が必要です。たとえば「○○というケアをすると△△病患者の回復を早めるのではないか」という仮説を立て、「そのケアが、△△病患者一般の回復を早めることを、ケーススタディを通して検証する」といった研究目的の書き方をしている学生がいます。

　しかし、ケーススタディで検証できるのは、その対象患者の回復に関してだけであって、他の患者一般の回復にまでは及びません（そこまでいうには統計的方法や実験的研究方法を使わなければなりません）。ケーススタディという研究方法の適用範囲をわきまえた仮説や目的の書き方に気をつけてください。

　看護学などの実践（応用）学の場合は、研究目的の後に、「研究の意義」として、その研究結果がもたらす実践的意義などが書かれます（p.107の表1）。たとえば「今までケア方法の開発されていない△△病患者に対し、○○というケアをすることで回復に役立ったとすれば、他の△△病患者にも試してみる価値が生まれる」といった意義を書くことができます。

4　研究方法

　ケーススタディを書く場合には、「序論」の次に「研究方法」という項目を立てずに即「患者の紹介」の項目に進んでいるレポートがほとんどです（p.107の表1）[*1]。実験や調査などの研究報告書では、序論の次に「方法論」という大見出しを立て、研究対象や研究手順、分析方法などを小見出しにして、かなり詳しく書くのと対照的です。これは、ケーススタディの場合、実験や調査に比べて、そんなに研究方法に違いがないため省略しやすかったからではないかと思います。

　たとえば、看護学生が学校の中でケースレポートを提出し、学内で読んで評価する場合

[*1]　ただし根津進氏によれば、症例研究の論文の組み立て方は「1．はじめに」の次が「2．疾患の説明」で、その次に「3．患者の紹介」「4．看護の実際」と続いている（根津進：新版看護研究の手引き 第3版. メヂカルフレンド社, 東京, 1995：240-241.）。

は、いちいち研究方法を書かなくても、指導する教員たちが当たり前のこととしてわかっているので、よいのかもしれません。

しかし、研究報告書を読んだり評価したりする人の中に、看護学以外の分野の教員などが入っている場合は、少し研究方法について説明しておいたほうがよいでしょう。振り返りの資料をどのようにして得たのか、どんな観察のしかたをしたのか、どんな方法で分類したり、整理・検討したかなどについて書いておくと、親切なのではないでしょうか。

5 倫理的配慮

ケーススタディのための一般的な倫理的配慮については、Part I（p.27）を参照していただくとして、ここではケーススタディの「序論（はじめに）」の中で、時おりみられる表記の例を、参考のために以下にあげておきます。

> **例** 本研究は、研究者が所属していた大学の倫理審査委員会で承認が得られた後に実施した。まず研究目的について研究実施施設の施設長および看護ステーション管理者、看護師に説明し承諾を得た。さらに、対象者3名に対して、面接調査前に再度、研究目的と方法、研究への自由な参加、調査中途での中断の保証、匿名性の確保、研究参加により不利益は生じないこと、データの保管には細心の注意をはかることを説明し同意書を得た。

ケース紹介－正確に

ここは、レポートの中心部、魚の形をした研究報告書の基本構造（p.106、以下、研究報告書の基本構造）でいえば「胴」の部分、本論です。実験や調査研究では、方法論や結果に当たる部分です。呼び名も内容も多少違いがありますが、この部分に共通する点は、事実の正確な記述です。正確さが最も要求される部分なのです。

実験ならば実験装置や実験結果、調査なら解析方法や調査結果などを、図や表を上手に使って忠実に表現することも、ときには必要です。もちろんケーススタディにおいても、図表が役に立つことがあります。

ケーススタディのケース紹介の場合も、事実を正確に書くことは、とても大切なことです。しかし正確であればそれだけでよいわけでもありません。

学生の中には、ときどきケースに関する情報をどこまで書けばよいのか困っている方がいます。無限のようにあるケースに関する情報の中から必要な情報を選び出し、ここに書くための基準となるのが、前述した研究目的です。序論で立てた研究目的に沿って、読者がケースをイメージしやすいように必要に応じて情報を選び、整理して書きます（図3）。

たとえば看護学の場合は、患者のプロフィール、病気、治療経過、現在の状態、入院前後から受け持ち期間までの経過などを、身体的・精神的・社会的側面から、必要な情報を整理して記述する紹介のしかたもあります。詳しくは、Part IV（p.74）やPart VIの実例（p.136）を参考にしてください。

看護の実際と経過－正確に

実践とその経過は、看護学をはじめ、医学、臨床心理学、精神保健学などの援助実践をもとに書かれるケーススタディに特徴的な項目（見出し）です。「ケース紹介」のところと同様、ここもまた、事実を研究目的に沿って正確に書くことが必要です。自分に都合の悪い結果、特に仮説と違う結果が出てきても、隠さず正確に書かなければなりません。また研究目的によっては、自分の心の中で思ったことや感じたこと（主観的事実）も書きます。

図3　研究目的に沿ってケースの情報を選択する

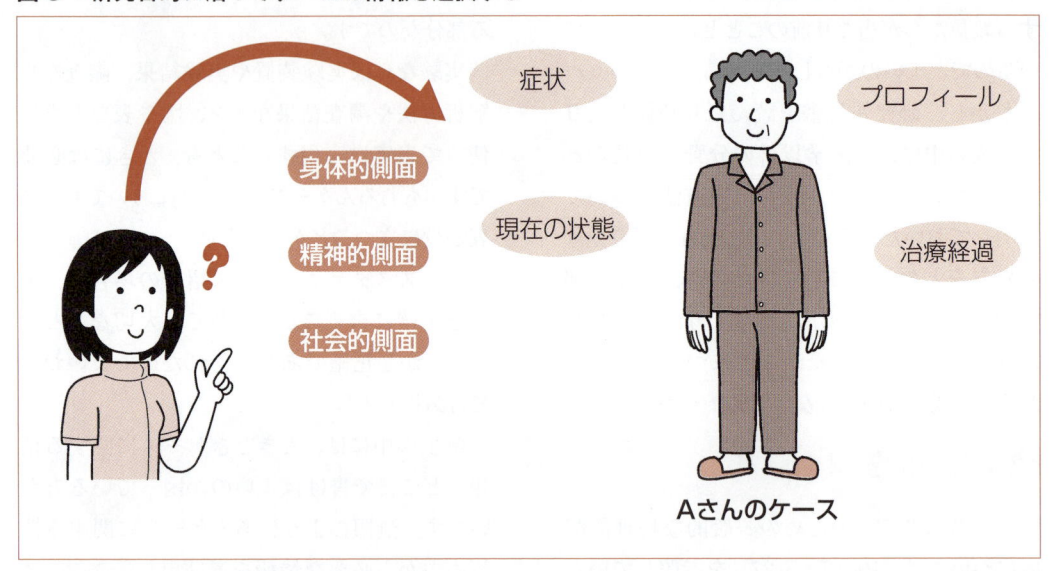

　よく間違えるのが、実践（看護）計画の中の看護目標や目的を「研究目的」と勘違いしたり、実践方法を「研究方法」と、あるいは実践結果の評価を「考察」と混同して書いてしまったりすることです。まぎらわしく思う方は、「看護の実際と経過」で記述される目的、方法、評価は、あくまでも実践（看護過程）の一部であって、研究報告書全体の中の「研究目的」「研究方法」「考察」ではないことを意識して区別して書いていくことが必要になるでしょう（具体例はp.136からのPartⅥ参照）。

考察（論議）―深く

　看護過程の中で評価を書いたので、改めて考察を書かなくてもよいと勘違いする学生がたまにいます。考察は、「論議」とか"discussion（ディスカッション）"とも呼ばれ、研究報告書の基本構造（p.106）でいう魚の「胴」の後半を占める非常に大事な部分なので、決して抜いてはいけません。研究目的に照らして深く考えるのが考察です。序論であげた研究目的をより詳しく具体的に説明しながら、研究結果との対応を考えて述べることができます。

　研究目的の中に仮説の検証を含めた場合は、仮説通りになったのか否か、よくわからない結果になったのかを明記し、そうなった理由を考察することができます。特に仮説を明記していなくても、研究目的に応じて、その根拠や理由、原因、要因、遠因などを考察することができます。たとえば、ある援助法がある患者に有効かどうかを考察することを研究目的にした場合は、有効であったにしろなかったにしろ、その根拠やその結果をもたらした要因などを考察することができます。

　もし今回行った援助方法に効果がみられたら、そのことの研究や実践に及ぼす意義なども考察できます。次には、同じようなテーマの他の研究ではどうなのか、他の研究成果と比較して、さらに考察を深めることもできます。この比較を通して、ある程度どの研究にも共通する援助の有効性がみられるなら、今回のケースをさらに他の多くのケースに一般（普遍）化できる可能性についても考察できます。

　また、こうしたプロセスの中から新たな仮説を発見して書くこともできます。

　さらに、考察を通して得られた成果をよりどころとして、この研究がどう発展していくの

か、将来どのように進めていきたいのか、といった展望まで書いてある場合があります。しかし多くの場合、展望は次の結論のところに書き加えられています。中には、結論という大見出しを立てずに、考察の中の最後のほうに結論と展望を書き加えているスタイルの事例研究もあります。

結論 - 早く、正確に

「結論」には「結び」「結語」などの他、「あとがき」というまぎらわしい呼び方もあります。そのうえ、事例研究としての特別な書き方はないともいわれています[3]。とはいえ、「結論」の役割は研究報告書の基本構造（p.106）でいえば魚の「尾」の部分であり、未来へのメッセージを発信することです。

つまり、「頭」で掲げた問題意識を、「胴」で展開して深め、「尾」で到達した答えをみんなに伝えるのです。そのため「結論」のメッセージは一目でわかるように目的に沿ってまとめ、箇条書きにしたりもします。端的に伝えるだけでなく、具体的に、どこが新しくどこが限界かも正確に書きます。

多くの科学論文では、結論の中に、将来への展望として、残された問題点や今後の改良点、関係する学問分野とのつながりや意義、寄与、発展の見通しや計画、実践への利用可能性などを書き入れます[4,5]。しかし、学生の教育用ケーススタディの場合は、学生の個人的色彩の強い展望が、「おわりに」という別な見出しで、「結論」の後か[6]、「文献」の後に[7]、特別に書かれることがあります。

その他、この「おわりに」の中には、学生自身がどんな努力をしたか、発見できたこと、学習できなかった点とその理由、今後の学習課題や感想、反省、願望などを書くことができます[7]。

要旨 - 早く、広く、正確に

要旨は、「摘要」「要約」「梗概」「内容梗概」「総括」「まとめ」「summary（サマリー）」、さらには「結語」「結び」まで、たくさんの呼ばれ方をしています。要旨も上述の「結論」同様、ケーススタディ特有の記述方法があるわけではありません。

要旨は、忙しい研究者が、これだけ読んでその研究のおおよそがわかるためにあります。したがって、わかりやすくまとめられなければなりません。内容は、どんな目的で、どのように研究したらこんな結果が出て、それを考察したらこんな結論にいたったというプロセス（魚の頭、胴、尾の全体）を簡潔に書きます。

このように、要旨には、早く多くの人（広く）に読んでもらうという目的があるので、1ページくらいに短くまとめ、タイトルの次かレポートの最後尾におかれ、外国語（主に英語）で書く場合もあります。

また正確さという点では、感想や個人的願望などは含めず大要を紹介します。できれば研究内容を知らない人に下書きを読んでもらい、誤解されないか確かめるのもよいでしょう。

文献、脚注

過去の情報の根拠を示すため、その出所である雑誌や単行本などを紹介することが、「出典」を明らかにする作業です。出典の多くは「文献」として集められ整理されて、レポートの最後に一括して書かれます。書き方（形式）はさまざまです。学校、学会、雑誌などによって別々の規定をもっていますので、各規定にしたがって統一して書くことになります。規定がない場合は自分なりに一貫した形式で書きます。

たとえば、レポートの中で他の文献の一部

を引用する「引用文献」と、スタディに何らかの役に立った「参考文献」に分け、前者を並べた後に後者を、五十音順かアルファベット順に並べることもあります。引用文献も、著者のアルファベット順に並べる場合と、本文中の引用部分の右肩に文献番号を付け、その番号順に並べる場合があります。

文献の記載事項は、著者名、書籍名（表題）、版数、発行所名（雑誌名、巻、号）、発行年、頁、その他があり、並べ方もいろいろです（p.136からのPartⅥの実例参照）。文献カードなどを作って各規定にしたがって、忘れないうちに記録しておくと後で便利です。

国際的に知られる代表的な文献表記のしかたには次のものがあります。

● AMA（アメリカ医師会）
〈書籍〉
　1. 著者名：書名. 出版地：出版社；発行年.
〈雑誌〉
　1. 著者名. 論文名. 雑誌名. 発行年；巻数：頁-頁.
（文献の順番は本文での引用順に番号を付けて並べます）

● APA（アメリカ心理学会）
〈書籍〉
　著者名（発行年）. 書名. 出版地：出版社.
〈雑誌〉
　著者名（発行年）. 論文名. 雑誌名, 巻数, 頁-頁.
（文献の順番は筆頭著者の姓のアルファベット順になります）

また、本書の表記のしかたとは違う日本語の文献表記の一例も紹介しておきます。
①単著書の場合
　著者名（翻訳者名）『書名』出版社名、出版年、引用ページ、（シリーズ名）.
②共著書の場合
　著者名「分担執筆論文名」、編者名『書名』出版社名、出版年、引用ページ、（シリーズ名）.
③雑誌論文の場合
　著者名「論文名」、『雑誌名』、巻、号、発行年、引用ページ.

脚注は、論を進める中で、その主流には直接関係ないが参考になる事柄で、本文の中で説明するには長すぎる場合などに付けます。付け方は、たとえば該当部分の右上に小さな「＊」や「注」と番号を付け、各頁の下欄か最後の文献の前に一括して順に並べていることが多いようです。

その他（図・表、資料、謝辞など）

脚注の他に本文の説明を補うものに、図・表、資料、写真などがあります。これらも完全に統一されているわけではありませんが、見出しを付け、複数あるときは番号も付けて、図、表、資料の各番号順に付録として一括して最後におき、図表は本文中に挿入箇所を指定するのが普通です。

謝辞は、指導・協力・援助していただいた方に感謝を表すための礼儀です。見出しは付けず、本文の最後の行に書くのが一般的です。

文献
1. 土屋健三郎：看護研究の方法とまとめ方 第2版. 医学書院, 東京, 1984：124-125.
2. 斉藤孝：学術論文の技法 第1版. 日本エディタースクール出版部, 東京, 1977：54-59.
3. 阿部テル子：事例研究の進め方 まとめ方―精神科看護の事例. わかりやすい看護研究の進め方 第1版, 木村宏子, 照林社, 東京, 1996：88-102.
4. 末武国弘：科学論文をどう書くか 第1版. 講談社, 東京, 1981：125.
5. 冨田軍二：科学論文のまとめ方と書き方 第20版. 朝倉書店, 東京, 1966：45-46.
6. 高橋百合子：看護学生のためのケース・スタディ 第3版. メヂカルフレンド社, 東京, 1997：76-81.
7. 根津進：新版 看護研究の手引き 第3版. メヂカルフレンド社, 東京, 1995：195-196.

4 文献の活用

文献で何がわかる？

研究を行ううえで文献検索を行うことはきわめて重要です。自分がもっている問題や課題について検索し、文献検討を行うと、さまざまなことがわかります。

特に研究をはじめる前の文献検討は重要ですが、研究の段階に応じて文献を検索することが必要です（図1）。

1 研究のアイディアを抽出

自分の関心のある領域あるいは事柄に関する文献を読むことで、自分の疑問の明確化や焦点化、適切な研究目的の抽出につながります。

2 既存の知識の把握

自分がこれから研究しようとしている問題に関連して、これまでにどれくらいのことが明らかになっているのかがわかります。それとともに、まだ解明されていないことが明確になり、自分の研究の意義や位置づけをするのに役立ちます。

3 研究方法の示唆

自分の研究課題に関連する文献から、研究の結果だけでなく、研究の手順、測定用具、

図1　研究の段階と文献検索

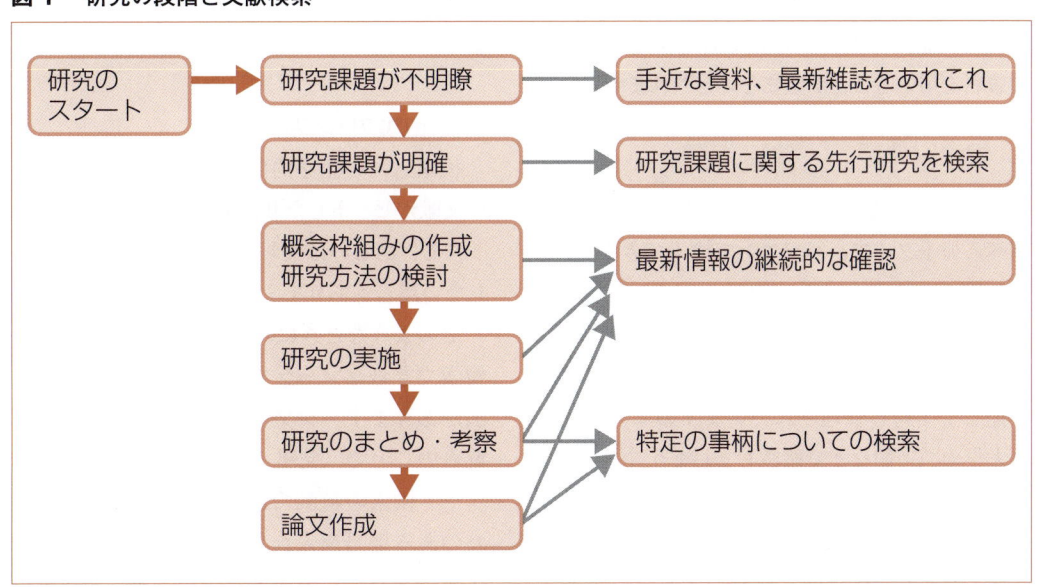

研究のスタート → 研究課題が不明瞭 → 手近な資料、最新雑誌をあれこれ
　　　　　　　　研究課題が明確 → 研究課題に関する先行研究を検索
　　　　　　　　概念枠組みの作成・研究方法の検討 → 最新情報の継続的な確認
　　　　　　　　研究の実施
　　　　　　　　研究のまとめ・考察 → 特定の事柄についての検索
　　　　　　　　論文作成

小笠原知枝, 松木光子：これからの看護研究－基礎と応用 第2版. ヌーヴェルヒロカワ, 東京, 2007：103. より一部改変して引用

分析方法などの研究戦略の具体的な示唆を得ることができます。

また、ここでの文献検討は、関心領域に留まらず、領域を超えて行うことで、研究方法や用いられている理論などから、自分の研究計画をより充実させたものにできます。

文献検察の方法：ネット検索

文献には、研究成果報告書や原著論文など研究を行った人の手による一次資料（primary source）と、年鑑や書誌、学会抄録集誌など研究者自身ではない第三者によって手が加えられた二次資料（secondary source）があります。

一次資料にたどり着くまでの手がかりとして、原著論文などを集約したガイドライン、システマティック・レビューなど、質の高い二次資料の活用が有効です。

システマティック・レビューとは、対象の課題について、論文を体系的に収集し統合して総合評価をまとめた文献のことです。重要な文献を要約し、批判的な評価もされており信頼性が高いと考えられています。

引用文献、参考文献として活用するのは一次資料を用いることが望ましいとされます。

1 検索の種類

文献検察の方法としては、従来からの本で調べる冊子タイプ、パソコンで検索できるCD-ROM版、インターネットを通したオンライン検索が可能なデータベースがあります。

冊子タイプ、CD-ROM版は図書館など組織を通じて契約し管理されていますので、身近な大学の図書館などで確認しましょう。

オンラインの検索サービスでは、米国国立医学図書館が提供するPubMedのように、インターネットで一般公開し無料で全世界に情報が提供されているものや登録料が必要なもの、有料なものなど、さまざまあります（**表1**）。

医学中央雑誌Webは、主に医学、薬学、歯学、看護学などの医療分野の雑誌論文が収められている医学中央雑誌刊行会が作成する国内医学論文情報のインターネット検索サービスです。教育機関・企業などで契約していることが多く、国内発行の論文情報を検索することができます。文献のタイトル、著者名、掲載巻号頁などの基礎的な情報に加え、キーワード、抄録、論文種別、論文分野などから検索を行うことができます。

2 検索の具体的な方法

①検索語の入力

文献検索を行うためには、自分の関心のある事柄に関する検索語が必要になります。冊子の検索の場合は、検索語ごとの分類を頼りに調べます。

ネットのオンライン検索では、検索ツールを選択し、「キーワード」「Search」と示されている空欄に、自分の調べたい事柄に関連した単語あるいは二語以上の語句を入力します。その際、検索する範囲（年代、文献の種類、対象など）を指定して、検索することもできます。

②文献の絞り込み

検索したい語を的確に選択できず、関係ない文献がヒットしたり、莫大な量の文献がヒットする、あるいは反対にまったく文献がヒットしない場合もあります。

そのようなときに、同義語や類義語などで検索できるシソーラス（thesaurus）という方法があります。シソーラスとは統制用語の一覧表のことで、文献上の用語の標準化、キーワード検索の統制に用いられます。つまり関心のある単語を入れると、それに近い言葉や代替語を見つけることができます。これを用いると、効率よく検索したい領域に広げたり、

表1　主な医学・看護・保健に関連した文献検索ツール

	冊子タイプ	CD-ROM版	オンライン検索可能なもの
国内文献	日本保健関係文献集 日本看護関係文献集 最新看護索引 看護関係雑誌文献目録 生活行動援助の文献集 医学中央雑誌 心理学関係研究誌文献目録	J-BISC（国立国会図書館の書誌情報） N=BISC（国内新刊書の書誌情報） 科学技術文献速報ライフサイエンス編	医学中央雑誌Web JMEDPlus（国内医学文献ファイル） JDreamⅡ（JST科学技術文献ファイル） 臨床症例データベース 家政学文献索引データベース 学術雑誌目次速報データベース
海外文献	CINAHL index Medicus International Nursing index（INI） Nursing Abstracts Current Contents	CINAHL MEDLINE EMBASE on CD-ROM（薬学・医学および関連する生物化学系の雑誌情報）	CINAHL MEDLINE（PubMed） EMBASE Current Contents Connect

CINAHL：Cumulative Index to Nursing and Allied Health Literature、米国の看護文献のデータベース。
MEDLINE：Medical Literature Analysis and Retrieval System、米国の医学文献のデータベース。基本的内容はPubMedと同じ。
小笠原知枝，松木光子：これからの看護研究－基礎と応用 第2版．ヌーヴェルヒロカワ，東京，2007：104．より一部改変して引用

表2　主なオンライン文献の検索先

名称	ホームページのURL
医学中央雑誌	http://www.jamas.or.jp/
国立情報学研究所	http://ci.nii.ac.jp/
CINAHL	http://search.ebscohost.com/
PubMed	http://www.ncbi.nlm.nih.gov/pubmed/
EMBASE	http://www.embase.com/

絞り込んだりすることができます。

③文献の選択

　検索された文献が必ずしも自分の求めている課題と一致しないこともあります。その際、論文の冒頭にある概要、つまり抄録（abstract）や論文の最後におかれる要約（summary）を読んで、その論文が必要であるかを決定します。

文献の整理の方法

　収集した文献は、できるだけ同じ大きさに複写（コピー）して綴じて（ファイリングして）おきましょう。しかし、収集した文献の量が膨大になる可能性があります。そこで文献の要約をつくっておきましょう。たとえば文献を読むときに、同時にインデックスカードへ文献の内容を整理します。すると、後で文献そのものを読みなおさなくても、その内容がわかります。

　インデックスカードは独自に作成したものでよいですが、内容としては、表題、著者名、発行年、雑誌名もしくは出版社名、理論的枠組み、研究方法、結果、結論などの項目を設け簡潔に記入します。後で活用することを考えて項目の設定をしましょう。

　最近ではコンピュータによる文献管理ソフト（EndNote®など）も開発されていますので大いに活用してください。

文献
1．中山健夫：Evidence-Based medicine（EBM）－疑問点の抽出から文献検索まで．小児科診療 2009；4（13）：613-619．
2．キャロル LM，小山眞理子監訳：実践に活かす看護研究－量的・質的研究デザインと統計手法を理解する．中山書店，東京，2008．
3．ポーリット DF，ハングラー BP，近藤潤子監訳：看護研究－原理と方法．医学書院，東京，1999．

5 口頭発表

　口頭発表は、発表者と聴き手が一堂に会するため、発表された内容に対して直接意見交換ができるというメリットがあります。

　わかりやすい発表と充実した意見交換は、発表者・聴き手の両者にとって、よりよいケアへの示唆を得る機会となります。

発表の準備

　「レポート（研究報告書）の書き方」で解説してきた内容を簡潔に発表するのが基本です。具体的には「はじめに（動機・目的・意義）」「倫理的配慮」「ケース紹介・支援の実際」「考察」「結論（おわりに）」などが含まれた内容になります。

　発表に際して、多くは発表原稿と補助資料の2種を用います。発表者は発表原稿を読みながら説明し、聴き手は補助資料を見ながら理解するというスタイルです。

発表原稿

1 発表原稿の文字数

　一般に耳で聴いてわかりやすい速度は、「1分間300字」といわれます。

```
発表原稿字数（字）＝発表時間（分）×300（字）
　〈例〉　発表時間5分の場合　5（分）×300
　　　　（字）＝1500（字程度）
```

2 聴き手にわかりやすい文・構成にする

　一文がとても長い文章や複雑な文章は、紙面で読むのと違い、聴く人にとって理解しづらいものです。聴いて理解できる文の長さ、文章の構成になるよう気をつけてください。

　また、原稿作成に際しては"内容を発表者が十分理解していること"が大前提となります。意味や用例を知らない専門用語や語句を用いたり、よくわからない文献を安易に用いたりすることは避けましょう。

　自分にとっても聴き手にとってもわかりやすい原稿になるよう心がけてください。

3 発表しやすい原稿をつくる

　小さな文字（フォントサイズ）で作成すると、発表の場は暗かったり、自分が緊張していたりで原稿が読みにくくなり、緊張を高めることにもつながります。対策として、ゴシックなどの太いフォントの大きい文字で作成しておくことがおすすめです。

4 補助資料を原稿代わりにしてもOK

　発表会で、原稿を読むことに徹する人をときどき見かけます。その結果、棒読み、平坦な発表になりがちです。原稿に集中するあまり、聴き手を一度も見ずに発表を終えてしまう人もいます。発表は「伝える場」ですので、単に原稿を読むことが目的ではありません。

　発表に慣れた人や、資料があれば説明でき

図1　発表原稿と補助資料

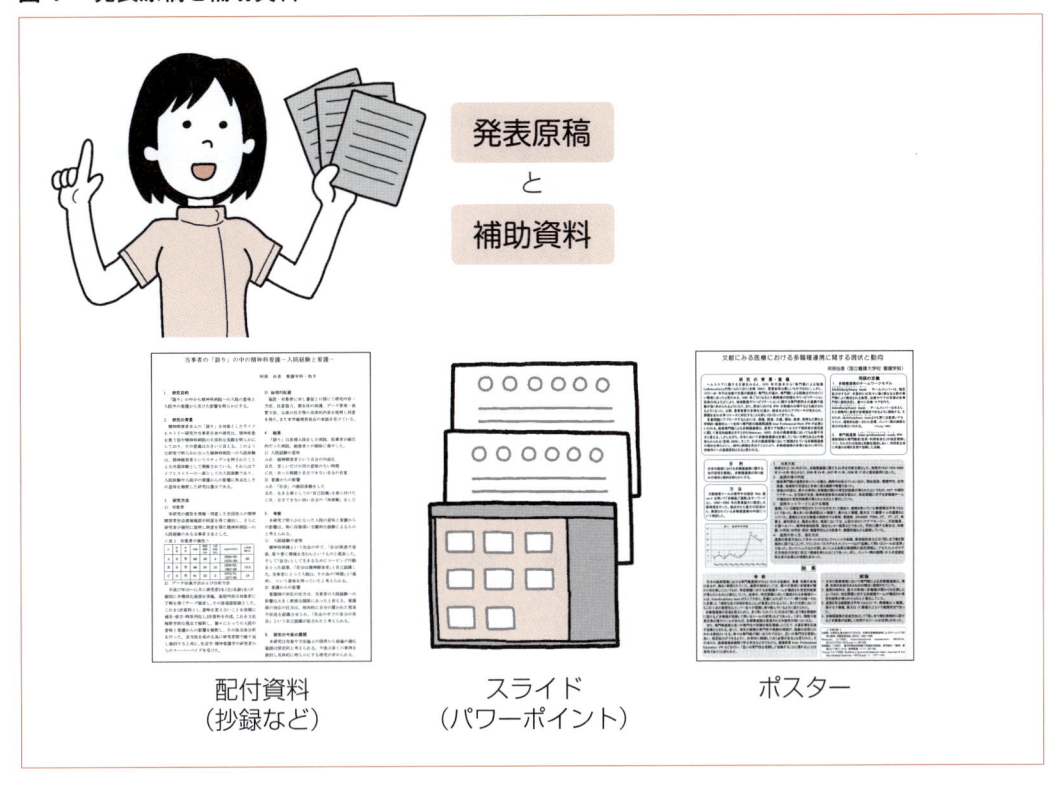

配付資料　　　スライド　　　ポスター
（抄録など）　（パワーポイント）

るという人でしたら、発表原稿は用意せずに、補助資料を用いて説明する方法もよいでしょう。「聴き手に伝える」効果が増すと思います。

補助資料を用意する

よく用いられるものとして、配布資料、スライド（プレゼンテーションソフト[*1]で作成したもの）、ポスターがあります（図1）。

1 配布資料

配布資料のメリットは、聴き手が発表内容をほぼ確実に把握できることです。デメリットは、聴き手が資料を読むことに集中し、発表者および発表内容に注意がいかないことがあることです。

配布資料には、全文（詳細）、抄録（要旨）、またはスライド（プレゼンテーションソフトで作成したもの）をもとにした資料などがあります。

2 スライド

最近ではパソコンでプレゼンテーションソフトを用いたスライドが主流です。代表的なプレゼンテーションソフトであるパワーポイントは、オフィス（Microsoft® Office）という製品に含まれるソフトの1つです。

プレゼンテーションソフトは、スライドを作成しプロジェクターで映したり、ポスターなどの掲示資料を作成したりできる便利なソフトです。作成に際しては、このソフトを購入しパソコンにインストール（導入）しておく必要があります。

---

*1　プレゼンテーションソフト：パワーポイント（Microsoft® PowerPoint®）が代表的。パソコンを用いてスライドや、スライドをもとにした配付資料などをつくることができる。

表1　スライド作成のポイント

枚数	1分間の発表につき1〜2枚が適当。 5分の発表時間に対して用意するスライドは、5（分）×1〜2（枚）＝5〜10（枚）程度。
行数	1枚のスライドに、7〜8行程度の文章が適当。 スライドいっぱいに文章があるよりも、適度な余白があるほうが読みやすい。
見出し	前の続きのスライドでも"何を説明しているスライドか"がわかるように、目立つ見出しをつける。
配色	配色はシンプルに、見る人の思考を邪魔しない。 文字色は3色程度に収める。
背景デザイン	文章が見やすい背景デザインを選ぶ。 ソフトには、あらかじめ背景デザイン（テンプレート）が組み込まれている。それを使用するほか、インターネットを通じて無料ダウンロードできるものもある。オリジナルのテンプレートを作成することもできる。また、背景デザインを使用せずに「無地」で作成するのもシンプル。
図表	1枚のスライドに図表は1つ。 データを盛り込み過ぎないよう。
写真やイラスト	写真やイラストは、聴き手の理解を助けるツール。 時に文章による説明よりも、イラストのほうがわかりやすい場合もある（図2）。
アニメーション	文章、図表、写真やイラストなどに動きをつける機能。聴き手の注意をひき、演出効果が高いツール。しかし、アニメーションを多用すると、見ている人はその動きに気をとられ、発表に集中しにくくなる。 アニメーションは必要箇所にのみ、効果的に用いる。

①作成のポイント

ここでは、スライド作成のポイントのみをご紹介します（表1）。パワーポイントについて詳しく知りたい方は、マイクロソフト社のホームページにパワーポイント（Microsoft® PowerPoint®）の初心者向けの作成方法が掲示してあります。また書籍として作成・使用の解説書がたくさん刊行されています。

②ノート機能の活用

「ノート機能」は、スライドに合わせて文章を書いておける機能です。スライドの下にノートペインと呼ぶフレームがあり、「クリックしてノートを入力」と記載されています。ここには、文や図表を挿入できます。この機能を使って、スライドごとに発表原稿を書くことができます。そのほか、メモや注意書き、もととなるデータなども挿入できます（図3）。

3 ポスター

①ポスターの大きさ

ポスター発表の場合は、指定枠内に収まるように作成します。だいたい横80〜100cm×縦120〜170cm程度（用紙サイズでは、B1、B0、A1、A0など）です。

②作成方法

模造紙への手書きの他に、プレゼンテーションソフトによる印刷、大判印刷があります。

・プレゼンテーションソフト（パワーポイント）による印刷

スライドを1枚ずつ印刷します。大きさはA4、A3、B4程度（8〜16枚前後）。レイアウトを考えて印刷したものを貼っていきます（図4）。

・大判印刷

ワープロ（文書作成ソフト）などを用いてデータを作成し、大判印刷機で印刷します。大判印刷機は大学や病院、研究機関などに設

図2　図の説明の有効性

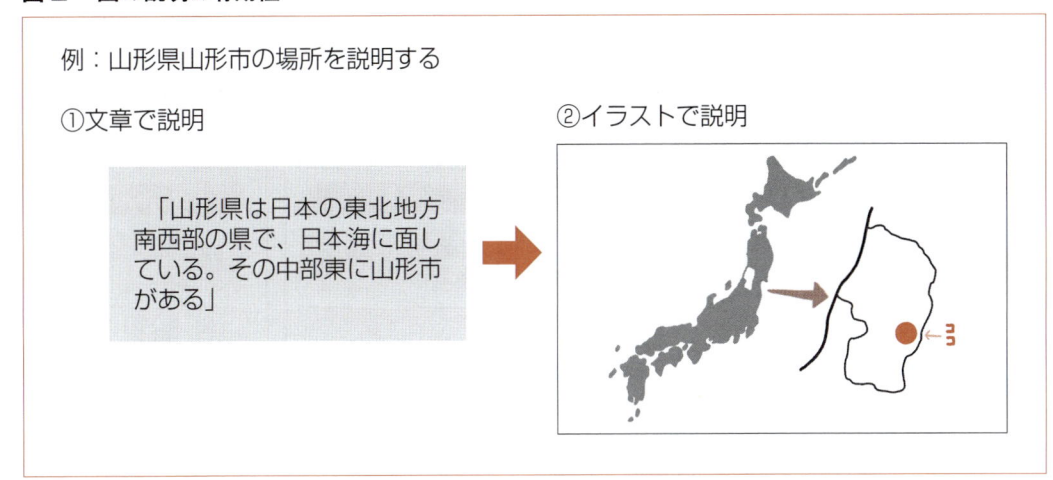

例：山形県山形市の場所を説明する

①文章で説明

「山形県は日本の東北地方南西部の県で、日本海に面している。その中部東に山形市がある」

②イラストで説明

図3　パワーポイントの「ノート機能」

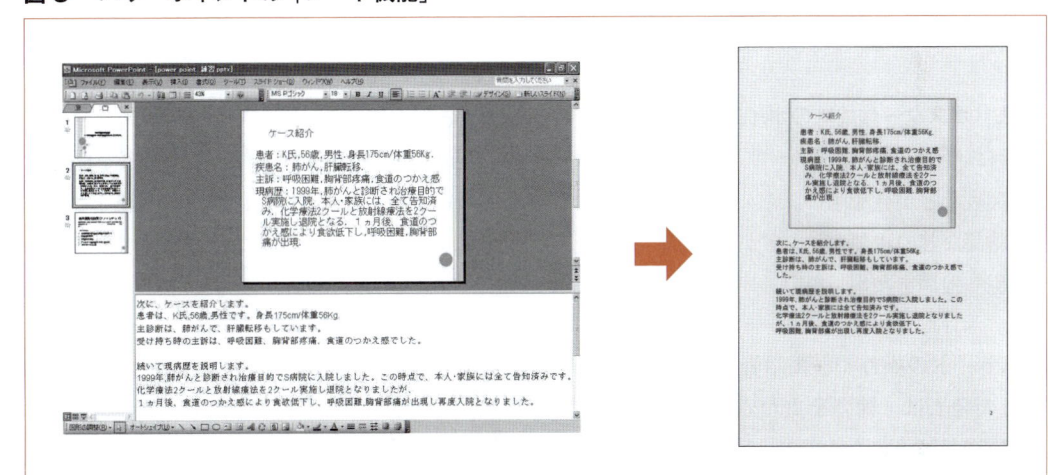

印刷時設定で[配布対象]を[ノート]と指定すると、スライド1枚と添付ノートが、それぞれ印刷されます。

置されていることが多いです。そのほか、個人で印刷店などに注文することも可能ですが、費用がかかります。

〈どちらがよいの？〉

手軽に印刷できて、持ち運びに便利なのは「パワーポイントによる印刷」。

インパクトが強く、自由なレイアウトで表現できるのは「大判印刷」。

③作成時の注意

指定枠内は自由に使えますが、しゃがんで見なければならないほど足元近くまで貼るのは避けたほうがよいでしょう（**表2**）。

口頭発表準備

1 発表練習をする

①発表時間を守る

指定時間内に終えられるよう、時間を計って発表練習を行います。可能な限り本番に近い形で練習をしておくと安心です。

図4　ポスターの作成

```
┌─ 2段組み ──┐ ┌─ 2段組み ──┐ ┌ 目的とまとめを ┐ ┌ 図表を入れて ┐
  縦に読むタイプ   横に読むタイプ   最も目立つ位置に   2～3段組みの変形
```

タイトル	タイトル	タイトル	タイトル
はじめに／考察-1	はじめに／事例紹介	目的背景／まとめ	目的／方法
事例紹介／考察-2	結果-1／結果-2	結果	結果-1／図1／図2／結果-2
結果-1／結論	考察-1／考察-2		
結果-2／終わりに	結論／終わりに	考察	まとめ

パワーポイントによる基本レイアウト　　　　ポスターの基本レイアウト

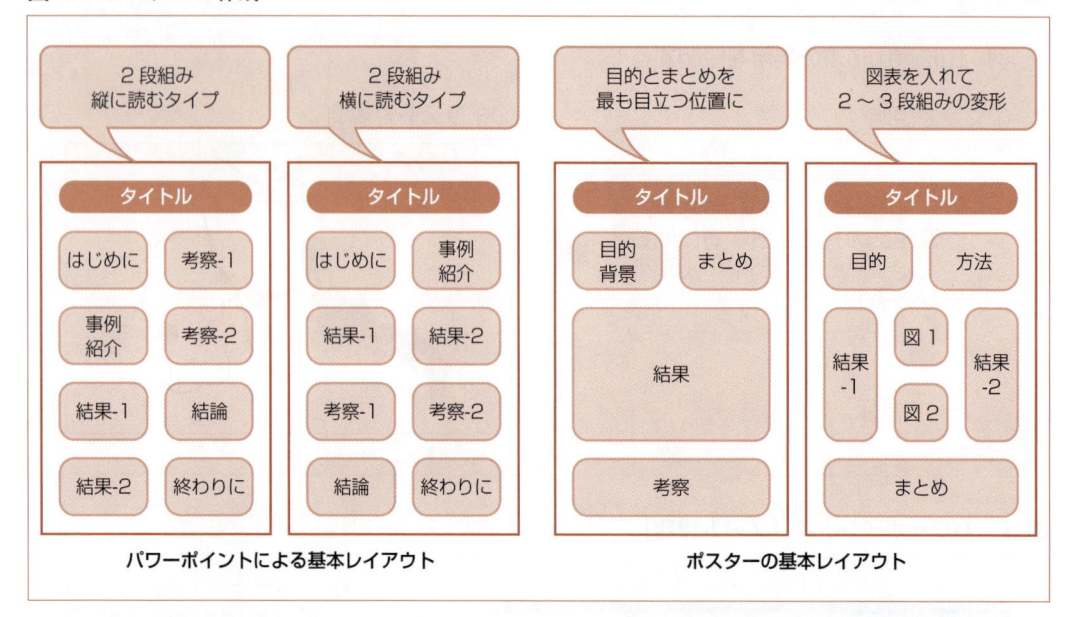

表2　ポスター作成時のポイント
- 読みやすく、わかりやすい。
- 図表などが見やすい。
- 結論などの重要ポイントがわかる。
- 色や強調を多用しない。

スライドの操作や、掲示資料を指し示しながらの発表は、練習を重ねることで、より上手にできるようになります。

②発表はできるだけ話し言葉で

発表は「伝える場」ですので、作成した発表原稿を読むのではなく、伝える、語りかけることが大切です。そのためには、発表の内容や原稿を頭に入れておくことが大切です。

原稿の丸暗記ではなく、内容を把握したうえで自分の言葉で語りかける口調で伝えるよう繰り返し練習しておきましょう。

2 質疑応答シミュレーション

当日は、どんな質問をされるかわかりません。それでも「こんな質問がくるんじゃないかな」「ここの部分、詳細をたずねられるかも」など、質問を予測して資料などを用意しておくことも大切です。

発表内容を知らない第三者に発表を聞いてもらい、わかりにくい点、質問、疑問などをたずねてもらうのも、ひとつの方法です。

発表の実際

1 聴き手に伝える

次のようなポイントに気をつけて発表すると、聴き手に伝わりやすくなります。
- ときどき、聴き手のほうをみる。アイコンタクトもとる（図4）。
- 原稿を読むのではなく、聴き手に語りかける口調で。
- 大きい声で、はっきり発音する。
- 流れにメリハリをつける（さらっと説明するところ、大きい声で強調するところなど）。

2 質疑応答を楽しむ

質疑応答というと「批判されたらどうしよう」「答えられない質問をされたらどうしよう」などと、恐怖を感じる人も少なくないと思いま

図4　視線の移し方

話し手の視線の移し方
- 視線は遠くから近くに、ゆっくり移してゆく
- まとめて見ないで、「1人」「1人」を見てゆく
- 1人につき、3〜5秒ずつ見るのが目安

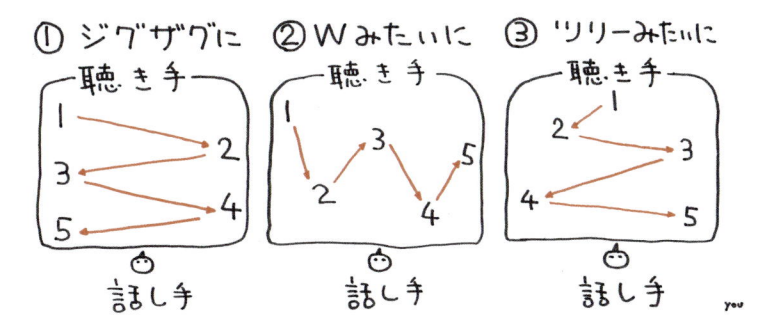

① ジグザグに　② Wみたいに　③ ツリーみたいに

野口吉昭編, HRインスティテュート：プレゼンテーションのノウハウ・ドゥハウ 第1版. PHP研究所, 東京, 2000：199. より許可を得て転載

す。しかし、発表に関心をもって、疑問や意見を投げかけてくれるのですから、それを楽しめるといいと思います。

質疑応答では、できるだけ落ち着いて対応してみましょう。具体的に、次のような対応方法があります。

①質問や意見は正しく把握する

誤った回答をしないためにも、質問の意図を正しく捉える必要があります。

・よく聞こえなかったら聞き返す

緊張していると、つい聞きのがしたり、相手の声が聞こえにくかったりして、質問がよくわからないことがあります。気おくれせずに、聞き返しましょう。

「もう一度お願いします」
「……ということでしょうか」

・必ず書きとめる

質問が複雑だったり、いくつも重ねて質問されたりする場合があります。質問されたことはもれなく記録して、それを見ながら答えるようにします。

②質問への対応

答えられる範囲でよいので、落ち着いて、よく考えて答えてください。沈黙することは避けましょう。

・回答できる場合

長い説明を避け、簡潔に答えます。はい、いいえで回答できるものは、そう答えます。

「はい、……でした」「いいえ、……ではありませんでした」
「……というご質問でした。それに対しては、○○が考えられたので、△△と結論づけました」

・回答できない場合

「手元に資料がないので、今はお答えできません。後で調べてお答えいたします」
「そのことについては、今回検討しませんでした。貴重なご意見をいただきましたので、

今後の検討課題とさせていただきます。どうもありがとうございました」

「申しわけありませんが、勉強不足でわかりません。今後の課題として、取り組みたいと思います。ご指摘いただき、ありがとうございました」

「……というご質問をいただきましたが、勉強不足で詳しく知りませんでした。もし、ご存知でしたら、……について教えていただけませんでしょうか」

文献
1. 五十嵐透子：リラクセーション法の理論と実際，ヘルスケアワーカーのための行動療法入門 第1版. 医歯薬出版会社, 東京, 2001.
2. 今泉美佳：ポスター発表はチャンスの宝庫！一歩進んだ発表のための計画・準備から当日のプレゼンまで 第1版. 羊土社, 東京, 2003.
3. 大隅典子：バイオ研究で絶対役立つプレゼンテーションの基本 第1版. 羊土社, 東京, 2004.
4. 酒井聡樹：これから学会発表する若者のために—ポスターと口頭のプレゼン技術 第1版. 共立出版, 東京, 2008.
5. http://www.hokunoukenpo.or.jp/life19.html 2009.9.24アクセス
6. http://www.tubonotubo.jp/ 2009.9.24アクセス

Microsoft® PowerPoint®、Microsoft® Officeは、米国Microsoft Corporationの米国およびその他の国における登録商標または商標です。Microsoft Corporationのガイドラインに従って画像写真を使用しています。
各ソフトの使用方法は、それを保証するものではありません。本書に記載された内容で運用した結果に関しては責任を負いかねますので、ご了承ください。

コラム

リラックスする

　人前での発表は、何度やっても緊張します。事前練習を十分にしておくと、少し余裕が出てきます。しかし"それでも緊張がとれない……"という方に、その場でできるリラクゼーション方法をご紹介します。

●ゆっくり腹式呼吸

　呼吸と感情は密接な関係にあり、意図的に呼吸をコントロールすることで、感情を落ち着かせることができるといわれています。

　横隔膜を用いた腹式呼吸を、できるだけゆっくり行います。6～8回／1分間程度が望ましいです。横隔膜を意識しながら「4～5秒かけて吸って（1秒止めて）4～5秒かけて吐く」を繰り返してください。

〈深呼吸のイメージ〉

　　横隔膜を意識して行います。　　　　　　深く息を吸って、おなかに息をためる感じです。

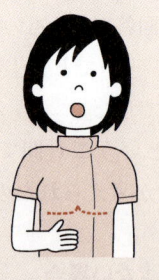

●手のつぼを押す

　不安や緊張の高ぶりを落ち着かせるつぼとして「薬指の付け根」「手のひら側の親指の付け根」を何回か軽く押してみるとよいといわれます。

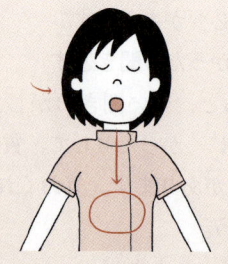

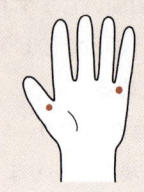

Part VI

実例
完成へのプロセス

　ここでは、新人看護師や看護学生が行ったケーススタディの12の実例を紹介します。

　レポートの提出者により執筆スタイルが異なり、それぞれのケースにおける研究のポイントやレポートにまとめる際の注意点もさまざまですが、皆さんがケーススタディを行うときのご参考にしてください（各ケースは学習用に作成されたもので、実在のものではありません）。

1	成人看護①	終末期の患者　136
2	成人看護②	慢性期糖尿病の患者　145
3	成人看護③	乳がん術後の患者　152
4	成人看護④	心臓リハビリテーションを受ける患者　161
5	老年看護①	大腿骨頸部骨折人工骨置換術を受けた患者　173
6	老年看護②	咀嚼・嚥下機能が低下している患者　181
7	老年看護③	認知症の患者　192
8	小児看護	療養への意欲が低下している患児　200
9	母性看護	産婦の家族への看護　211
10	精神看護①	うつ病性障害のある患者　221
11	精神看護②	看護学生の偏見　233
12	在宅看護	在宅療養者の変化と訪問看護師のかかわり　243

レポートを書くためのポイント

ケースレポートをまとめるためには、注意すべきポイントがあります。それらはPartⅣ、Ⅴでも解説され、実例のコメントでも指摘されていますが、ここでは特に注意すべき点をまとめました。

テーマ
- 何をどのように研究するのかが理解できるタイトルにする。
- ケーススタディであることがわかるテーマだとよりよい。
- 主題だけで説明できない場合は副題をつけるが、なるべく主題だけで意味がわかるようにする。
- 最初にタイトルをつけるのがむずかしい場合は、レポートを書き上げてから考えると、うまくいく場合がある。

はじめに
- ケーススタディを行う動機・意義を述べる。
- 一般的な状況（一般論）から、今回取り組むケースの特殊性という順番で書き進めると効果的である。
- 過去に同種の研究がある場合は、それらとの違いを示す。
- 本文で使用する専門用語および特殊な意味で用いる用語などは、それぞれに定義を記載する。

目的
- このケーススタディで何を明らかにするのかというケーススタディの目的を明確にする。

方法
- 一事例あるいは複数事例のケーススタディであることを明示する。
- データの種類、分析方法なども記載する。

倫理的配慮
- どのようにして倫理的配慮を行ったかを明示する。

事例の紹介

〈対象者〉
- 対象者の氏名をそのまま使用してはならない。具体的な名前を用いたほうがレポートに現実感が出る場合は、たとえば「佐藤さん（仮名）」のように表記する。
- 対象者をアルファベット表記で「A氏」のようにする場合も、対象者の実名のイニシャルを使用してはならない。
- 「A様」のような表記はレポートとしてふさわしくない、A氏、Aさんとする。患児の場合はA君という表記は許される範囲。
- 対象者の年齢も「60代後半」などの表記も考慮する。

〈研究期間・実習期間〉
- 研究期間や対象者の入院期間は、それが必要な場合において、年月までの表記とする。
- 時間的経過が必要な場合は、入院日を基点に入院後第2日目のような表記ができる。

〈場所〉
- 対象者の住まいがある地域を特定する必要のある場合は、県もしくは市区町村までの表記とする。この場合も「Y市」「首都圏の中規模都市」「人口〇人の過疎地」など読者が研究が行われた背景を理解できる最小限の表記を工夫する。
- 病院名、施設名は表記しない。病院の背景が必要な場合は、A総合病院などのように表記する。

〈家族〉
- 家族背景が関係する場合は、特に職業、在住の地域、年齢を表示する必要のない場合は、それらを記述しない。
- 必要以上の情報を記述しないように注意する。

〈検査データ〉
- 検査の項目や数値も、ただ情報があるから入れるのではなく、なぜその情報が必要なのかを考えて表記する。

看護の実際と経過・評価／結果
- 看護上の問題（課題）は患者がイメージしやすいように述べる。
- 看護上の問題（課題）が複数ある場合は、問題ごとにまとめて記述する。
- 広くテーマを捉えずに、なるべくしぼって記述する。
- 時間経過などを示すときは、表にすると見やすく理解を助ける。
- 日常勤務で使われている専門用語はなるべく避け、多くの人に理解してもらえるレポートにする。専門用語が必要な場合は、初出時に定義を入れる。
- 自分の予測や解釈と異なった結果になった場合もそのことを忠実に述べる。

考察
- 「結果」と「目的」を対比させる。「目的」から逸脱していないか注意をする。
- 文献を十分に活用する。考察に行きづまったときにも役立つ。
- 考察を通して自分の看護を振り返ることができる。

結論／おわりに
- 結論が一般的知識の確認に終わらないように、個別のケースにおける意味を考える。
- このケーススタディをまとめたことで得られた内容を記述する。
- 今後の課題を述べる。

謝辞
- ケーススタディの実施／レポート作成にあたって、協力者がいる場合は感謝の意を述べる。

文献
- 文献表記は決まった方法で記入する。
- 引用文献は本文に「」で示すなど、引用した部分を明示する。
- テーマに合った文献の活用は、レポートの質を高める。
- 文献は、なるべく新しいものを用いる。10年以内を目安にするが、関連する文献がない場合は、この限りではない。

＊これらを目安としてレポートに取り組みましょう。

実例 1 成人看護のケーススタディ①
終末期の患者

　このケーススタディは、総合病院の病棟に勤務する新人看護師によるものです。担当看護師として、はじめて患者の看取りを経験したので、その経過を振り返り、患者の心理過程を中心にまとめています。

　この病棟では、看護師長が教育の一環として、年間2例以上のケーススタディを看護師に課しています。ここであげたのは1年目の課題として取り組んだものです。

　病棟で発表したケースです。病棟看護師は全員この患者に接していますので、読み手が患者像のイメージができ、大まかな経過も知っている前提で書かれているようです。したがって、一般の読者が、このレポートから患者の全体的な状況のイメージをつかむことは、ややむずかしいかも知れません。それを踏まえてお読みください。

解説

① このタイトルですと、心理過程についてどうするのか、たずねたくなります。タイトルはそれを見て、何をどのように研究するかが理解できることが重要です。たとえば「終末期患者の心理過程の分析」とすると、「終末期を経過した患者のたどった心理過程を細かく分析してわかったことをレポートしているのかな」と想像することができます。

② このケーススタディの目的は、p.89の「ケーススタディの目的」でふれた「目的② 看護実践の整理、看護の評価」に当たるでしょう。「……に考えてみたい」という消極的な表現ではなく、もう少し目的が明確になるような表現を工夫できるとよいと思います。
　倫理的配慮の記載がありません。p.27を参照し追加してください。

テーマ

① 終末期患者の心理過程について
（病棟看護師）

1 はじめに

　終末期とは、一般に治療の見込みがなくなった時期をいう。集学的治療を行っても治療できない状態で、むしろ積極的な治療は患者に新たな苦痛をもたらしたり、行動制限を強いたりするのが不適切だと考えられ、通常は生命予後が6か月以内と考えられる状態とされている。

　生命予後を6か月以内と定めているため、死を迎えるまでにはかなりの期間があり、患者へのケアもその時期により異なってくる。終末期には患者の身体的なケアだけでなく精神的ケアに重点をおく必要があるが、そのケアを行うためには、患者の心理状態の把握が欠かせない。

　② 今回、告知され、死を迎えた患者の事例を取り上げ、死にゆく患者の心理過程について、キューブラー・ロスの心理プロセスをもとに考えてみたい。

② 事例紹介

患者 A氏、74歳、男性。
診断名 膵臓がん。
入院期間 ○○年6月○日から7月○日。
既往歴 65歳：胃がん。
　　　　 68歳：高血圧、眼底出血。
現病歴 半年前閉塞性黄疸で、発症。11月～1月、3月～5月の2回入院し、化学療法施行。腫瘍の縮小がみられ退院。○○年5月の退院後より腹部膨満感増強。
　　　　 6月、外来のエコー検査にて腫瘍の増大が認められたため、3度目の入院となる。
性格 楽観的。
社会的背景 医師、大学教員。

③ 「事例紹介」として、入院までの状況のみが紹介されています。これから分析していく中で、かなりの情報が出てきますが、できれば「事例紹介」の部分で患者のイメージが伝わるように書いたほうがよいでしょう。

③ 看護の実際

▶ゴール

- 治療方針が決定し、治療を受け入れることができる（入院1日目～12日目）。
- 放射線療法、化学療法による副作用が最小限に抑えられ、治療が終了し、退院できる（14日目）。
- 治療をすべて終了し、退院できる（14日目～23日目）。
- 安楽に最期を迎えることができる（24日目～38日目）。

④ 「ゴール」が患者の変化に合わせて、こまめに修正されていることは、とてもよいと思われます。しかし、「ゴール」と次の「看護目標」の区別が不明確で、看護師の行動目標と患者の状態としての目標が混同されています。

▶看護目標

- 不安の増強なく、入院生活が送れる。
- 治療による苦痛が軽減し、安楽に過ごすことができる。
- 治療による副作用が最小限に抑えられ、急変時早期に対応できる。
- 苦痛を最小限に抑えて、最期を迎えられる。

▶看護問題

\#1　症状の進行、予後、ADLの低下に関連した不安がある（入院1日目～20日目）。
\#1'　症状の悪化に伴うADLの低下、入院が長期化していることによりストレスが生じている（20日目～38日目）。
\#2　腹水貯留に関連した安楽の変調がある（1日目～38日目）。

⑤ 「看護問題」は患者の状態がイメージできる具体的表現でよいと思います。「看護問題」と「解決目標」を対比させるように表などにしてもよいかもしれません。

#3　化学療法開始により、以下の副作用が出現するおそれがある：骨髄抑制、消化器症状（8日目〜38日目）。
#4　放射線療法による副作用が出現し、体力が低下するおそれがある（13日目〜38日目）。
#5　化学療法・放射線療法の副作用により、症状悪化のおそれがある。また、急変のおそれがある（15日目〜33日目）。
#5'　困難、疼痛があり苦痛が生じている（34日目〜38日目）。
#6　症状の悪化、PTCDの挿入に伴い事故を起こすおそれがある：転倒、ルート類の抜去、内服ミス（15日目〜38日目）。
#7　DIC傾向にあり、出血しやすい（15日目〜38日目）。

▶解決目標

#1　不安を表出することができる。
#1'　ストレスが増強しない。
#2　腹水貯留による苦痛が軽減される。
#3　副作用を早期に発見し、対処できる。
#4　治療に伴う苦痛も軽減し、体力が維持できる。
#5　異常を早期に発見でき、対処できる。
#5'　苦痛を最小限に抑えて、最期を迎えられる。
#6　転倒せずに経過できる。
　　PTCDを抜去しない。
　　グローションカテーテルを抜去しない。
　　確実に内服できる。

▶看護の実際

#1　〈OP〉
①表情、言動。
②睡眠状態、日中の過ごし方。
③ストレス増強の有無。
④ADLの状況。
〈TP〉
①新しいことをはじめるときは、本人の納得がいくまで説明する。
②必要時、医師から説明してもらう。
③症状説明の内容を把握する。
④可能な限り、外出・外泊をすすめ、気分転換をはかる。
⑤本人と話せる時間をつくり、不安があれば聞いていく。必要時どうしていったらよいと思うか本人と相談する。
⑥ADLについて、できる点については自分で行ってもらい、

---

⑥「看護の実際」は「看護問題」の中から重要だと思われることを選択して記述されたようですが、そのことが説明されていないので、この項の位置づけが不明確になっています。

つまり、なぜ「看護の実際」の項で#1、#1'、#6が抽出されて記載されているのかが、読者には、よく伝わりません。

推察するに、苦痛が少なく最期を患者らしく安楽に過ごすために、重点的にかかわった部分なのでしょう。しかし、ここに書かれた「看護の実際」と、テーマである心理過程のつながりが明確にできていないようです。

「看護の実際」の項に何を記述するかについては、上記の通りですが、ここに記載された内容自体（つまり実際の看護ケアの内容）は、この事例に対してきめ細かく個別的に配慮した計画だと感じとれます。

したがって、ここに書かれている内容と、ケーススタディのテーマを関連させた説明を追加・補足すると、なおよいと思います。

⑦通常、計画用紙には、〈OP〉〈TP〉などの省略用語が用いられていますが、ケーススタディとしてまとめるときには、初出時に「観察計画（Observation Plan、以下OPと略す）」「援助計画（Treatment Plan、以下TPと略す）」などのように説明する必要があるでしょう。脚注として示すこともあります。一度説明しておけば、以降は略語を使用してかまいません。このルールは他の略語に関しても同様です。

できない点は介助する。→保清は朝の訪床時に何をやるか相談する。

⑦下肢の倦怠感が強いため、足浴を促す。

⑧14時には体温を測って待っているため、必ず14時に訪床する。できないときにはそのことを伝える。

⑨朝の環境整備は朝食前後に行わず、日勤の担当者が調子のよいときをみて行う。

#1'　〈OP〉

#1の①〜③。

④食事摂取量。

〈TP〉

①新しいことをはじめるときには、本人の納得がいくまで説明をする。必要時、医師からも説明してもらう。

②本人からの希望があったことは医師・リーダーに確認し、すぐ対応する。対応できないときにはその理由を伝えておき、どのくらい後なら可能であるかを伝える。

③同じ質問は繰り返さない（1度目に聞いたときに「つらかったり、嚥下症状があったら、少しのことでもかまわないのでいってください」といっておく）。

④一度拒否したことは無理にすすめない（なぜ必要かを説明しても納得が得られないとき）。

⑤ADLについて、できない点のみ介助する。→トイレにいく前に身体を起こす、ルート類を整理する。

⑥本人と話せる時間をつくり、不安があれば聞いていく。また、可能であれば、どうしていったらよいと思うかを話し合う。

⑦どのような病状説明が行われているのか、現状をどのように受けとめているのかを把握する。

⑧何かをすすめるときは、調子のよいときを見はからって行う（特に保清）。

⑨夫人が心配して患者本人にいろいろ聞いてしまったり、何度も同じことを聞いてしまったりすることが多い。夫人に現状を説明して協力を得、同じ対応をとっていけるようにする。

⑩家族にどのような説明がされているのか把握する。必要時、医師から説明してもらう。

⑪家族にあたっていることが多いので、面会時の会話に注意する。

⑫部屋に入るときは軽くノックする（起きているときには返事

をしてくれるので、返事がないときには静かに入る）。
⑬体位変換枕を使用して、下肢を挙上し、安楽な体位をつくる。
⑭本人の言動に注意する。家族からも情報を得て、参考にする。
⑮疼痛時の指示→ペンタジン(15mg)＋アタラックス®-P(25mg)im

#6 〈OP〉
①検査データ、血液データ。
②歩行状態。
③PTCD刺入部、⑧グローションカテーテル刺入部、ガーゼ汚染、刺入部痛の有無。

〈TP〉
①現在の状態を説明し、トイレ歩行時は必ずナースコールを押してもらう。
②PTCDの刺入部は⑧ナートしておらず、またマーキングがあるため厳重な固定ができないので、できる部分での固定を確実に行う。
⑥③パジャマの上衣に安全ピンで固定する。→本人希望で中止。テープで固定する。
④各勤務の最初と最後、移動の前後のルート刺入部、接続部を確認する。
⑤PTCD、グローションカテーテルの必要性について適宜説明する。
⑥ベッドは一番低くしておき、柵は上げておく。→本人希望で柵は上げない。
⑦ベッド周囲のコード類を整理する。
⑧必要な物は手の届くところに設置しておく。
⑨点滴棒は、すべりのよいものを使用する。
⑩内服の自己管理を中止し、⑧ナースサイドで管理する。→本人希望で頓用薬はもっている（ロキソニン®⑧9T、エースコール®7.5T、レンドルミン®4T）。
⑪内服薬は食事前か食事中にわたす（一度横になってしまうと起きるのがつらいため、内服時間が遅くなってしまう）。
⑫検査などで、本人が部屋にいないときに、ピルケースの残数をチェックする。

---

⑧ 日常の勤務で用いている言葉がそのまま記載されています。それぞれ、「ナート」→「縫合」、「ナースサイドで管理する」→「ナースが管理する」、「9T」→「9錠」としたほうが適切です。

また「グローションカテーテル」のように、商品名そのままでは何のためのルートかわかりにくいので、「TPNルート（上肢から挿入）」などのような説明が必要です。

病院内や学内など、限られた人々に読まれるレポートの場合はあまり問題が生じませんが、雑誌への投稿・学会などで発表する場合には、広く一般の人々が理解できる共通用語を用いることが重要です。学生、看護師の皆さんは、はじめからきちんとした書き方を学習しておくことが大事だと思います。

▶ **看護の評価**

患者は医学的知識があったため、治療方針は担当医と患者自身とが相談して決めていた。社会的立場を考え、看護により、そのプライドを傷つけてしまうことがないように計画を立てた。

ストレスの緩和、事故防止のどちらの問題においても、本人からの提案があったことは、そのリスクを説明したうえで実施し、よければその方法で、不備な点があったときには、「こうしてみたらどうですか？」というように働きかけ、一方的な指導にならないようにした。

PTCDの固定（安全ピンでの固定はせず、腹部にテープで固定。グローションカテーテルは左腕を上行させ鎖骨部にテープで固定し、首から寝衣の上に出したところで安全ピンにて固定する）は、変則的なものとなったが、抜去することなく経過できた。

また、内服薬の自己管理をしており、食後何を内服したか確認していた。しかし症状の悪化に伴い、朝食後のみのラシックス®を昼食後にも内服してしまったことがあり、この時点で自己管理を中止した。もともと内服は自分でコントロールしており、中止に対しては「勝手にもっていくな」というような言葉も聞かれたが「量の変更が多いから」と説明し、頓用薬のみ自己管理を続けた。

症状が悪化し、つじつまの合わない言動が増えていったが、それを否定しないことを徹底。また、自分でおかしいと気づいたときには「ずっと寝ているから時間の感覚が狂いますよね」というような対応をし、家族にも協力を依頼した。結果、自尊心が傷つくのを最小限に抑えられたと思う。

家族と情報交換をしていく中で、妻に時おり電話で「痛い」ともらしていることがわかり（この時点では看護師には大丈夫といっていた）、「痛みどめの準備はできているので、がまんはしないでほしい」とこちらから伝えることができた。あらかじめ情報を伝えておくことで、痛みの出現した早い段階で対応できたと思う。

4 考察

患者の心理状態は複雑であり、その表現の仕方もさまざまであるため、患者がどのような心理状態にあるのかを知る方法は、こちらからの働きかけによって教えられるか、深い洞察力をもって推測する以外に方法はない。患者の個人的特性はもちろん、危機あるいは死に直面した人の心理過程に関する知識も手がかり

⑨ 「看護の評価」として、ここに書かれている内容は、全体的な評価という感じがします。「看護の実際」で取り上げた問題点との関連が少しあやふやです。

⑩　「考察」として、ここに書かれてあることこそ、このケーススタディの中心的部分であると思われます。
　本来は「看護の実際」の中で項目を立て、キューブラー・ロスの心理プロセスをもとに、A氏の心理を、その言動や看護師のかかわりを対応させ分析した結果として示せたらよかったと思います。考察の内容はまさに、そのような分析の結果になっています。
　なぜ「考察」になってしまったかというと、A氏の言動そのものはロスの心理過程にぴったりと沿うものではなく、推察や解釈を通して、①〜⑤の段階と対応させるので、解釈および推察を「考察」と考えてしまったのだと思われます。
　結果として数字を出す研究の場合は、その数字の解釈などが考察になりますが、ケーススタディのように質的なデータを分析する場合は、解釈を行って結果を導きだすことになるので、同じ解釈でも、結果に書くほうが妥当でしょう。
　では、この場合の「考察」は何を書くのかというと、自分の解釈が妥当だったか、他の文献や、他の人の意見などと比較検討することなどが含まれます。
　また、分析を通して副次的に見いだせたことなども、「考察」に書かれてよいでしょう。少しむずかしいコメントになりましたが、検討してみてください。

の1つとなる。
　キューブラー・ロスは死にゆく患者がたどる心理プロセスとして、次の5段階を挙げている[1]。

①**否認**：患者が死に至る病気をもっているということを告げられたとき、「違う」「真実ではありえない」と思う心理状態。
②**怒り**：否認し続けることができなくなると、死ななければならないことに怒り、家族や医療従事者にあたりちらしたりする。
③**取り引き**：大切なものと引き換えに体力を回復させてほしいとか、自分が目指す目的を達成するまで死を延ばしてほしいなどと積極的に願う。
④**抑うつ**：否認、怒り、取り引きの段階でも死からのがれられないことがわかると、準備的悲しみといわれる段階にいたり、重圧がかかり、抑うつ状態になる。
⑤**受容**：この時期においては患者は自己の死を比較的冷静にみつめることができる。決して幸せではないが、悲しみに打ちひしがれてはいない状態を指す。

⑩　A氏は初回入院時、膵臓がんという告知を受けており、心理プロセスはこの時点から追っていく必要がある。化学療法によって腫瘍の縮小がみられていたことから、自分は大丈夫であると死を否定していたものと考える。
　今回の入院中、怒りとはいえないまでも、看護師や家族にあたったり、いらいらしている姿が見られている。この時期を怒りの時期と考えてよいだろう。柏木は「日本人の場合、いらだちを示す人は多いがそれが怒りにまで進む人は珍しい」と述べている[2]。これまで効いていた抗がん剤が効かなくなったことで、「死」を意識せざるを得なくなり、そのために次の過程に踏み出したものと思う。
　また、同じころ、これまで続けてきた、ある仕事の責任者の役職から身を退いている。体力の低下により避けられないことであったのかもしれないが、辞めることで治療に集中し、その効果を期待したとも考えられる。
　はっきりとした抑うつ的な症状はみられなかったが、看護者から見た傾眠症状が、実は「ひきこもり」であったかもしれない。
　A氏の場合、膵臓がんという病名は告げられていたものの、余命については最後まではっきり告げられたことはなかった。しかし、それまでできていたことが無理であると1つひとつ確認を重

⑪　ここを読んだ段階で、はじめて、分析の材料は看護記録だということがわかります。これは「はじめに」または「研究方法」で、方法として記述したほうがよかったでしょう。
　ケーススタディで研究方法を記載する例は、これまであまり多くありませんでしたが、「詳しい計画書」の項（p.61）にあるように、研究方法を明記したほうがよいと思います。
　このスタディでは「データ収集方法：看護記録およびカンファレンス記録、個人的記録ノートから患者の心理的な反応などを抽出する。データ分析方法：心理的な反応を経時的に整理し、キューブラー・ロスの死の受容過程と比較して患者の心理過程を明らかにする」などの表記が可能でしょう。繰り返しますが、倫理的配慮に関しても記述します。

⑫　文献5）6）は発行年と頁数が未記入、5）は著者名も未記入です。
　文献3）4）では雑誌名の後に、巻（号）、頁数、発行年を記載していますが、文献の書き方は投稿する雑誌などによって順番などが多少異なることがあります。記述しなければならない項目は決まっているので確認しましょう。

ねていく中で、はっきりした告知は受けなくても自らの死を覚悟していく、と宮田は述べている[3]。

　A氏の排泄について考えてみる。だんだんとトイレに間に合わなくなったときに、パッドの使用をすすめるが「それを使うと、気が抜けてしまいそうだから」と断ったことがあった。症状の悪化に伴い、介助が必要となり、最後には床上での排泄となっていったが、トイレにいくという行動・行為を通して自分なりに納得して、気持ちの整理をつけていたのだろう。つまり、これが受容といえるものだと思う。いつからが受容の時期であったのか、記録からは知ることができなかった。あるいは、はっきり境界がわかるものではないのかもしれない。

⑩　キューブラー・ロスの研究は「がんという病名を告げられたアメリカ人」を対象としたものであるため、国民性による違いがあるといわれている。今回、事例を振り返ってみて、病名を告げられることだけでなく、予後についてどのくらい告知されているのかということも、患者の心理プロセスに大きな影響を及ぼしているのではないかと思った。

　また、心理プロセスは直線的なものとして捉えられているが、むしろ「円」と考えたほうがよい、という意見もある[4]。キューブラー・ロスも否認、怒り、抑うつは部分的に出現するものであると述べており[1]、この点からも心理過程の複雑さが感じられた。

⑪　看護記録だけでは細かい点まで振り返ることに限界があったが、実際に終末期の患者に接していく際には、部分的に出現していく過程も見逃してはならないと思った。

5　おわりに

　今回、A氏の事例を自分なりに分析してみたが、異なる捉え方をした人もいることと思う。死に直面した人の心理状態の複雑さを改めて感じるとともに、医療従事者どうしのカンファレンスの重要性について考えることができた。

　人生の総まとめといえる終末期は、やり直しがきかない場であり、「その場にいる医療従事者のかかわりが死にゆく人の終焉のしかたを決定する」といっても過言ではないことを忘れてはいけないと思う。

文献
1）E・キューブラー=ロス著、川口正吉訳：死ぬ瞬間；死にゆく人々との対話、読売新聞社、1971
⑫　2）柏木哲夫：ターミナルケアと精神障害、精神医学、29（1）：89、1987

3）宮田恵子：末期癌患者の苦痛への援助－患者・家族と看護婦のかかわりを中心に、看護技術、42（16）、p.32-36、1996
4）岩田敬子：ターミナル期における患者の心理・精神的問題に対する対応、臨牀看護、21（1）、p.75-78、1995
5）系統看護学講座；成人看護学〔1〕、医学書院
6）山口瑞穂子監修：看護診断をふまえた経過別看護〈4〉終末期、学習研究社

⑫

講 評

全体の構成は、「1．はじめに」「2．事例紹介」「3．看護の実際」「4．考察」「5．おわりに」「文献」となっています。これを研究のプロセスに照らしてみると、胴の部分（中心）は「3」と「4」になるのですが、「3．看護の実際」が、このケーススタディの目的と一貫した記述になっていません。

もし、ケーススタディの目的が「キューブラー・ロスの死の受容のプロセスを用いて、終末期患者の心理過程を分析する」であれば、考察で分析するのではなく、看護の実際の次に、心理過程の分析の項目を入れなければなりません（通常の研究でいえば「結果」に該当するところです）。

また、「穏やかな終末期を迎えるための看護の検討」というような目的であれば、ここで書かれている看護の実際を中心にまとめるという形になるでしょう。

ケーススタディの目的が不明確なために、全体の構成が曖昧になってしまったようです。しかし、このようなケーススタディの例はとても多いのです。看護の実際を書いてから、自分の検討したい点を書き続けていくという書き方をしていくと、このようになってしまうことがあります。本書の「PartⅣ」（p.97）で説明しているので参照してください。

また、「PartⅤ」の「レポート（研究報告書）の書き方」（p.115）に書かれているように、やはりケーススタディの方法について記述するようにしたほうがよいと思われます。

p.143の解説⑪で提案した表現の他に、目的によっては、「看護計画、看護記録およびカンファレンス記録から安楽な終末期を送れるような援助について、看護の評価をする」という方法もあるでしょう。

このレポートは、2つの目的が合体しているかもしれません。もちろん、両方を目的にしてもよいし、1つひとつ分けてもまた、それぞれがケーススタディとしてまとめられるのではないでしょうか。

この事例がどこに発表されるのかによって、倫理的配慮に関する記述が必要になります。単に、個人の実践の振り返りや勉強のために用いられる場合は、私的な資料なので、対象者に被害が及ぶことはほとんどありませんが、病棟の記録に残ったり、病院のまとめファイルに保存されたりする場合は、注意しなければなりません。もちろん研究会や学会、雑誌などに発表する場合は、患者（家族）に承諾をとっておくことが必要になります。特に臨床での経験をまとめるときは、はじめからレポート作成のためにケアをしているのではありませんので、まとめようかな、と思いついた段階で、その旨を患者・家族と話し合っておくことが重要になると思います。

実例 2 成人看護のケーススタディ② 慢性期糖尿病の患者

これは、看護学生が慢性期看護の臨地実習で受け持ったときの事例を、実習の記録として提出したケーススタディです。実習前の授業で学習したセルフケア行動・自己効力感（社会認知理論）という知識を、実践を通して理解しています。

解説

① このタイトルだと、看護についてどうするのか、とたずねたくなります。タイトルはそれだけで何をどのように研究しているのかが理解できるように表すことが重要です。
　また、内容をみると、教育入院を受ける患者というより、セルフケア行動がとれない患者に対しての看護の考察という印象を受けます。たとえば「セルフケア行動がとれない糖尿病患者への行動変容につながる効果的な看護支援」などにするとよいのではないでしょうか。そうすると内容が想像できます。

② 目的が"効果が得られたため報告する"という表現だと、何を何のために報告するのかと、たずねたくなります。「看護支援を行った結果、よい効果が得られた。事例を振り返り、糖尿病患者がセルフケア行動を行おうと行動変容につながる看護支援は何かを明らかにする」などにするとわかりやすいと思います。また結論との一貫性も出ると思います。

テーマ

①糖尿病教育入院を受ける患者の看護について

（看護学生）

1 はじめに

　糖尿病の治療は食事、運動、薬物療法によって行われるが、これらの実施は患者のセルフケアにより行われなければならない。患者の日常生活そのものが治療になる。そのため、糖尿病患者がセルフケア行動をとることは、今までの生活習慣を改善し、新しい生活習慣をつくっていくことになる。長年の習慣を変えることはとても困難さを伴う。そのために、糖尿病に対して正しい知識を身につけ、生活習慣の改善ができるようにするために教育入院というシステムがある。
　しかし、退院後スムースに生活習慣の改善を果たし、継続できているケースは少ない現状にある。そのため、何度も教育入院を受けているが、なかなか行動変化につながらず、セルフケア行動がとれないことで、悪化させてしまうケースはあとを絶たない。
　今回、実習で、糖尿病のセルフケア行動がとれず、教育入院を繰り返している患者を担当した。②看護支援を行った結果、患者に、セルフケア行動をとろうという行動変容を起こすという効果が得られたので、ここに報告する。

③　倫理的配慮についての記載は大変よいと思います。単に授業のレポートとしての提出にとどまらず、将来、学生の研究発表会や学会への発表の可能性もあるので、そのことも含めて同意をとっておきましょう。

④　「事例紹介」は倫理的配慮、個人情報保護の問題がありますので、今回のケースレポートの内容に支障のないことは記述しないようにします。人名のイニシャルや詳しい年齢、家族構成など、個人が特定されやすい情報はできるだけ使用しない、改変するなどの配慮をしましょう。

年齢も「60代後半」というような書き方も可能です。入院期間などの日付ですが、20XX年のほうがよいでしょう。

2 方法

　教育入院中の糖尿病患者に対して効果的な看護は何か、看護記録、診療録、カンファレンス記録から事例を振り返り分析する。③ 倫理的配慮として、趣旨と、プライバシーの保護を文書で説明したうえで、署名による同意を本人に得た。

3 事例紹介

患者　④ B氏、69歳、男性、妻と息子の3人家族で、妻と2人暮らし。離婚暦あり。息子は前妻の子。仕事は建築系の会社役員。デスクワークが中心（パソコンをさわっているか、会議に出席しているのがほとんど）。

入院期間　④ 2009年7月○日～8月○日。

受け持ち期間　④ 2009年7月○日～8月○日。

診断名　2型糖尿病

現病歴　12年前に健康診断で高血糖を指摘、精査の結果、2型糖尿病と診断された。食事療法と運動療法のみでフォローしていたが、5年前よりSU薬で内服治療開始。しかしHbA1c8.5%コントロール不良のため、2年前から持効型インスリンとαグルコシダーゼ阻害薬の併用に変更、現在はグラルギン10単位寝前注射、ボグリボース3錠分3毎食直前内服している。

　5年前に糖尿病教育入院を経験したが、再びコントロール不良となったため1年後再入院。以降、1回／年のペースで教育入院を受けている。前回の入院後HbA1c6.5%を維持していたが徐々に悪化、7.5%となったため、再教育目的で入院となった。

合併症　網膜症、腎症Ⅰ期、ラクナ梗塞。

嗜好品　タバコは5年前から禁煙、酒2合／日。

性格　頑固、人任せにすることが多い（家族談）。

趣味　読書、運動習慣なし（学生時代はテニス部、卒業後はなし）。

生活パターン　ほぼ規則的。休日は読書をしているか、パソコンに向かって仕事をしている。

⑤ 事例紹介の中に、紹介された情報から、看護問題につながるためには、「情報とその分析」が必要です。たとえば、上記のことから、問題を導く項をもうけて記述すると、読者の理解を深めます。

⑥ 情報収集した内容は「入院前の状況」として、事例紹介に記されるべきものです。日常生活パターンの中に含めるとよいでしょう。そして、①〜④は看護支援の結果得た情報というより、今回の問題点です。「看護問題」としてあげ、それぞれに対しての目標を「看護目標」にあげるとよいと思います。

ただし看護問題①〜④の内容は情報レベルでとどまっているので、たとえば①②「不適切な食事内容」、③は「不適切な運動」、④は「糖尿病に対する認識不足（不適切な認識）」のように表現し、看護の実際と結果を対応させて書くとわかりやすくなります。また、次のコメントの⑦で述べる書き方も一つの方法として検討できると思います。

⑦ 看護の実際を、①②に対して、③④に対してと内容ごとに分けて記載していて、読者にわかりやすいように工夫をしているのが感じられます。しかし、よりわかりやすくするために、たとえば①②を「食事療法」、③を「運動療法」、④「病識」と分けて、それぞれに対して、看護問題、看護の実際、結果というように、まとめてみてはどうでしょうか。より読者に伝わりやすい表現になると思います。あとの考察とも統一がなされてよいのではないでしょうか。

```
 6時   ――――   起床
 7時   ――――   朝食（妻が準備）
 8時   ――――   出勤
12〜13時 ――――  昼食（店屋物）
19時   ――――   夕食（外食）
22時   ――――   帰宅
 0時   ――――   就寝
```
⑤

4 看護の実際

1）看護問題
糖尿病の自己管理ができていないことにより、血糖コントロールが悪化している。

2）看護目標
血糖コントロールを良好にするための自己管理方法を習得することができる。

3）看護の実際と結果
⑥ 糖尿病の増悪を繰り返すということには何か要因があると考えられる。そこで、まず要因を把握するために情報収集を行った。すると、①仕事上の付き合いで平日はほぼ毎日外食、飲酒をするため、カロリーオーバーになっている、②こってりしたものが好きでうなぎやステーキをよく食べる。接待でいただく砂糖入りのコーヒーを数杯のみ、お茶受けに、あんを使った和菓子をよく食べる、③出勤は専用の車で送り迎え、仕事はデスクワークでほとんど動かない、④注射、内服は忘れることなくやっているが「医者がやれっていうからやっている」と話す。血糖測定は忘れることが多い。時間があれば測るという認識で、自己管理に結びつけることができていない、という問題が明らかになった。そこで、それぞれに対してかかわった。

⑦ **①②に対して**

入院中の食事に関して「自分は料理を一切しないから、栄養相談はいらないよ。妻が何度も栄養指導を受けていて、つくってくれているし。病院で出ている食事と、つくってくれる食事はそんなに変わらないよ。まあ、外食がよくないのはわかっているけど、仕事の延長だから、どうしようもできないね」と話していた。

そこで、まず仕事上の付き合いに関しては仕方のない部分があることに理解を示した。しかし「飲酒した日や、外食でたくさん食べた日は血糖値を見ると、実際に高血糖になるので、食事量を

慢性期糖尿病の患者

意識しただけで血糖値が安定したっていう方もいらっしゃいましたよ」と同じような背景の患者の体験を伝えた。すると「そうかなあ。そんなに違うものなの？」と関心を示したため、今まで外食で摂取していた食事がどれだけ高カロリーで、糖分を多く摂っているかを理解してもらうために、今までの食事内容を一緒に振りかえった。

　すると「入院中は、血糖値がよくなるってことは、やっぱり食事内容や量でずいぶん変わるってことだよね。でも今までうまくいかなかったからさ。自分は糖尿病だから、もう仕方がないと思っていたよ。仕事の付き合いだからどうしようもないしね。でも、少し気をつければ、多少血糖値を抑えられるのかなあ」と話したため、よく摂取する外食のメニューを例に示しながら、どのくらい残すと指示カロリー内に収まるかを提示した。すると「このくらいならできそうかな」と興味を示した。

　過去の入院での栄養相談はすべて妻のみの参加であったが、栄養士に、よりくわしく外食時のアドバイスを受けてはどうかと提案すると「そういうのも教えてくれるの？　それなら参加して、いろいろ質問してみるよ」と、栄養相談に参加した。参加後、感想を問うと「外食はやめられないけど、量を少なくするのはできそうだからやってみようと思うよ。実際聞いてみると、そんなにむずかしくないし、自分でコントロールできるんだね。コーヒーの砂糖は人工甘味料を教えてもらったから、それを使おうと思うんだ。今まで、食事療法は自分みたいな仕事の人は絶対無理と思っていたけど、このくらいでいいのならできるかなって」と、笑顔で話した。

　退院日、⑧総括時に、これからの行動計画を問うと「付き合いはやめられないけど、少しずつ残して量を減らすようにしようと思う。お酒も最初の1杯でやめるとか。あと、コーヒーは人工甘味料を買ってきて使うことと、和菓子はなるべくやめるけど、どうしても食べたいときは食後のデザートにするようにして、間食でとるのはやめるよ」と笑顔で、自分で立案した行動計画を話した。

⑦③④に対して

　日常生活でもほとんど動かないため運動量が少なく、運動習慣もない。「仕事が忙しいからね、そんな運動する時間なんかとれないよ」と話し、入院2日目まで、講義や検査以外は、ほとんどすわってパソコンをさわっていた。そこで、3日目より夕食後に運動を促した。1週約200メートルの病棟を、軽く汗が出るくらいのスピードで5週したあと、シャワーを浴びるようにしたところ、

---

⑧「総括時」という表現がありますが、院内で普通に使われている表現をそのまま記載したのでは、読者には伝わりにくいと思います。「退院日に行われたカンファレンスで」などの表現に変更したほうがよいでしょう。

寝る前の血糖値が前日までに比べて低値になった。その結果を見て「へえ、少し体を動かしただけなのに、こんなに効果が出ると思わなかった。糖尿病患者に運動療法が大切なのはわかっていたけれど、もっとむずかしく考えていた。このくらいでもいいんだね」と話し、以降退院日まで、毎日欠かさず夕食後に病棟内歩行を行った。

看護師が「毎日がんばっていますね。他の患者さんにも見習うように伝えたんですよ」と声をかけると「うん。みんなやったほうがいいよ。本当に血糖値下がるからね。だから、毎日血糖値測るの、楽しみになったよ。しかも簡単だしね」と笑顔で答えていた。

退院日、⑧総括時に、これからの行動計画を問うと「今回の入院で、運動の効果がよくわかったし、思ったよりもむずかしくなくできることがわかったからよかった。毎日はむずかしいかもしれないけど、休日に歩いたり、時間があるときは歩いて帰ったりはできるから、やろうと思っているよ」と笑顔で行動計画を話した。

歩数計を利用してみてはと提案すると「そうだね。それで、毎日の運動状況の把握ができるしね。いいかもしれない。まあ、1万歩はむずかしいから、まずは、最低5000はきらないようにするくらいからにしようかな。5000足りない日は追加して動くようにするとかね」と話した。

5 考察

B氏は入院中の看護支援の結果、退院時には、自ら行動計画を立案し、前向きに取り組もうとするまでに、行動変容することができた。

詳しく振り返ると、食事に関してのアプローチの結果「血糖値がよくなるってことは、やっぱり食事内容や量でずいぶん変わるってことだよね」という言動が聞かれた。これはB氏がその行動を行えば、いい結果が得られると実感することができたという結果につながったといえる。

このことから、B氏がそう実感することにつながった「食事量を意識しただけで血糖値が安定したっていう方もいらっしゃいましたよ」と同じような背景の患者の体験を伝えたこと、血糖値や外食の内容を一緒に振り返ったこと、という2つのアプローチが、⑨結果期待を高めたと考えられる。

また、今まで食事療法に関してのセルフケア行動がとれなっ

---

⑨ このケーススタディでは、考察の前には触れられていなかった「結果期待」や、「自己効力感」（次ページ）が突然記されています。

そこで、たとえば「バンデューラ[1]は、人はある行動が望ましい結果をもたらすと思い（結果期待）、その行動をうまくやることができるという自信がある（自己効力感）ときに行動をとる可能性が高くなると述べている。ゆえに、糖尿病患者がセルフケア行動をとることができる看護は、結果期待と、効力感を高めるアプローチといえる。この考えをもとに今回の看護支援を考察する」などと表現して、考察の導入とするのがよいのではないでしょうか。

看護の実際で触れられている看護支援に対しての考察はよくされていると思います。せっかくよく考察できているのですから、より読者にわかりやすく伝わるように、看護の実際と同様、表にするなどして記載するとよいでしょう。

のは、⑩B氏は最初の教育入院で、外食をやめることができなかったことが失敗体験になり、「外食がよくないのはわかっているけど、仕事の延長だから、どうしようもできないね」と、自分には無理だと思ってしまったことが要因と考えられる。それに対して、まず仕事上の付き合いに関しては仕方のない部分があることに理解を示し、失敗は仕方のないことだと共感しつつ、かかわった結果、「食事療法は自分みたいな仕事の人は絶対無理と思っていたけど、このくらいでいいのならできるかなって」と、B氏に、できそうだな、やってみようかなという気持ちの変化をもたらした。このことから、過去の失敗体験に対しての心理的サポートと、同じような背景の患者の体験を伝えてB氏が取り入れやすいような行動計画を提案したこと、という2つのアプローチが、⑨自己効力感を高めたと考えられる。

　同様に考察すると、運動に関してのアプローチの結果「へえ、少し体を動かしただけなのに、こんなに効果（血糖値が低下する）が出ると思わなかった」という言動が聞かれた。このことから、運動を実際に行うようすすめたこと、実施後の血糖測定によって運動の効果を実感できるようにかかわったこと、という2つのアプローチが、結果期待を高めたと考えられる。

　また、最初は「仕事が忙しいからね、そんな運動する時間なんかとれないよ」と話していたが、実際に入院中に運動をして効果を実感した結果「みんなやった方がいいよ。本当に血糖値下がるからね。だから、毎日血糖値測るの、楽しみになったよ。しかも簡単だしね」と変化がみられた。入院中に運動療法を続けられたことで成功体験ができたこと、さらにB氏が運動をしていることに対して「毎日がんばっていますね。他の患者さんにも見習うように伝えたんですよ」と声をかけたことが言語的説得となったことが自己効力を高めたと考えられる。

　それは退院時の総括での「1万歩はむずかしいから、まずは、最低5000はきらないようにするくらいからにしようかな。5000足りない日は追加して動くようにするとかね」前向きに、行動計画を立案することができていることからもいえるのではないか。

　⑨以上のことから、今回I氏に対して行った看護が、効果的だったのはバンデューラ[1]の述べている、自己効力理論にあった支援だったからといえる。

6 結論

⑪セルフケア行動をとれるような看護支援とは、以下の2点で

---

⑩ この情報は、今までどこでも触れていない内容なので、読者としては、突然な印象を受けます。考察する上では重要な情報ですから、「事例紹介」の現病歴の中で今回の入院までのセルフケア状況の情報、入院時の情報として、触れておいてから、考察で使用するほうがよいでしょう。

⑪ 結論の表現は「はじめに」に合わせるとよいと思います。

ある。
①患者自身が「これならやれる」と自信をもてる方法を提供すること。
②患者自身が「これをやれば効果がえられる」と実感できるようにすること。

7 おわりに

　今回のB氏の事例を通して、教育入院患者に対しての指導は、患者個々に合った方法を提供することが大切だとわかった。今まで、教育入院患者に対しての指導は、ただ一方的にマニュアル通りの方法を伝えていただけだったように思う。これからは、今回学んだことを忘れずに、患者にあった具体的な指導を行っていきたいと思う。

⑫ 今回の事例と他に報告されている事例を比較するなど、糖尿病教育／看護に関する文献も参考にしてください。考察がさらに深まるでしょう。

⑫ 文献
1) アルバート・バンデューラ著, 本明寛, 野口京子監訳：激動社会の中の自己効力. 金子書房, 東京, 1997.
2) 松本千明：医療・保健スタッフのための健康行動理論の基礎－生活習慣病を中心に. 医歯薬出版, 東京, 2002：15-25.

講評

　今回の事例に対して、自分がどのようにかかわったのか、とてもわかりやすいレポートになっています。
　考察はとてもていねいに書かれていますが、しかし、結論だけを読むと、一般的な印象を受けます。もう少し「糖尿病患者」という患者の個別性がうかがえるような表現にできるとよいと考えます。
　たとえば、考察をみるとバンデューラの理論をベースにしているので、「自己効力感」というキーワードを用いたテーマ表現も可能だと思われます。
　ケースレポートを書く行為は、事例を再構成し、どのような視点でまとめていくのかを、あらかじめ分析したうえで記載していくのが通常です。しかし、学生のレポートの場合、とりあえず看護の実際を記載してしまってから、どのような視点で考察しようかを考えて、そのまま記載して提出するということが多いでしょう。しかし一度書いたケースレポートを再度読みなおし、ここに示されたコメントの観点で、もう一度テーマと記述内容の一貫性を検討して、最終のケーススタディに仕上げることが求められると思います。現実的には時間がないかもしれませんが、試みていただきたいと思います。

3 実例 成人看護のケーススタディ② 乳がん術後の患者

わが国において乳がんの罹患率は20人に1人といわれています。乳がんに罹患する患者の多くは45～50歳代であり、仕事や家庭で非常に大きな役割を担っています。

今回、看護学生が乳がんの手術目的のため入院となった患者を受け持つこととなりました。患者は、入院前より自分自身でインターネットや本から病気のことを学び、知識をたくさんもち、とくに「傷が痛いし、退院後どうやって生活をしたらいいのかわからない」という不安を強くもっていたため、その不安を軽減するためのアプローチを行いました。

実習を通じて、学んだことについてまとめ、その看護について振り返っています。

解説

① ケースレポートのテーマとして学生が学んだことを取り上げると主語が「私」となり主観的な記述となってしまいます。看護学生中心のレポートではなく、患者中心のレポートにする必要があるでしょう。

たとえば「退院後の生活に不安を感じている乳がん術後の患者への支援－社会復帰に向けたリハビリテーションの試み」と変更してみてはどうでしょうか。

②③ ②と③とは一貫した内容になっていることが望ましいですが、このレポートでは異なっています。何を目的にするのかズレてしまいますので明確にしましょう。②の部分は研究の動機を記入しましょう。研究目的の③では「不安の軽減につながる援助を明らかにする」という表現のほうがよいでしょう。

テーマ

① 退院後の生活に不安を感じている乳がん術後の患者の看護を振り返って学んだこと
（看護学生）

I はじめに

乳がんの手術の術式は、胸筋温存乳房切除やセンチネルリンパ節生検など低侵襲の手術へと移り変わってきた。また、術後の運動障害、疼痛、しびれ、上肢のリンパ浮腫など軽減される傾向にある。

今回、術後の痛みやひきつれ感により、退院後の生活や仕事への復帰に対する不安やリンパ浮腫に関する不安を感じている言葉が多く聞かれた患者を受け持ち、退院後の生活に向けて上肢のリンパ浮腫やリハビリテーションに重点をおいてアプローチした。この事例を振り返ることで、② 退院後の生活の不安を軽減するための援助とは何か考察したので、報告する。

II 研究目的

③ 退院後の生活に向けて不安を感じている患者に対して上肢のリンパ浮腫やリハビリテーションに重点をおいてアプローチした内容が、不安の軽減につながる援助として効果的であったかどう

かを明らかにする。

II 患者紹介 ④

患者 C氏、40歳代後半、女性。夫と2人の子ども（小学4年生と小学1年生）。
職業 保育士。
現病歴 自分の姉に乳がんが見つかったのをきっかけに、自己検診を行ったところ、しこりを触れた。すぐに近医で検診を受けたところ、腫瘤があり、精密検査が必要といわれ、B大学病院に来院。マンモグラフィ・乳腺の超音波で右C領域に2つの腫瘍が見つかり、細胞診にてクラスVと判定。がんの拡がり・転移を診断するためにMRI・腹部超音波・胸腹CTを行ったところ、肺・肝臓・骨の転移はみられなかった。病理の結果、今回乳がんの拡がりから、手術は乳房切除術＋腋窩リンパ節郭清の適応であると説明を受け、今回手術目的にて入院となる。
入院期間 ⑤200X年10月25日〜11月4日。
排泄 排尿7回／日、排便1回／日。

IV 看護の実際

1）看護問題
退院後の生活に対して不安が強いため、リハビリテーションが進まず、可動域制限を生じやすい。

2）看護目標
退院後の生活に不安が軽減し、可動域の制限をきたさない。

3）看護の実際と結果
(1) 手術前日〜手術
入院前に外来で術式の説明や写真を用いて術後の創部の状態についての説明があった。手術前日に入院し、担当医から明日の手術の内容、術式、術後の合併症についての説明があった。
〈C氏の発言〉
「お産のとき以外は入院したことが今までありませんでした。すべて、がんを取ってほしいと思っていたので、温存は望んでいませんでしたが、さきほど術式の確認と説明がもう一度ありまし

---

④ 患者の背景として既往歴、性格など、把握している内容を、もう少し詳しく記入しましょう。さらに、受け持つまでの経過や病気に対する受けとめ方や病識なども入れましょう。

⑤ 倫理的配慮としての表現は適切です。入院期間については日にちまで記載されていますが、たとえば「20XX年10月〜11月の9日間」などのように変更したほうがよいでしょう。表記のしかたについてはp.134を参照してください。

た。先生が胸のことを大切に考えていることが伝わってきました。そのときに腋の下のリンパ節を取るといわれました。腋の下のリンパ節を取って、手がむくんで使えなくなったという人がいるという話を聞いたことがあるので、とても不安です。私は手術が終わったら、すぐに仕事に復帰しようと思っていたのですが、いつから仕事をしてもよいのでしょうか？

　私は仕事上、子どもをだっこすることが多くて、手をよく使う仕事なのです。私はこの仕事をして、子どもたちからたくさんエネルギーをもらっているからこそ、今の私があるのです。手が使えなくなって仕事に復帰できなくなったら、どうしようって心配になってきました」と話していた。

[術前の看護]

　C氏の話を傾聴した上で、個人差はあるが、上肢の可動域は手術前の状態にもどせること、生活上の留意点を取り入れた生活を行うことで、リンパ浮腫の予防につながることを説明した。そのためにはリハビリテーションを行うことが重要であることを説明した。

　術後のリハビリテーションのパンフレットを事前に⑥お渡しし、一緒に読みながら確認した。

⑥ この表現は「渡し」のように論文調に変更しましょう。

〈結果〉

　「今は簡単になんでもできるけど、手術後にどんな状態になるかまったく想像がつかないわね。こんなこともできなくなっちゃうのかしらね。手術前の状態に戻れるようにがんばって、リハビリをします」と話し、術後のリハビリテーションに対して意欲的な様子がみられた。

(2) 術後1～3日（ドレーンが挿入されている時期）

　発熱もなく、⑦J-VACからの排液の量も徐々に少なくなり、順調に経過。

⑦ J-VACはよく使われている名称ですが商品名です。たとえばJ-VAC（閉鎖式持続吸引ドレーン）、閉鎖式持続吸引ドレーン（J-VAC）などのように機能についても記載しましょう。

〈C氏の発言〉

　「手術が無事に終わってほっとしています。でも結構痛いから手は動かせないです」

[術後のリハビリテーションの看護]

〈OP〉
①患側上肢の循環障害の有無
②患側上肢の神経障害の有無、手指の冷感、チアノーゼの有無
③患側上肢の運動制限の有無、程度
④上肢の浮腫の有無、程度、左右差
⑤リハビリテーションの必要性と理解度

⑥リハビリテーションへの意欲
⑦リハビリテーションに伴う創部の痛み、ひきつれ、肩関節痛、疲労感の状態

〈TP〉
①浮腫の軽減をはかるため、患側上肢の下に体交枕をおき、挙上する。
②患側上肢で血圧測定、採血、注射などを行わない。健側で実施する。
③創部や上肢の状態、痛みや疲労感に合わせて、リハビリテーションの進め方を調節する。

〈EP〉
①術後のリハビリテーションは患側上肢の循環を促し、倦怠感や浮腫を予防する目的で行うことを説明し、痛みの状態をみながら段階的にリハビリテーションを進めていくことについて説明（**表1**参照）
②退院後もリハビリテーションを続けて行う必要性があることを説明。

⑧ 表1　リハビリテーション（ドレーンが挿入されている時期）

項目 　　　　月・日	/	/	/	/
①手指の曲げ伸ばし				
②肘関節の曲げ伸ばし				
③肩関節運動				
④指組み運動				

○：できた
△：試してみたが、できなかった
×：できない

〈結果〉
　術前からパンフレットを用いてリハビリテーションの必要性を説明し、何度もパンフレットを読み、理解を示していた。術後当日からリハビリテーションを実施した。患側上肢の浮腫はみられなかったが、運動に伴う痛みがあった。C氏は「手術の後は、こんな簡単な運動も難しくなっちゃうのね。傷がひきつれる感じがする。傷が開いてしまうかもしれないから、動かすのがこわい」と話し、リハビリテーションを行うことに対して消極的な様子であった。そのため、運動は肘関節の曲げ伸ばしから先のプログラムを行うことができなかった。臥床時、患側を体交枕で挙上し、安静をはかっていることが多かった。

---

⑧ このように表になっているとわかりやすいです。
　表2も含めて、せっかくこの表をレポートに入れたのですから、リハビリの結果についても表の中に示していくと、結果での説明が裏づけられるのではないでしょうか。

(3) 手術後3〜5日（ドレーン抜去から抜糸まで）

J-VACの排液量が50cc以下となり、ドレーンが抜去となった。

〈C氏の発言〉

「管が抜けてよかった。握力がなくなってきたような気がします。力が入らなくなっているような気がします」

術後のリハビリテーションの看護

リハビリテーションの必要性や目的について説明し、C氏の気持ちを尊重しながら、以下の運動を追加した。

表2 リハビリテーション（ドレーン抜去後） ⑨

項目 \ 月・日	/	/	/	/
①患側上肢90°以上の運動				
②肘関節の高さ90°以上の肩関節運動				
③壁登りの運動				

○：できた
△：試してみたが、できなかった
×：できない

> ⑨ 表2のリハビリテーションの内容は退院後も継続して使えそうです。そのことを考えると、表2に備考欄を追加して、入院中から気づいたことをC氏自身で記録できるようにすると、退院後のセルフケアに向けた指導にもつながっていくと思います。

〈結果〉

腕全体を少しずつ動かしはじめ、患側上肢の挙上制限を解除し、術前の可動域までの運動を行うようにした。「腕を上げるときに肘から腋の下にかけてビリビリする痛みがある。肩が上に上がらない感じです。傷がひきつれるような感じがあるので、傷が開いてしまうのか心配」と話していた。傷が治る過程において、ひきつれや痛みが生じることを伝え、異常な症状ではないことを伝えた。痛みを感じたら、腕を下げ休ませて、1日2〜3回を目安に運動を行うように説明した。肘関節の高さを90°以上まで挙上させた肩関節運動を行うことは、むずかしかった。壁登りの運動において両手の高さの左右差は10cmであり、患側の運動することに対して不安を感じている様子がみられ、看護師から運動を促す時以外は自らリハビリテーションをする様子はなかった。

(4) 退院に向けて（手術後5日目から9日目）

〈C氏の発言〉

「退院できるのはうれしいですが、退院してからのこと、とても心配になります。でも結構痛いから手は動かせないです」

⑩ C氏の生活に適した個別的なリハビリテーションを工夫したことは重要なことです。	〈OP〉 ①退院後の日常生活の状況 ②上肢の運動障害の有無 ③家族の理解、協力具合 〈TP〉 ①<u>⑩仕事や生活の中で上肢を使う場面を聴取し、どのような工夫をしたらよいか指導する。</u> ②リンパ浮腫を予防するための生活について説明。 1）リンパ浮腫の病因と症状 2）リンパ浮腫の治療方法の概要 ●スキンケア 　・皮膚を清潔に保ち保湿を保つこと 　・日焼けを避ける ●圧迫療法 ●運動（肩回し、腹式呼吸、体操、ウォーキング） ●リンパドレナージの方法について ●日常生活上の注意 　・ゆったりした袖の服を着る 　・きつい下着で体をしめつけない 　・きつい指輪をしない 　・患側で重い物を持たない 　・電車の中では、なるべくつり革を持ち、手を挙上する 　・十分な休養と睡眠：寝る時はできるだけ患側は挙上する。患側に下にして側臥位で寝ない 　・医療施設での注意：血圧や採血は患側では行わない 　・土いじりをする際にはゴム手袋を着用し、感染を防ぐ 　・虫刺されをしないようにする 〈EP〉 ①退院後も訓練を続ける必要性を説明する。 ②発赤・腫脹・疼痛などの感染症状出現時のすぐに医療機関を受診するように説明する。 〈結果〉 　1日の生活状況を聴いたところ、仕事以外は家事をしている時間が長かったため、自分でよく使うタオルは手を上げる場所に置いておいたり、洗濯物を干す時に手を上げたりすることもリハビリテーションになっていることを伝えた。また、仕事の復帰を3か月後に考えていた。仕事内容は保育園の2歳時のクラスを持っているため、だっこすることも多く、患側上肢に負担になることが予測された。そのため、だっこするときにはA氏が座った状態

で、抱っこしてみてはどうかと提案した。また、子どもがいきなりぶつかってくることもあるため、なるべく長袖を着て、患側を保護するように伝えた。退院に向けての話し合う中で、「手のしびれとか痛みとかあったから、傷が開いてしまったら心配なんて思っていたんだけど、退院してからの生活のことを話していたら、リハビリできないなんて言っていたら駄目だっていうことがわかりました。だって、私は退院したら仕事に復帰するつもりなんだから」と話し、すべてのリハビリテーションの項目を自ら積極的に行う様子がみられ、左右差は5cmとなった。

Ⅴ 考察 ⑪

　C氏は、術前の医師からの説明を受け、患側上肢の可動域制限やリンパ浮腫になるのではないかという不安を抱えていた。手術後、により、リハビリテーションを行うことに対して、受動的であった。創部の痛みやひきつれによって、運動を中断してしまうことが考えられたため、現段階まで頑張ってきたことを伝え、労いの言葉をかけた。ドレーン抜去後リハビリテーションを行う際も自ら運動する姿勢はほとんどなかった。傷が治る過程において、ひきつれや痛みが生じることを伝え、異常な症状ではないことを伝えた。

　しかし、退院後の生活状態を聞きながら、生活方法や工夫する点について話し合い退院指導をすすめていく中で、C氏から前向きにリハビリテーションに取り組む発言や姿勢がみられるようになった。C氏自身がこれからの生活を考える機会となったため、リハビリテーションに対して前向きに取り組むことができるように行動変容し、不安言動が聞かれなくなったと思われる。

　退院指導の中でも生活上の具体的な場面を用いながら説明をした結果、「退院したら、生活の中で何を注意して生活したらよいのか具体的によくわかった」という言葉が聞かれた。その結果、退院後の不安の軽減につながったと思われる。C氏を生活者としてとらえ、退院後の生活をイメージしたリハビリテーションを実施することが重要である。また、リハビリテーションの内容を表にして、視覚化することで、C氏の現在の状態やリハビリテーションの進み具合を把握し、本人と共有しながら、リハビリテーションを進めることができた。

　乳がん患者が情報として欲しい支援の内容[1]では「下着や人工乳房などの補正用品の紹介　54.7%」「患者本人のカウンセリン

---

⑪ 患者の背景として既往歴、性格など、把握している内容を、もう少し詳しく記入しましょう。さらに、受け持つまでの経過や病気に対する受けとめ方などや病識なども入れましょう。

グ　30.6％」「リンパ浮腫予防のマッサージの仕方　30.0％」とあるように、個別的に相談しながら欲しい情報を提供できるようにすることが必要である。今回は術後の下着補正用品の紹介を行うことができなかったが、今後このような情報を退院時の指導に加えることが必要であり、退院指導の内容を吟味することが必要であると考える。

退院時には家族やキーパーソンとなる人に支援の必要性を説明していく働きかけが重要である。

VI ⑫結論

退院後の生活の不安の軽減するための援助とは以下のことである。
①C氏を生活者としてとらえ、生活を重点においた上肢のリハビリテーションの実施
②退院後の生活や仕事復帰後の生活をイメージできるように退院指導を行うこと

これらのことからC氏の気持ちに変化が生じ、行動変容がみられた。

おわりに

今回の事例では、乳がんで乳房全摘出術を受けたCさんへの退院までの看護を患側上肢リハビリテーションに焦点をあてて振り返った。退院指導を行うにあたって、その人の生活スタイルを尊重して指導をしていくことが重要であることを学んだ。また、残された看護上の問題を外来へ引き継ぐことが必要であり、継続看護の重要性を感じた。乳がんでは手術によって乳房を失われ、心理状況に大きな影響をもたらすことになり、看護師からの一方的な支援ではなく、患者の心理状態にあわせた支援をしていくことが大切である。今回学んだことを退院指導に活かしていきたい。

⑬引用文献
1）溝口全子：乳がん体験者による患者支援に関する研究：患者会の現状と会への入会・参加に影響する要因分析から. 広島大学大学院保健学科研究科博士論文. 2007.

参考文献
1）射場典子他監修：乳がん患者へのトータルアプローチーエキスパートナースを目指して. ピラールプレス, 187-194. 2005.
2）又場美和：乳がん術後の身体症状と日常生活指. 看護技術. 55（2）. 139-142. 2009.

---

⑫ 目的が明確でないと結論の内容を書くのに迷ってしまうので目的を明確にすることはとても重要です。

⑬ 文献の入手方法がわからない場合は、図書館の司書にぜひ相談してください。

講評

　実際にどのような看護を行ったのか、とてもよくわかる内容になっています。また、患者の言葉を引き出すことがよくできていると思います。目的の表現を明確にすることで、考察や結論の表現の仕方が変わってくるでしょう。目的が曖昧だとケースレポート全体が何をいいたかったのかわからない内容になってしまいます。そのため、レポートを書く前に明確にしてから書きはじめましょう（p.97参照）。

　手術を受ける乳がん患者の看護は、治療の意思決定を支えるケアにはじまり、術後の看護を行うだけでなく、社会的役割の変化、ボディイメージの変容、セクシャリティなどに関連する問題に対するケアなどその人をトータルで支えていく全人的な視点が必要です。

　今回の実習で重点をおいたのは、退院後の生活に向けて上肢のリンパ浮腫やリハビリテーションでしたが、入院期間が短縮したことにより、自宅で患者自身が創部のケアやリハビリテーションを行う必要性があり、セルフケア能力を高めるための援助について深めていくことも必要でしょう。また、フィンクの危機理論などを学び、心理状態に対しての理解を深めていくこともできるでしょう。

　1人の患者への看護を振り返り、ケースレポートとしてまとめることで、気づきを発見し、自分の行った看護行為に意味づけをすることができます。ケースレポートをまとめることは大変な作業ですが、大きな収穫があります。がんばってください。

実例 4 成人看護のケーススタディ④
心臓リハビリテーションを受ける患者

このケーススタディは、ケースを用いながら心臓リハビリテーションの進め方について解説しています。ケースそのものについて報告している形式とは、少し異なる構成になっているところもあります。ケーススタディの応用例として活用してください。

テーマ

急性冠症候群患者（経皮的冠動脈形成術後）の心臓リハビリテーションの進め方

（病棟看護師）

1 はじめに

急性冠症候群（不安定狭心症、急性心筋梗塞、①ACS；acute coronary syndrome）とは、冠動脈の器質的閉塞または高度の狭窄により血行障害をきたし、心筋虚血が一定時間持続した結果、心筋細胞が虚血または壊死に陥ったものであると定義されています。これらは、通常強い胸痛で発症し、不整脈や心不全などを合併し、心臓性突然死の原因になり得る疾患です。

不安定狭心症患者の治療で、冠動脈インターベンション（②PCI；percutaneous coronary intervention）が適応になるのは、薬物治療で狭心症が改善しない場合で、急性心筋梗塞患者の場合には、急性期に再灌流療法として用いられるのが一般です。冠動脈インターベンション後は、合併症を確認しながらクリニカルパスに沿って入院療養が進められていきます。

一方、急性冠症候群発症後の患者が、その後の日常生活を送るうえでは、再発を予防することが重要になります。患者が、再発を予防するためには、服薬の徹底、塩分水分の管理、過食や肥満、運動不足や禁煙習慣などの食・生活習慣の改善が必要となり、入院時からこれらに関する患者指導・教育を行うことが望まれます。また、近年では、心臓リハビリテーションを行うことにより、冠動脈インターベンション後の長期予後の改善につながることが報告されています。

急性心筋梗塞後のリハビリテーションは、発症から数週間までの急性期のリハビリテーションと、それ以降の慢性期のリハビリ

解説

① ACS（acute coronary syndrome）は急性冠症候群のこと。急性冠症候群とは、急性心筋梗塞や不安定狭心症、さらにはそれらに合併して突然死にいたる一連の病態を包括して呼んでいます。最近では、急性冠症候群の呼称で使われることが多くなっています。

② PCI（percutaneous coronary intervention）は経皮的冠動脈インターベンションのこと。経皮的冠動脈形成術と同意語で使用されています。

図1　心臓リハビリテーションの流れ

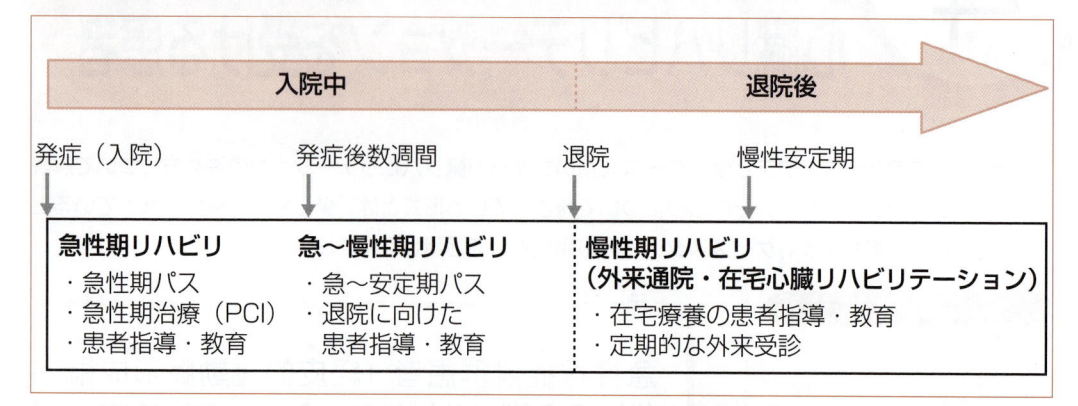

入院中		退院後
発症（入院）	発症後数週間	退院　　　慢性安定期
急性期リハビリ ・急性期パス ・急性期治療（PCI） ・患者指導・教育	**急〜慢性期リハビリ** ・急〜安定期パス ・退院に向けた 　患者指導・教育	**慢性期リハビリ** **（外来通院・在宅心臓リハビリテーション）** ・在宅療養の患者指導・教育 ・定期的な外来受診

テーションに分けられます（図1）。前者は、心臓の安全を確認しながら徐々に心臓に負荷を加え早期離床することや、慢性期にスムーズに移行することを目的としています。後者は、再発の防止や二次的予防、身体・精神的に損なわれた生活活動度を改善することにあります。

そこで本稿では、急性心筋梗塞後急性期のリハビリテーションの実際について、事例を交えて解説していきたいと思います。

2 ACSの危険因子に対するリハビリテーションの効果

①冠危険因子の改善（脂質異常）

定期的な運動によって、LDLコレステロールが約10％、HDLコレステロールは約5％上昇するといわれています[1]。

②耐糖能異常、肥満の改善

運動療法は、筋肉量や筋インスリン受容体数の増加、親和性の改善、レセプターキナーゼ活性促進などにより、糖代謝やインスリン感受性を改善する可能性が考えられています[1]。

③冠循環改善、冠側副血行路発達促進

運動療法は、同一運動負荷レベルにおける心拍数増加が減少し二重積が低下する結果、狭心症患者の虚血閾値が上昇することが報告されています[1]。

④高血圧

定期的な運動によって、血漿カテコールアミンの低下に伴う交感神経の抑制、インスリン抵抗性改善、循環血液量の減少、心拍数の低下、毛細血管の拡張など、心拍出量と末梢血管抵抗が減少することにより、血圧が低下することが推測されています[1]。

⑤自律神経機能

　圧受容体反射や心拍動からみた、副交感神経活性と交感神経活性とのバランスが崩れることが急性心筋梗塞後の予後や突然死に関連していることが報告されています。定期的な運動を行うことで、減弱した副交感神経活性が上昇し、交感神経の緊張を低下させることによって自律神経のバランスが改善され、突然死のリスクが減少することが明らかになっています[1]。

⑥運動耐容能や生命予後に対する効果

　運動療法によって、運動耐容能、最高酸素摂取量（peak $\dot{V}o_2$）が約20％増加し、嫌気性代謝閾値（anaerobic threshold）を改善させ、日常活動レベルが増加したり、生活の質（QOL）を改善するといわれています[1]。

図2　Borgスケール

オリジナルBorgスケール（RPE）		修正Borgスケール	
6		0	Nothing at all 何ともない
7	Very, very light 大変楽である	0.5	Very, very weak ほとんど何ともない
8		1	Very weak 非常に弱い
9	Very light かなり楽である	2	Weak 弱い
10		3	Moderate 中程度のきつさ
11	Fairly light 楽である	4	Somewhat strong ややきつい
12		5	Strong きつい
13	Somewhat hard ややきつい	6	
14		7	Very strong 非常にきつい
15	Hard きつい	8	
16		9	
17	Very hard かなりきつい	10	Very, very strong 非常にきつい Maximal
18			
19	Very, very hard 非常にきつい		
20			

3 運動のスピードの目安

　急性心筋梗塞後、回復期から慢性・安定期のリハビリテーションでは、患者の残存心機能を考え、安全かつ運動効果のある運動強度を設定することは容易ではありません。そのため、医師の運動処方にしたがって行うことが最も重要です。

　慢性期のリハビリテーションは、はじめに心肺運動負荷試験を行い嫌気性代謝閾値（AT；anaerobic threshold）を求め、AT処方に基づいて歩行や自転車こぎなどのリハビリテーションを行います。

　重症患者や合併症がある患者では、慢性期に起こりうる合併症に注意しながら病院内でリハビリテーションを行うようにしてください。

　運動の強度については、その人の体力に応じて異なるため、身体活動を活発にするための歩き方は、自分が「ややキツイ」と自覚する強さで運動すると安全に持久力を向上させることができるといわれています。

　このような自覚的運動感覚を用いる強度の指標を「自覚的運動強度（RPE；rating of perceived exertion、Borgスケール）」といいます。

③ Borgスケールは、1973年にBorgによって提唱されたもので、6〜20点の15段階のオリジナルBorgスケールと0〜10点までの12段階評価の修正Borgスケールがあります（図2）。いずれも運動負荷試験の際に、運動する本人が自覚症状を定量的に把握することを目的に作成されています。

運動処方に用いる場合、酸素摂取量や心拍数との関係を考慮し、オリジナルBorgスケール11〜13の強度が適当な運動強度であるといわれています（図2）。

④ 事例紹介

患者 D氏、65歳、男性。
診断名 急性心筋梗塞。
入院期間 ④ X年11月5日からX年11月12日。
既往歴 糖尿病（55歳）、高血圧（55歳）。
現病歴 55歳のとき、会社の健康診断で糖尿病、高血圧を指摘され、かかりつけ医から経口血糖降下剤、Ca拮抗剤の処方を受けた。

2か月前ころから、日課のウォーキングで坂道を歩行中に胸部不快感が出現することがあった。しかし、座って休むと症状が軽減したため病院には受診せず、ウォーキングのコースを平坦な道へ変更するなどして、様子をみていた。

2週間前から、起床時に胸がしめつけられる感じや胸部不快感、喉が詰まる感じを自覚することがあった。また、同時期から外出中に気分が優れず自宅にもどったこともあった。そのため、次回の定期受診日にかかりつけ医（糖尿病、高血圧治療中）に同症状について相談する予定にしていた。

11月、夕食後、これまで体感したことのない胸痛が15分以上出現し冷汗、嘔吐した。家族の呼びかけに応答はあるものの苦しそうな様子がみられたため、家族が救急車を要請し、緊急入院となった。

入院後の経過 入院時血圧は、94／62mmHg，脈拍56回/分で、胸痛が持続しており、ただちに、亜硝酸剤の点滴が開始された。心電図上ST上昇が認められ、心エコーでは、壁運動の低下がみられた。ただちに、心臓カテーテル室において急性冠症候群（急性心筋梗塞）の責任冠動脈病変に冠動脈インターベンションが

---

③ オリジナルBorgスケールは、運動負荷試験による息切れ、下肢疲労の程度を表す指標です。これは、心拍数を10で割って求めるもので6〜20までの中で「大変楽である」から「非常にきつい」までの症状が書いてあり、患者の自覚的運動強度の指標となります。

最近では、自覚的運動強度（RPE；rating of perceived exertion）と呼ばれることも多いようです。最もBorgスケールは、運動負荷試験や運動処方のためにつくられたものではありませんが、運動強度とほぼ直線的関係をもつよう設計されたことから、このような分野での利用にもBorg自身が同意しているといわれています。Borgスケールの最大の利点は、特別な用具を用いずに測定できるところです。

④ 年月日の表記は倫理的配慮の項（p.27を参照）にして、20XX年11月の1週間、などの表記に修正しましょう。11月という時期が内容に関連しないのであれば、特に表記する必要がありませんが、事例にとって必要であれば記載してもかまいません。

施行された。合併症の出現もなく、CCU帰室後は、クリニカルパスに沿って治療が進められた。現在、入院5日目である。

性格 社交的、楽観的。

同居家族 妻と2人暮らし、長男35歳、長女30歳は家庭をもち、近郊で暮らしている。

社会背景 定年退職後、妻と2人で旅行をするのが楽しみ。ウォーキングを日課とし、町内会の役員や趣味のゴルフで日々を過ごしている。

5 看護の実際

▶ゴール

合併症をきたすことなく、在宅療養へ移行する。

▶看護目標

患者が自分の心機能に合った運動負荷量を身につけることができる。

▶⑤ PC（共同問題[*1]）　#1

心臓リハビリテーションに伴う心臓過負荷に関連した「虚血発作の再発」

〈期待される結果〉

患者は、虚血発作が発生した場合、ただちに医療専門家へ胸部不快感、圧迫感、絞約感などの自覚症状を表現する。

〈看護の実際〉

①心臓リハビリテーションは、医師の処方通りの運動負荷量を実施する。

②心臓リハビリテーション時には、患者の自覚的運動強度（オリジナルBorgスケール）が11～13であることを確認し、負荷が強い場合は、すみやかに医師に報告する。

③胸痛発作時は、患者の虚血発作持続時間、自覚症状を確認し、対処する。

④胸痛発作時は、迅速に12誘導心電図を装着し、異常の発見に

---

⑤ 看護の実際を示すとき、はじめに目標とゴールを述べていることは、全体が見えやすくてよいです。さらに、共同問題、看護問題についても、次のように、はじめにすべての項目を提示しておいてから、個々の説明をすると、さらによいと思います。

　PC 1　……
　PC 2　……
　看護診断1　……
　看護診断2　……
　看護診断3　……
　看護診断4　……

---

*1　共同問題（潜在的合併症としてPC；potential complicationと記す）：共同問題は、看護師が身体的合併症の発症と状態を調べるために患者の状態をモニターし、看護師と医師が処方した介入を扱うもの（カルペニート＝モイエ RJ, 新道幸恵監訳：看護診断ハンドブック 第8版. 医学書院, 東京, 2009. より）。共同問題は"合併症の潜在的状態"（具体的に記す）というように表現される。看護師は、共同問題と看護診断の両者に独立した決定を下すことができる。

努める。

⑤胸痛発作時は、患者の一般状態（バイタルサイン、意識、呼吸状態、冷感、吐気など）を観察し、必要時は対処する。

▶PC　#2

心臓リハビリテーションに伴う心筋虚血に関連した「不整脈」

〈期待される結果〉

患者は、脈拍が維持されていることを以下のように表現する。
a）意識状態が明瞭
b）不整脈出整現前の脈拍
c）正常な血圧、呼吸数、リズム、深さ
d）電解質が正常

〈看護の実際〉

①心臓リハビリテーションは、医師の処方通りの運動負荷量を実施する。
②心臓リハビリテーション時には、患者の自覚的運動強度（オリジナルBorgスケール）が11〜13であることを確認し、負荷が強い場合は、すみやかに医師に報告する。
③胸痛発作時は、患者の不整脈の種類、持続時間、意識状態、自覚症状を確認すると同時に、直ちに医師へ連絡、報告する。
④胸痛発作時は、迅速に12誘導心電図を装着し、異常の発見に努める。
⑤胸痛発作時は、患者の一般状態（バイタルサイン、意識、呼吸状態、冷感、吐気など）を観察し、必要時は対処する。

▶看護診断　#1

心臓リハビリテーションに伴う、心筋虚血に続発する急性疼痛に関連した「不安」

〈期待される結果〉

患者は、バイタルサインが安定し、心筋虚血発作時の不安や苦痛を表現する。

〈看護の実際〉

①急性心筋梗塞発症時や心筋虚血発作時の胸痛などの不安や苦痛について、患者がどのように受けとめているかを明らかにする。
②患者が普段、不安についてどのように表現し、どのような対処を行っているのかを明らかにする。
③強度の不安徴候を観察する。
　〈例〉
　生理的：心拍数の増加、血圧上昇、呼吸数増加、発汗、不安

が誘因となって起こる胸痛発作、体の痛み、疼痛、不眠、集中力低下、声のふるえ、下痢、食欲不振など。

　情動的：心配、神経質、リラックスできない、無力、自信の欠如など。

　認知的：精神集中できない、思考遮断、周囲に注意がいきとどかない、物忘れしやすい、学習能力の低下など。

▶看護診断　#2

　慣れない環境や現状、不安定な体の状態、ライフスタイルへの否定的な影響、性機能障害に関連した「不安／恐怖（患者の、家族の）」

〈期待される結果〉

　患者は、身体機能、ライフスタイル、役割の変化に適応しはじめていることを以下のように表現する。

a）現状に対する不安／恐怖を言葉に出して表す。
b）不安／恐怖が軽減したことを言葉に出して表す。
c）不安／恐怖のない表情や態度を示す。
d）不安に対する効果的なコーピングパターンについて説明する。

〈看護の実際〉

①患者と患者の重要他者（キーパーソン）、医療専門家が共通の疾患の将来像をもっていることを確認する。
②疾患の将来像についての誤った理解を明らかにする。
③残存する心機能と今後の活動範囲について情報を整理し、日常生活に制限がある場合でも自分らしく生活することができることを伝え、新しい生活設計を考える。
④適切な心臓リハビリテーションを開始しながら、活動範囲を拡大していく。
⑤不安や恐怖を示す症状および徴候をアセスメントする。
　〈例〉緊張、苛立ち、不安に関連した呼吸の促迫や息苦しさの増強、発汗、頻脈、緊張表情、顔面蒼白、顔面紅潮、治療に対するノンコンプライアンスの言動。
⑥現在行っているコーピング方法の効果を確かめる。
⑦恐怖や不安を軽減するための看護方法を実施する。
　〈例〉安全かつ迅速で、落ち着いた態度でケアを実施する。
⑧患者が体の不調を訴えた場合
・不調が治まるまで患者を一人にしない。
・迅速にバイタルサイン、心電図をチェックし虚血発作との関係をアセスメントし、ただちに医師へ報告する。
・不調を軽減するためのケアを実施する。

▶**看護診断 #3**

　日課や病院内の規則、治療、体の状態、薬物治療、食事療法、活動の増量計画、合併症の症状と徴候、リスクの軽減法、継続ケア、地域資源についての知識不足に関連した「非効果的計画管理リスク状態」

〈期待される結果〉

　患者は、身体機能、ライフスタイル、役割の変化に適応しはじめていることを以下のように示す。

a）心筋梗塞発症の原因について言葉に出して表現する。
b）治療計画やセルフケア活動に参加する。
c）利用可能な社会資源を活用する。
d）指示された継続ケアをライフスタイルの中に組み込む計画を言葉に出して表現する。
e）病院内の規則や検査方法、診断、治療について理解していることを言葉に出して表す。

〈看護の実際〉

①患者が理解できる用語で心筋梗塞について説明する。心筋梗塞発症後の一般的な経過（一般状態、治療、安静度、心臓リハビリテーション）についての情報を提供する。
　〈例〉適切な教材、絵、図、ビデオ、心臓模型などを利用する。
②冠動脈疾患の危険因子（肥満、飽和脂肪酸とコレステロールの多い食事、塩分、運動不足などのライフスタイル、喫煙、アルコール、ストレスなど）についての情報を提供する。
③冠動脈疾患の危険因子を減少させるために、患者のこれまでのライフスタイルを振り返り、ライフスタイルを変化させる方法を患者自身が見いだせるように援助する。
④栄養指導、外来通院リハビリテーション療法など利用し得る資源についての情報を紹介する。
⑤ナトリウムの摂取を減らす。指示範囲内のナトリウム１日摂取量を確認し、食事内での工夫を考える。
⑥塩分とナトリウムという用語を混同しないよう説明する。
⑦ナトリウムを含んだ食事・飲み物・添加物を避ける。
⑧服薬について、定期処方薬、発作時の亜硝酸剤の使用方法、保管方法を指導する。
⑨検査日は、検査目的や検査内容、検査結果について患者が理解できる表現方法で説明する。
⑩説明に対する患者の理解度を確認し、患者の状況に応じて説明方法や内容を工夫する。

⑪活動制限に対して、医師の説明を補強し、病態に応じて計画された心臓リハビリテーションプログラムに沿って、活動耐性を除助に再建することを指導する。

▶看護診断　#4

心臓の状態に続発する実際の喪失または喪失の感覚に関連した「悲嘆」

〈期待される結果〉

患者は悲嘆プロセスを通して成長していることを以下のように表現する。

a）心筋梗塞に罹ったことについての感情を言葉に出して表現する。
b）悲しみを表現する。

〈看護の実際〉

①急性心筋梗塞発症時や心筋虚血発作時の胸痛などに関する不安や苦痛について、患者がどのように受けとめているかを明らかにする。
②患者が普段、悲嘆をどのように表現しているかを明らかにする。
③悲嘆の徴候を観察する。
　〈例〉否認、怒り、悲しむ、絶望など。
④患者との信頼関係を確保するための方法を実施する。
⑤ケアの際には、気づかいのこもった雰囲気を提供し、患者が自由に感情を表現できるようにする。
⑥患者の悲嘆の詳細について、医療チームで共有し患者が悲嘆を克服していくプロセスをチーム全体で支援する。
⑦患者のキーパーソン（重要他者）からこれまで患者に起きた悲嘆の状況やプロセスについて情報を得る。
⑧患者の重要他者（キーパーソン）に協力を得て、重要他者と医療チームが協同で患者の悲嘆プロセスを支援する。

6　看護の実施および評価

▶実施・評価　#1

入院後に、経皮的冠動脈形成術が施行され、以降心筋虚血発作はなく、バイタルサインは安定していた。患者との会話から得られた情報として、今回の急性心筋梗塞発症時には、これまでに経験したことがなく、死を予感させるような、強い胸痛を経験したという言葉が聞かれた。

現在は、状態が安定しているため、発症時の強い痛みは忘れ

---

⑥　1つひとつの看護診断に対して、期待される結果が達成できるように看護計画を立て（看護の実際の項）、実践の経過と評価が記載されています。#4のあとに、#1～4のすべてを総括するような全体の評価が記載されていると、なおよいと思います。

つつあるとのことであったが、心筋虚血に続発する胸痛に対する不安を少しずつ言葉で表現しはじめてきている。

以上から、本看護診断における⑦看護介入は、適切であったと評価する。

引き続き、心筋虚血発作の症状の観察を行うとともに、発作時にはただちに医療者の報告するように指導し、持続する心筋虚血発作による不安を助長しないように努める必要がある。

▶実施・評価 #2

D氏とD氏の重要他者（妻）との会話から疾患の将来像が明らかになっておらず、「今後の生活の見通しが立たない」との言葉が聞かれた。主治医に相談し、再度病気について、疾患の将来像を含めて、わかりやすい言葉や表現方法を使用し説明を行った（看護師同席）。

患者と患者の重要他者（妻）からは「何となくわかった気がします」という言葉が聞かれた。患者は、今回はじめて急性冠症候群を発症しており、疾患の知識や治療に関して、短期間で理解することには、限界があるように思われる。そのため、繰り返し、説明し理解を深めていけるように看護師は、補助していく必要がある。

以上から、本看護診断における看護介入は、適切であったが継続が必要であると評価する。

▶実施・評価 #3

D氏は、今回の急性冠症候群の発症原因は「糖尿病と肥満、食事制限の不徹底にある」と話した。現在、D氏は糖尿病と高血圧の治療中であるが、日課でウォーキングを行っている。しかし、「甘いものを食べるのが楽しみで間食をしている（妻からの情報）」。体重の減少がみられず、BMIは27.0（肥満）で経過している。

また、院内の患者教育勉強会への出席には消極的で「妻がまだ面会にきていないので今日は欠席する」という言葉が聞かれることがあった。さらに、病気について看護師が確認すると「少しずつ勉強します」というものの具体的な回答や行動はみられなかった。

一方、今後の自宅での生活においては、日課のウォーキングをやめ「通院リハビリに変えて運動します」という言葉が聞かれた。しかしながら、食事制限については「おやつは、まったく食べてはいけないというわけではないですよね？　どんなものであれば食べてもよいですか？」という言葉が聞かれた。

---

⑦ この論文では「看護の実際」を表記していますので、ここで「看護介入」という言葉が出てきて唐突な感じがします。見出しで「看護の実際（看護介入）」としておくとよいのではないでしょうか。

以上より、D氏は急性冠症候群についての原因や、食・生活習慣との関連については、理解しはじめているが、これまでの食・生活習慣を変え、再発作を予防するために自己管理したいという自己効力感に欠ける部分があるように見受けられた。加えて、食事指導や薬の効果、用法などの疾患に関連した新たな学習に対して消極的であった。

もっとも、今回は急激な発症で、将来の生活設計を変更せざるを得ない状況になり、D氏自身も混乱している可能性がある。そのため、悲嘆に対するD氏の気持ちを受けとめ、心理状態に合わせて今後の療養指導を行っていく必要がある。

以上から、本看護診断における看護介入は、適切であったが継続が必要であると評価する。

▶実施・評価　#4

D氏は急性冠症候群発症時の胸痛に対して、死を予感するような強い痛みであったと表現している。入院からの現在までにおいて、不安や苦痛、悲嘆の徴候を感じさせるような言動はみられていない。

しかし、D氏の重要他者（妻）からの情報では、D氏はもともと自分の感情や苦痛などを人に話すタイプではないということである。また、現在のD氏の表情や言動は自宅にいるときとは異なり、元気がない様子や妻との会話の中で「これまでのように旅行はできないな。こんなことになるのであれば、もっとたくさん旅行にいっておけばよかった」などという発言が聞かれたということである。

以上から、看護師には、感情を表出していないがD氏自身は、今回の発症に関して、悲しみや落胆などの感情をもっている可能性がある。そのため、今後は、訪室時に表情を観察したり、D氏が気軽に感情を表出しやすい言葉かけや雰囲気づくりに努め、悲嘆を支援するようにかかわる必要がある。

本看護診断における看護介入は、修正を加え、今後も継続が必要であると評価する。

7 まとめ

近年、急性冠症候群の治療においては、早期診断と冠動脈インターベンションの進歩によって、入院期間の短縮化が計られています。再灌流療法に成功し、合併症がない限りにおいては、クリニカルパスに沿って7〜10日間程度で退院するようなプログラ

ムが進められています。しかし患者は、急激な環境の変化や疾患に伴う身体の変化を受け止めながら、短い入院期間の中で疾患管理に必要な知識や技術を習得するには時間が不足しているのが現状です。そこで、患者が慢性心疾患をもちながら、よりよい日常生活を送るために必要な知識や技術を得るための援助や、自己効力感を高め療養を継続するための支援を入院、外来、在宅との間で連携して行うことが大切です。一方、医療スタッフは患者に継続的な援助が行えるように、患者の療養状況を病棟、外来、在宅で共有するためのツールを活用しながら患者を支援できるよう努めていくことが重要です。

引用文献
1）伊藤春樹：心臓リハビリテーション知っておくべきTips, 第1版, 中山書店, 東京, 2008, 150-153
2）中木高夫：最新・看護計画ガイド／内科編, 看護診断による最新看護マニュアル, 第1版, 照林社, 東京, 1993, 94-112

参考文献
1）安達仁：眼でみる実践心臓リハビリテーション, 改訂2版, 中外医学社, 東京, 2009
2）木全心一：狭心症・心筋梗塞のリハビリテーション, 第4版, 南江堂, 東京, 2009
3）日本循環器学会, 日本冠疾患学会, 日本胸部外科学会, 他編：心血管疾患におけるリハビリテーションに関するガイドライン（2007年改訂版）, 循環器病診断と治療に関するガイドライン（2006年度合同研究班報告） http://www.j-circ.or.jp/guideline/index.htm
4）百村伸一：心臓病の治療と看護, 初版, 南江堂, 東京, 2006
5）リンダJ. カルペニート＝モイエ：看護診断ハンドブック, 第8版, 医学書院, 東京, 2009

講評

このレポートは心臓リハビリテーションの進め方についての解説を、ただ知識を伝えるだけでなく、実際の患者の例を用いながら具体的に説明しています。読者は、患者のイメージを頭に描きながら、同時に知識を学習していくことができると思います。

看護学の実践は、evidence-baced practice（根拠に基づいた実践）が推奨されています。看護計画を立てるとき、評価するとき、常に、すでに示されている知識や研究の成果を活用して、看護計画を立て、患者の進歩や実践の評価を行うことが求められています。

必ずしもケースレポートそのものに知識を書き込む必要は必要はありませんが、通常のケースレポートの場合でも、常に、どのような看護学、医学、心理学、社会学などの知識を用いて情報を分析したのか、計画を立てたのか、判断、評価にどのような基準を用いたのかなどを明確にしておく必要があります。

5 実例 老年看護のケーススタディ①
大腿骨頸部骨折人工骨置換術を受けた患者

　日本は4人に1人が65歳以上という高齢社会にいたっています。そのため、私たち看護師は、十分な老年の特性に対する知識をもって日々の看護にあたっていくことが大切です。
　看護学生が、老年看護学実習において88歳の大腿骨頸部骨折の患者を受け持ち、術後痴呆予防や早期リハビリテーションの必要性を痛感しました。
　そしてケーススタディでは、この老年看護学実習の振り返りを行いたいと考えました。

解説

① このテーマは、読者がこのレポートを読むと、高齢者の早期離床の特徴について何か新しいことがわかるのではないか、と期待できると思います。

テーマ

① 大腿骨頸部骨折人工骨頭置換術を行った高齢者の早期離床へのアプローチ

（看護学生）

I はじめに

　医療技術の進歩や手術前後の全身管理の発達により、高齢者の手術が増えてきている。しかし高齢であるために、術後の経過において長期臥床を続けていると、筋萎縮・関節の拘縮・骨の萎縮が起こり、歩行困難になる。さらに心肺機能・知的機能の低下が起こり、寝たきりの状態、認知症の状態へと進んでいく。このような状態を引き起こさないためにADL拡大に向けて援助を行っていく必要がある。
　今回、② 大腿骨頸部内側骨折後、人工骨頭置換術を行った88歳の患者を受け持った。そこで、高齢者の早期離床を進めていくにあたり、看護師としてどのようにかかわっていくべきかということを学んだのでここに報告する。

② このケーススタディの「研究目的」は、「目的② 看護実践の整理、看護の評価（p.89参照）にあたるでしょう。

II 事例紹介

患者 ③ E氏、88歳、女性、④150cm、52kg。

入院期間 ③○○年9月～。

受け持ち期間 ○○年9月○日～9月○日。

診断名 左大腿骨頸部内側骨折。

手術 人工骨頭全置換術。

家族構成 1人暮らし⑤長男が1週間に3～4回家にくる。

経過 1人で近所の買い物にでかけたところ、路肩の溝の段差にて転倒し、起き上がることができなかった。そこを通りがかった人が救急車を呼び、救急外来を受診する。翌日、人工骨頭全置換術施行。

既往歴 60歳のときより狭心症と診断され、ニトロダーム®を貼用中。

入院時の所見 患者には難聴があり、大きな声で話さないとコミュニケーションが困難であった。患者は左股関節部の疼痛に対し、自分から「痛い」ということはないが、自分が転倒してしまったということは自覚できていた。

⑥家屋の構造 5階建てのビル（1、2、3階の部分は会社に貸し、自分の家は4、5階部分である。エレベーターはなく、階段で上り降りしている）。

⑦入院中の経過 入院後、鋼線牽引4kgにて開始。入院の翌日に、医師より患者・家族へ手術と術後の経過予定を説明し、同意を得た。

入院2日目、腰椎麻酔にて人工骨頭全置換術後、一般状態安定して経過し、術翌日よりベッドアップ30°となり、足関節運動などの機能訓練が開始となる。

入院4日目（術後2日目）、ドレーンからの滲出液が少量にてドレーン抜去となった。同時にバルーン抜去を行い、便器を使用してのベッド上排泄となった。夜、睡眠薬ハルシオン®（0.25mg）を内服したところ、夜中の2時に病室から1人で出て、病棟の洗面所の下の戸棚を開け、「お米をとがなくちゃ。お米はどこ？」など、つじつまの合わない行動がみられた。

看護師がここは病院であることを伝えると、病室にもどり、ベッドに臥床。ベッド柵を挙上させてもらうことを伝え、頻繁に訪床した。翌日の朝には夜のことは覚えていなかった。

---

③ 事例紹介では、患者氏名にアルファベット（実名のイニシャルではない）を用いる、年月日を○○年とするなど患者が特定できないように倫理的な配慮がなされています。

実習レポートとしてのケーススタディは、外部に公表される機会は少ないかもしれませんが、患者の了解を取っておくことも重要な倫理的配慮です。

④ 身長と体重は、その人をイメージすることを助ける大切な情報です。しかし、プライバシー保護のためには、可能な範囲で数値を改変することも必要でしょう（p.212のコメント⑧を参照）。

⑤ 家族構成やキーパーソンについてはもう少し詳しく書きましょう。例：夫は40年前に死別、4人子どもがおり、長女（67歳）、長男（65歳）、次女（63歳）、次男（57歳）、それぞれに結婚し、関東地方で暮らしている。病院まで15分～1時間くらいかかる。

⑥ どんな家に住んでいたのかということはとても重要なことです。退院後の指導、機能訓練をするにしても、ゴールを考えるうえで重要な視点になります。

⑦ 「入院中の経過」に書かれいる内容と、「看護の実際」の「4）結果」に書かれてあることが重複しています。事例紹介に示す「入院中の経過」は、もう少しまとめた文章表現として、流れがわかるように書くほうがよいのではないでしょうか。細かなことは「看護の実際」で詳しく説明するほうがよいでしょう。

入院8日目（術後6日目）より、ベッドアップ60°となる。特に痛みなどを訴えることはなかった。顔色良好、気分不快なし。

入院9日目（術後7日目）、ベッドサイド坐位、車椅子起立、歩行練習開始となり、介助にて起立が可能となった。しかし、ベッドから車椅子に移乗することを看護師が促すと、拒否し、なかなか車椅子に乗りたがらなかった。

家族の面会時には患者の状態、機能訓練の進行状況について伝え、情報交換をするようにしていた。また、退院後の生活や家屋の状態について話し合い、医師、看護師、理学療法士とともに指導を開始する。

入院16日目（術後14日目）30%部分荷重負荷となる。

入院20日目（術後18日目）50%部分荷重負荷となる。⑧看護師1人介助での車椅子への移乗、ポータブルトイレへの移動ができるようになり、看護師は手を添えるだけで、移動できていた。

入院時の血液データ　RBC 350万/㎜³、WBC 7000/㎜³、Hb 9.8g/dL、HT 33.2%、TP 6.2g/dL。

食事　1日3回自分でつくる。ときどき、長男が副食を差し入れにくる。

⑧ 患者紹介は、読者に患者像のイメージがわきやすいように、年齢、性別、家族背景の他に、食事、排泄方法など生活情報も大切です。

Ⅲ 看護の実際

⑨今回は、早期離床について焦点を当てる。

1）看護上の問題

①長期臥床により、合併症（廃用性症候群、呼吸器合併症、褥瘡）を起こすおそれがある。
②離床の必要性が理解できていないため、ADLが拡大できない。
③長期臥床により依存心が強くなりやすく、離床への意欲が低下しやすい。

2）看護目標

①離床の必要性を理解し、離床を進めることができる。
②合併症や転倒・転落を起こすことなく、ADLを拡大することができる。
③離床への意欲が低下することなく、離床を進めることができ

⑨ いきなり「今回は、早期離床について焦点を当てる」とはじまっています。全体的な看護の目標や問題などを記述した後に、なぜこのレポートで早期離床に焦点を当てたのかを説明しましょう。そうすることで、この事例に対して全体的な看護が読者に理解できます。また、「早期離床」が、全体の中でどのような位置づけであり重要性があるのかも表現できると思います。

る。

3）具体策
・患肢の疼痛の状態を観察する。
・患者に離床の必要性をそのつど説明し、理解できたうえで離床を進める。
・高齢者であるということを念頭におき、本人の意思を尊重し、⑩段階的に離床を促していく。
・荷重をどれくらいかけてよいのかということを表にし、ベッドサイドに貼り、家族にも⑪その表の説明をする。

⑫ **4）結果**
　入院3日目（術後3日目）から受け持ち、まず患者に挨拶をすると「よかった。誰かがそばについていてくれるだけで安心ね」と話し、握手をした。ベッドアップ45°となり、食事など看護師は見守り、できるだけ自分で摂取するように促した。
　また、外転枕に固定する必要性を説明し、両上肢と健側下肢は自由に動かしてよいことを繰り返し説明した。また、⑬可能な動作を患者と一緒に行いながら指導することで、筋力の低下の予防に努めた。
　しかし、看護師が患肢を触ると「まだ、だめよ。足を動かすことはやめてほしい」「年寄りは若い人とは違うのよ」との訴えがあった。体位変換による肢位の保持を行い、未然に脱臼を防いだ。
　また、等尺性筋収縮運動や足関節運動を行い、運動機能の予防に努め、深部静脈血栓症の予防にも心がけた。
　昼間は傾眠状態であり、昼夜逆転傾向がみられたため、頻回に訪床し⑭刺激を多くした。その結果、自分が若いときの話などをよくしてくれるようになり、覚醒している時間が多かった。
　入院8日目（術後6日目）、ベッドアップ60°となったが、気分不快なし。血圧も落ち着いていた。「高さが少し違うだけで、見える景色が違うのね。うれしいわ」と話す。
　入院9日目（術後7日目）、理学療法士がベッドサイドにきて、機能訓練開始となった。本日の機能訓練の内容としては、ベッドサイドに坐位になること、車椅子に乗ることであった。しかし、ベッドサイドに坐位になることはできたが、車椅子に乗るために起立をするように促したところ、「だめよ。私は若い人とは違うんだから」「なんだか、怖いわ」と拒否し、なかなか車椅子に乗りたがらなかった。

---

⑩ 「段階的」を具体的に記述しましょう。

⑪ 実際の表を示してもよいでしょう。
＜術後安静度の表＞

1日	ベッドアップ30°
3日	ベッドアップ45°
6日	ベッドアップ60°
7日	ベッドサイド坐位、車椅子、起立、歩行訓練開始（免荷）
2週	30％部分荷重
3週	50％部分荷重
6週	70％部分荷重、片松葉杖
8週	全荷重、ステッキ歩竹

⑫ 具体策を実施してみてどうだったのか、ということを記入しましょう。

⑬ 可能な動作について具体的にあげましょう。

⑭ 「刺激」とは何ですか？「話しかける」「テレビをつける」など、具体的に書きましょう。

⑮ 目に浮かぶような描写で、とてもよいです。

⑯ 1日ごとの結果なのか全体を通しての結果なのか、わかりにくいです。

⑰ 上記⑯と同様です。

看護師が車椅子に移乗することを促すが、やはり拒否した。そこで、車椅子に乗ることがなぜ怖いのかということをよく聞いたうえで、⑮「怖い気持ちもよくわかりますが、ずっと寝たままだと、筋力が低下してしまいますし、肺炎になってしまったり、傷口の肉がなかなか上がってこなかったりするんです。そして、ずっと寝たままだとボケてしまうこともあるんですよ」と離床の必要性を説明した。すると「じゃあ、ちゃんと押さえていてね」「そうね。退院しても1人で生活しなきゃいけないし」と話し、ベッドから起立。たちくらみ、気分不快などなく、車椅子に移動ができていた。

⑯ また、家族の面会時は患者の状態・機能訓練の進行状況について伝え、情報交換をするようにしていた。さらに、退院後の生活や家屋の状態について話し合いをもち、医師・看護師・理学療法士とともに指導を開始する。家族も常に「がんばって」と励まし、見守るような姿勢で接していた。

端坐位を行い、坐位保持の安定性が良好に保たれたので、病棟での食事摂取は端坐位で摂取した。

入院12日目（術後10日目）、夜間の尿失禁がみられるようになった。その原因を聞くと「夜中にトイレのために看護師さんを呼ぶのはいや」と話し、ポータブルトイレを使うことも拒否した。その後、夜間は2時間ごとに排尿誘導をすることによって、尿失禁は消失した。早期離床への働きかけとして、できるかぎり車椅子での生活を行うようにし、家族が面会にきたときは、車椅子で散歩にいくように促した。

⑰ 機能訓練においては、患者の言動により毎日の意欲を知り、患者の取り組み姿勢を把握した。また、その日の機能訓練の内容を確認し、病棟での生活に取り入れられるような援助は取り入れるようにしていった。

入院16日目（術後14日目）より、30％部分荷重負荷となる。どれくらいの日数でどの程度の荷重負荷をしてよいかということを、表にしてベッドサイドに貼った。

「今日は何時からリハビリをするの？」という言葉が聞かれ、意欲的に機能訓練に取り組む姿勢が見られていた。自分1人でもできるようなベッド上でできる大腿四頭筋の等尺性運動、足関節の背底屈運動を行うとよいことを伝える。高齢者は、術後の全身状態が安定した後も常にどの段階にも機能低下による危険性があると考え、見守る姿勢をもち続けるようにした。

また、排便コントロールや二次障害への予防と観察を常に行っていった結果、特に異常もなく、転倒・転落を起こすことはなか

った。

　入院20日目（術後18日目）より、50％部分荷重負荷となった。意欲的に機能訓練に取り組み、機能訓練の進行状況が早いことを知らせるととてもうれしそうな様子。「だって私1人で生活しなきゃならないし、この年になって誰かのお世話になるのもねえ。だって、今まで自分で、がんばってきたんだからね」と話す。看護師や医療従事者の話をきちんと受けとめ、いわれたことを守り、1日でも早く帰れるようにと自らベッド上で大腿四頭筋の等尺性運動、足関節の背底屈運動を行っていた。

IV ⑱ 考察

　今回、E氏とかかわり、離床への計画を立てて援助を行ったが、術後離床への必要性を理解したうえで、本人のADL拡大への意欲が高まった状態で離床を進めることができた。高齢者は1日の臥床で約3％の筋力低下をきたすことから、安静臥床はなるべく避けることの必要性について林[1]が述べていることからも、老人の早期離床への援助は大切であるということがわかる。

　しかし、術後7日目にベッドから起立したものの、車椅子に移乗するときにベッドから降りることを拒否した。「まだだめよ。足を動かすことをやめてほしい」「年寄りは若い人とは違う」という言葉からもうかがえるように、老人の特性である身体的な機能低下、性格上の頑固さ、わがまま、疑い深さ、順応性の低さなどが見られる。今回のように、突然の転倒により入院・手術をし、治療を受けた場合、青壮年のような回復の経過を望むことはできず、環境や生活のパターンの変化にうまく適応できないことが多く、孤独、死への不安がある。そのため、患者がこのような言葉を発したことは、私たちが考える以上に不安で心細く、かなりのストレス状態にあったことを示すと思われる。

　しかし、患者が拒否したときに訪室を多くし、常に会話をもち、相手の話をゆっくり最後まで聞き、コミュニケーションを大切にしていったところ、離床を進めることができたといえる。したがって、老人の離床へのかかわり方として大切なことは、患者自身の理解を深め、老人の特性を知り、ちょっとした気配りや行為を行い、愛情をもち、話を十分に聞く、さらに老人のペースで見守ることが必要であるといえる。このように、老人の特性を踏まえて援助することが、離床を進める際に重要な援助であったと思われる。

　⑲　また、術後10日目、夜間尿失禁がみられたときに「夜中にトイ

---

⑱「考察」を書くときは前もって頭を整理してから書きましょう。「看護の実際」の「3）具体策」のところで、「高齢者であるということを念頭におき……」という項目があります。しかし、高齢者はどのような特徴を有しているのかが、あまり明確にされないままに、何かあると「これは高齢者だから」という考えで記述が進んでいるように受けとれます。

　この患者さんが高齢者であるとすれば、具体的にどの点が高齢者の特徴を表しているかを明確にしながら、考察していくことが望ましいでしょう。

　これが不十分だったために「結論」では「①老人の特徴を把握し……」と繰り返すのみで、どのような特徴に対して、どのように看護したかがはっきりしないレポートになってしまいました。

　ケーススタディという方法で看護をまとめるということには、具体的な事柄を検討できるという利点があるので、この場合も、Eさんという個人の具体的な特徴を明記し、一般的にいわれている高齢者のどの特徴をもっているかを、言葉で記述して考察していければよかったと思います。

レのために看護師さんを呼ぶのはいや」という言葉があったように、患者が看護師に頼みにくいことの第1位が排泄の介助であるという報告がある[2]ことからも、排泄の援助を他人にされるのは、羞恥心を伴うたいへん気がかりなことであったと思われる。さらに、川島ら[3]が「対象の気がかりな言動は、相手の気持ちを消耗しているのではないかと判断し、看護、介護、リハビリテーションでは、気持ちが安定する方向で援助を検討する」と述べているように、患者自身が一番気がかりな排泄に重点をおいて、排泄へのニードを満たしていくような援助を進めていったことが重要であったといえる。

⑲ 非常によくまとまっていて、文献の使い方も上手です。

今回の実習を通じて、離床を進めていくうえで、患者に対して精神面でのかかわりが大きな影響をもたらしたと考える。老人の精神的ケアに関して、室伏[4]は「老人のメンタルケアで問題となるものに"なじみの関係"というものがある。この意義には、これにより異常行動や精神症状が消退すること、また何よりも感情や意欲面が活性化して、生き生きと楽しげに暮らしてゆくことがある」と述べている。誠意をもって患者に接し、精神的に安定した関係を築くことが、離床が円滑に進む要因となったといえる。離床を進めていくためには、心身両面からのアプローチが重要であると考えられる。

V 結論

高齢者が早期離床を進めるにあたって重要なこととして、以下の結論を得た。
① 老人の特徴を把握し、個別性をふまえたうえで、老人のペースで見守る。
② 患者自身が一番気がかりにしているニードを第一優先にし、離床を進めていく。
③ 精神的安定をはかり、心身両面のアプローチをしていく。
　上記の3点が重要である。

VI おわりに

今回の実習で、特に高齢者の特徴を把握したうえで、コミュニケーションを大切にし、かかわっていくことが重要であると感じた。
患者にとって、自分を理解し、受け入れてくれる看護師がいることで、安心感ややすらぎが得られることが重要であることがわ

かった。

　この実習で身に付けたコミュニケーション技術と、患者から教えられたことを大切にし、今後の看護に生かしていきたいと思う。

引用文献
1）林泰史：大腿骨頸部骨折、新版 高齢者ケアマニュアル、福地義之助、照林社、2004、p.244-249
2）堀井鈴子：尿器架の使用を試みて＜第16回看護研究学会集録、日本看護協会、1967、p.48-50＞
3）川島和代、他：ADLとリハビリテーション、臨牀看護、22(4)：493-498、1996
4）室伏君士：高齢者のメンタルケアの留意点、こころの科学1、日本評論社、1997、p.78-82

講評

　自分がこの患者を通して何を学んだのか、ということがわかる内容になっています。考察は、実習で学んだことが明確に述べられています。ケーススタディのレポートを書くことを通して、自分の看護を振り返り、文章化するプロセスが何よりも大切だと思います。

　そのプロセスを通じて何かに気づいたり、見えてくることがあると思います。そこでの新たな発見を大切にしていきたいです。

　レポートは1回書き上げた後、2、3回読みなおしましょう。目的、方法、結果、考察の一貫性に着目して推敲すると、よいケーススタディになっていくと思います。

6 実例 老年看護のケーススタディ②
咀嚼・嚥下機能が低下している患者

　本ケーススタディは、病棟に勤務する看護師が、食べることが好きな高齢者に対して、本人が望むような食生活へのかかわりができるように試行錯誤した看護の実際を報告しようとしているレポートです。

　患者の入院から約1か月間の経過を報告しながら、咀嚼・嚥下機能が低下している終末期にある高齢者に対して、どのように食への援助をしたらよいかについて考えています。この時期の高齢者に対しては、さまざまな配慮をする必要がありますが、このレポートで、それがうまく表現できているでしょうか？

　このケーススタディでは、好ましい修正例については記載していません。左にあるコメントや講評を参考にしながら、もし読者が、このテーマでケーススタディを記載するとしたら、どのように論を進めたらよいか、自分なりの修正点を見つけながら、学習してください。

解説

① 副題をつけることもいいのですが、できれば1つのテーマですっきり報告内容を簡潔に示せると、読者の興味を引くものとなるでしょう。

テーマ

① 咀嚼・嚥下機能が低下している高齢者へのかかわり
食べることが好きな高齢者に対して本人が望むかかわりについて考える

（病棟看護師）

I はじめに

　高齢者にとって食事は生きるためのエネルギーになることはもちろん、日常生活において楽しみの一つである。しかし、加齢により歯が失われ、嚥下機能が低下することで、これまで食べていた食事内容が摂取できない状態となり、身体および精神的にさまざまな障害が生じる。

　今回、87歳の食事にこだわりがあり咀嚼嚥下障害のある高齢者を受け持った。この患者は固形物や味にこだわりをもち、もともと病院の食事を好まず、多く摂取することはなかったが、何週間か前から食事量が減少し、食事自体を苦痛に感じている様子がみられた。

　この患者に対して、どうすれば食事を苦痛なく、少しでも多く食べてもらえるのかと、食事環境を整えたり、できる限り食事内容を患者の望むものとしたり、さまざまな援助を実施した。

② 「はじめに」の最後で、唐突に「終末期に移行する高齢者への食事援助」と書かれていますが、どのような状態・段階の高齢者に看護を実施したのかは、高齢者のケーススタディを書くうえでは非常に重要です。

　高齢者の場合、終末期に入ると、食事に対する患者本人の価値観や、家族の意向、退院してからの具体的な食事生活への対策など、さまざまなことが関係してきます。はじめにの中で、"さまざまな援助"を示唆していることが、看護の実際や考察に活かされているでしょうか。

　読者はこのような点を気にしながらこのレポートを読み進めていくと、読むときの視点が絞れるのではないかと思います。

③ 研究目的として、これまでを振り返り「高齢者へのかかわりを考察する」だけでなく、高齢者の食事援助のあり方、徐々に食べられなくなっていく高齢者の食事の意義について考えることが必要です。

　実際にケーススタディを書くときは「はじめに」から順番に、書いていくのが通常ですが、書き進めていくうちに、視点がずれていくことが往々にしてあります。そのときは、一度書き上げてから、再度読みなおして、目的と内容が一貫しているかどうか、チェックしましょう。そして、ずれているときは、目的の修正、内容の修正を行って論文を完成させることが重要です。

最終的に食事量が増えることはなかったが、食事時間を苦痛に感じている様子はみられなかった。そこで、嚥下機能が低下し、食に対してこだわりをもっている、②終末期に移行しつつある高齢者の食事援助を振り返る。

II 研究目的

　1日中ベッド上で、ほぼ臥床し、食べることが唯一の楽しみであった高齢者が徐々に食べられなくなっていくことに対して、家族とともに咀嚼嚥下機能の低下している状態を認識し、これまで食べていた食事しか受け入れない③高齢者へのかかわりを考察する。

III 患者紹介

1．患者情報
1）患者
　④F様、87歳、女性。
2）診断名
　慢性腎不全、心不全、胆嚢結石、食欲不振。
3）現病歴
　平成○年6月、全身性のむくみ、食欲不振を主訴に近医を受診し、腎不全と診断され、他院入院。その後、有料老人ホームに夫婦ともに入所していたが、夫が死亡し、夫の死亡後から食欲低下が続き、再度、腎機能が悪化する。そこで人工透析を行うことをすすめられるが、本人拒絶し、家族も年齢や本人の意思を尊重し、人工透析を行わず、現在のA病院に3年後の3月に入院し、患者の苦痛緩和を行いながら、対症療法を行っている。
4）既往歴
　老人性の股関節および膝関節症、狭心症。
⑤5）現在の状況
　内服治療にて腎・肝臓の機能は安定し、もともとあった貧血も進行しておらず、脱水なども現在のところみられない。しかし数週間前から、食欲低下および嚥下機能の低下がさらに進行し、むせやすく、水分の摂取と食事量が減少する。

　受け持ち2週目からは、電解質輸液500mLが1日1本開始となる。医師は、食欲不振の原因が多剤使用によるものではないかと考え、一部の内服薬を中止した。今後さらに減薬していく考えだが、肝硬変や慢性腎不全による、腹水や下肢の浮腫がみられ

④　病院で、患者さんのことをこのように「様」づけで呼ぶところもありますが、ケーススタディは学術的な論文ですので、会話調ではなく、報告調で記載することが妥当だと思います。たとえばF氏など。
　以下の文中にも同様の表現が出てきますが、修正が必要です。

⑤　現在の状況として必要な情報は、身体的、治療的なことのみならず、その他の生活背景、家族構成、主たる介護者情報などの家族（介護）情報、患者の生活歴などについて、明確に区分して述べておく必要があると思われます。

⑥　情報とその分析がここに記載されていますが、論文の構成として、情報、情報の分析、分析から問題の明確化へのステップをどのように順序立てて記載していくのかも、十分に検討しなければなりません。

⑦　患者が以前自分で食事をつくっていたという発言は、ここではじめて情報として出てくるので、⑤でコメントしたように、患者の生活歴についての情報は、あらかじめ提示しておくほうが読者の理解を得やすいと思います。

⑧　家族関係、家族内での患者の役割などの情報も整理しておきましょう。

⑨　「応じられる」この表現は患者に対して敬語を使ったように受けとれますが、学問としてのレポートである限り、報告調で記載することが適切です。

るため、④F様の状況をみながら治療方針を決定する予定である。
　⑥患者の食欲不振は夫を亡くし、自分自身も衰弱し、死に対する不安があること、咀嚼・嚥下機能の低下により家族が差し入れた食べ物を詰まらしてしまったことのショックなどが原因と考えられ、徐々に気分の落ち込みがみられている。

6）入院に対する家族の希望
　本人の気持ちを第一に考えて穏やかな日々が過ごせるようにしてもらいたいと話す。

7）④F様および家族の疾患・症状の認識
　④F様は義歯が合わず無歯の状態であるが、「形のあるものをそのままで食べたい」という強い希望をもっている。また、⑦「以前自分がつくっていた味に近づけて欲しい」「濃い味」など、食事に関しては、かなりのこだわりをもっている。そのため、家族は味つけを工夫し、④F様の望む食物の形態で差し入れを行っている。しかし詰まりやすいものを、そのままの形で家族が食べさせ、咽頭に詰まらせたことが何度かあった。家族はそのことが起きた後、すぐには看護師に連絡をせず、連絡をしたのは数時間経過した後だった。家族は、誤嚥したことに対する緊急性の意識や誤嚥を起こしやすい食物についての理解が乏しいと判断できる。
　④F様は⑧家族に対して強い態度で⑨応じられるため、⑧主たる介護者である次女は振りまわされて疲れてしまう傾向がある。

2．⑩看護問題および看護目標
1）看護問題
①⑪長年専業主婦として家族を支えてきた。外食はほとんどせず、調味料からすべて手づくりだったことから、自分のつくる料理の味や形など見た目にもこだわり、入院後まもなくから病院食に飽きていた。2週間前から体力の低下により倦怠感が強く、長い時間食事をすることが困難になった。また活動性も低下していることから、空腹感がわからず、食事の時間が苦痛だと訴えることが、しばしばあった。
　嚥下機能の低下から一度むせると食事をそこでやめて食べなくなることなどから、食事量が減少し、低栄養となっている。
②食事摂取を含めて、日常生活活動のほとんどを人に依頼しなければならないこと、そして徐々にこれまでできていたことができなくなり、疲れやすくなり、一日をほとんどベッド

⑩ 看護問題を導くための情報と分析が、看護問題の中に書かれてしまっているため、問題が明確に示されていません。情報→分析→問題の明確化をどのように記載していくのか、検討を要します。

⑪ この情報もいきなりここで登場します。⑦と同様、患者紹介のところで整理しておくと、看護問題の表現も、もっとすっきりするでしょう。
たとえば、
①食事摂取量の低下
②嚥下／発声機能低下
③活動性の低下
④死への不安　など

⑫ 特に短期目標は看護問題と対応する形で示しましょう。問題が解決した（または悪化しない、維持される）状態の表現が、目標になります。

上で過ごしていることから、食欲不振・活動量の低下による気分の落ち込みがみられる。

　また「夫のもとへいきたい」「自分はまだ逝けない」など死に対する思いや不安を訴えた。かすれるような声しか出せず、コミュニケーションも十分はかれないことから、気分の落ち込みや悲嘆が強くなっている。今後さらに精神的な落ち込みが増す可能性がある。

2）看護目標
（長期目標）
①より快適で安らかに日常生活が過ごせるように、身体的な苦痛を軽減し、少しでも長く自力でできることが継続でき、現在の日常生活活動を維持することができる。
②老年期における孤独感、喪失感を感じていること、この先のさらなる身体能力やさまざまな機能低下が起こり、日常の動作を人に委ねて生きていかなければならない気持ちを少しでも軽減でき、自尊心を保ちながら穏やかに過ごすこができる。
⑫（短期目標）
①自分の好きなものを好きなだけ摂取でき、食事時間を苦痛なく過ごすことができる。
②④F様の好むものができるだけ長く摂取でき、現在の嚥下機能が維持できる。
③咽頭への痰の貯留や食物のひっかかりがなく、声がスムーズに出せる。
④夫が亡くなるまでの状況に自分の今後を当てはめて自分がどうなっていくのか心配したり、不安が増強することなく、徐々に老いを受けとめていくことができる。

3）看護計画
　ここでは短期目標の①についてのみあげる。
（O-P：観察計画）
①栄養状態についての観察をする。
・身体の状況：体重の変化、BMI、食事量・間食の量および活動量、脂肪量、排便の有無、腸動、薬剤の副作用の有無、食事動作、体位、味覚、栄養補助剤の使用・嗜好
・検査データ：TP、ALB、T-CHO、T G、貧血（血液データ、Fe）
②活動意欲
③今後さらに食事量が低下した場合の食事摂取についての④F様

の考え、家族の意向

(T-P：ケア計画)
① 好きなものを好きなだけ摂取する。食事の時間を苦痛なく過ごすことができる。
・いきなり食事をすぐにすすめるのでなく、④F様の好きな話をしながら、食べる体制に入るまで待つ。
・食事への興味が失われたり、疲れがみられたら無理強いはしない。お膳を下げるようにいわれたら、すぐに下げる。
・多く盛りつけず、大スプーン2口くらいの盛りつけとする。
・食事中は適宜献立や調理について説明し、興味をもってもらう。
・間食できるものがあれば好きなものを適宜とるようにすすめる。
・エネルギー摂取量がいつもより少ないときは、間食をとったり、医師と相談の上栄養ゼリーや補食を摂取するように援助する。
② 食事時の体位は60度前後とし、腹圧がかかって腹部が圧迫されないように注意し、また嚥下防止の姿勢をとる。
③ 経口摂取は嚥下運動を2回はする。完全にものを飲み込んでいるか、口に残っていないか適宜確認する。
④ 咽頭に停滞している際は、水分よりもお茶ゼリーなど、すぐに食道に流れてしまわないものを含んでもらい、停滞をなくすようにする。

(E-P：教育計画)
① 栄養剤を摂取する際は、ただ勧めるだけでなく、現在のF様の体に必要であることを説明する。
② 家族に差し入れの内容について、現在の④F様に適する食べ物をできるだけ差し入れてもらえるように、味、形、固さなど指導する。

IV ⑬看護の実際

〈受け持ち開始から2週目までの間〉

入院時から④F様の食事量は少なかったが、最近さらに減少してきたため、食欲不振の原因を明らかにする必要があった。まず医師に確認したところ、主として疾患によるものと、内服薬を多く用いていること、嚥下機能の低下などが関係しているかもしれないことなどが要因として考えられることが指摘された。

看護の視点では、日常生活を中心にその原因を検討した。食事を詰まらせたことや徐々に衰えていくことへの不安、疲労感が強い状態で、どのようにして食事をとってもらうのか、むせが続くと食欲をなくしてしまい、食事を食べようとしない④F様に、

---

⑬ 看護の実際の内容が途中から家族への指導が中心となっています。家族に対するかかわりもあげるのであれば、テーマや研究の目的・意義に含めるほうが、より何について考えようとしているのか明確になります。

しかしここで書きたい内容は食事にこだわりがあり、食欲が低下している高齢者に対してのかかわり、高齢者にとっての食事の意義はなにかを考えているのであるから、その内容にそった看護の実際をあげたほうがよいでしょう。

この記載内容を読むと、援助のポイントは、①嚥下（むせ）、②食欲、③食事内容、があげられます。これらのポイントで整理していくと、さらにわかりやすい記述になると思います。たとえば、むせと嚥下の問題に対しては体位の工夫、食品の形態の調整が援助の内容になります。

⑭ 臨床ではSTといえば、すぐに通じる言葉ですが、論文を書くときは、はじめに出てきたときに正式名称を記載し、以下で用いる省略語を付記しておくことが適切な方法です。

　どうすればむせ込みを軽減し、苦痛を感じず、食事をすることができるのか、体位や顎の角度などを調整しながら、また嚥下の機能訓練を⑭言語聴覚士（以下ST）と相談しながら、④F様に適した体位、むせこみを少なくする方法を考え実施した。さらに何をいつ摂ると効果的なのか、咽頭に違和感があるときはどうするのか、嚥下のしかた、食べる際の環境、そして何よりその人にとっての食事のあり方を考えていった。

　食事は、まず嚥下をスムーズにするためにお茶ゼリーを用いて、食前に喉を潤すこと、ゼリーが嫌ならお茶など水分をゆっくり摂ることを試みた。ゼリーに飽きたら次は別のものを取り入れ、看護スタッフからはむせの少ない飲み物の種類や好きな食べ物の種類を情報収集し、盛り付け方、食事をするときの好きな雰囲気がどのようなものか、日々考え、実践していった。

　嚥下の状態は食事時、そして水分摂取時など注意し、食事の際の食物の大きさや体位、のみこみやすい食品など、日々観察することでどのようなものがのみこみやすいのか、また咽頭に引っかかりやすいのか徐々にわかるようになった。栄養状態も低下しており、少しでも④F様に食べてもらうために、ゼリーやプリンそして食品も以前よりもさらに食べやすく、すりつぶしたものをSTと相談しながら食事の形態を下げ、食事の調整を行った。しかし④F様には食事に対するこだわりがあり、むせこみが少ない、食べやすい食品を勧めると、「おいしくない。こんなドロドロは何かわからない。もう食事を終わりにします」と食事を摂るのをやめてしまった。そこで、どうしてこのような形態の食事としているのか、④F様の嚥下機能の状態を含めて説明していった。しかし、形あるものをそのままの形で、自分が好きなものを食べたいと看護師に訴えられた。

　ある日、咽頭周囲に細長いハムが貼りつき、苦しい思いをしても、それでも固形物をそのまま食べることにこだわり続けた。そのため食べ物や食べ方に対する希望をできる限り尊重し、こちらの意見を押し通すのでなく④F様の食べたい方法で食べたいものを摂取してもらった。

　同時に嚥下機能もできるだけ維持し、経口で摂取できるように、咽頭に停滞していないか注意し、むせこみがみられるときは、咽頭にひっかかっているものを咳払いし、吐き出し、咽頭でひっかかったままにしないように指導を行った。また一口食べることに、咽頭残留感および食べたあとでの甲状軟膏の挙上が行われているか、必ず食事介助の看護師が確認し、④F様の望む食事のスタイルを実施していった。

〈受け持ち3週目から4週目までの間〉

④F様の体力はさらに低下し、食事以外の時間はうとうとベッド上で寝て過ごすことが多くなった。そのため、口腔内の乾燥に対しては、食事開始時にはうがいをするなどして口腔内を十分に潤してから、食事を摂るようにした。水分はむせこみが強くみられることがあり、とろみをつけたものを準備したが、お茶やジュースのとろみを嫌い、まったく口にしなかったため、とろみをつけずに、一度に多くの水分を摂るのでなく、量を少しずつ何回かに分けて飲んでもらうように工夫し、④F様のペースでゆっくりとってもらうようにした。また食事をスタートするまでの時間をできるだけ長くもち、話をしたり、ゆったりと過ごし、④F様から「そろそろ食べようか」といわれるまで食事を待つように心がけた。適切に嚥下してもらうため、④F様の納得を得て、食事中は食べることと飲むことに意識を集中してもらうようにし、話しかけるのを控えた。

食事は完全に食道に落ちるようにしっかり嚥下してもらい、残っている様子が観察されるときは水分やゼリーを摂取し流すようにした。ゼリーは好まず、水分もその日の体調に影響され、むせこみがひどいことがあるため、食事の状況を見ながら、うがいだけをすすめるようにしたこともあった。しかし一度むせてしまうと、その後、食事をしたがらなかったため、無理強いせず、④F様の意にそって下膳をし、いつまでもテーブルの上に置かないように配慮した。食事の順番に注意して、できるだけむせにくいものを先にとってもらったり、④F様本人が食べたいものを優先して食べもらったり、できるだけ多くの食事内容を摂取できるように、細やかに工夫した。

⑮〈受け持ち1か月以降から現在まで〉

看護師は日々かかわっていく中で、④F様が発する言葉を受けとめ、さらに耳を傾けるようにした。④F様が話す内容は日々変化し、体調や気分の変化によっても食事への取り組みが異なってくることが観察された。ある日は「もう食べたくない」「もうだめだ」と話されていることもあれば、別の日は「もう一度よくなりたい」「まだしたいことがある」と話し、できることなら回復したいが、一向に変化しない体調や食べたいと感じないことに④F様自身も戸惑っているようであった。④F様自身、食欲はないが、回復するためには食事を摂らなければいけないと考えおり、自分の気持ちと体のギャップに悩んでいる状況だと判断された。看護師はこれまでのように無理に食事をすすめたりはせず、食べよう

⑮ この項の記述は、実際の状況がイメージできるほど具体的です。しかしケースを分析し、再構成して表記するには、少し冗長過ぎます。もう少しポイントを絞って、この項ではどのようなことを読者に伝えたいのか、箇条書きのアウトラインを作成することをおすすめします。

咀嚼・嚥下機能が低下している患者

としているときには、できるだけ食べやすいように、好きなものを好きなだけ摂取できるように支援することにした。

また盛りつけの量が多いと食欲がなくなるため、大スプーン2杯分くらいをきれいに盛りつけるようにしたり、ご飯の上にのせたりし、食べやすいように準備していった。

また食事は「楽しい雰囲気で食べたい」という希望に沿うよう、口に食べ物を入れていないときは、季節の話や社会で話題になっていることなどの話をした。唯一自立できている食事動作を大切にしながら、食べることをできる限り維持し、無理にでなく、自分の好きなものを好きなだけ食べてもらえるように援助していった。

④F様が自分の食事スタイルで食事を摂ってもらうために、家族にも食事援助についてかかわりをもっていった。家族は土日の面会が多く、これまでかかわっていた看護師からは④F様にとって不適切な食事内容が多く、のどに詰まらせたときも、すぐに伝えにこなかったことや、これまで再三、差し入れについては指導をしたが、その場では返事をされても中身が変わらなかったとの情報を得た。そこで家族に対し、④F様に適さない食品を口頭だけの説明でなく、パンフレットや資料など用いることを考えた。しかし家族が持ってくるものは④F様が好むものであり、それを指摘するのは適さないと考えた。また家族はいろいろなことに振り回されて疲れやすい性格であるという情報があったため、これまでどおりの方法で家族にかかわっていってもらうことがよいと考えた。

ある日、④F様の体調を心配して通常みえない平日に面会にこられた。その日、家族はそうとう力を入れて④F様の差し入れをつくって持参された。差し入れは、④F様の嗜好に合うように、やわらかく煮込んだものや、濃い味つけとしたものであった。④F様に差し入れを与えている際、その大きさが適切でないということがわかり、家族が差し入れようとしているものを、そのまま食べるのでなく、④F様は一度お茶碗に入れて細かく切っていることや繊維の多いものはもう少し細かくしてもらうことなど、家族の労力をねぎらいながら、その場その場で家族からの質問に答えていった。そこでいつも④F様がどのように食べているのか、何を好まれているのか食事内容について伝えていくことができ、家族も理解を示された。家族は差し入れをしても④F様が滅多においしいというような感想を言ってくれないと不満そうに話されているため、いつも④F様は看護師の前では喜んで食べていることを伝えていった。

家族への指導は、一度きりであり、十分な指導とまではいかないが、実際の場面で、食物の大きさなど実際に示しながらかかわっていくことが必要であると感じた。ご家族の性格やこれまでの教育・指導状況を踏まえながらさらにかかわっていけるとよかったが、今回はそこまでは至らなかった。

結果として食事量は増えなかったが、食事の時間を苦痛なく過ごすことができ、食事を強く拒否されるようなことはなかった。さらに④F様の親族にも食事について指導することができた。

V 考察 ⑯

食事を摂るというのは、高齢者の意欲や活動などに影響を及ぼし、生きるためには、なくてはならない行為である。嚥下機能が低下し、食べると詰まる、苦しい思いをする、しかしもっと生きていろいろなことをしたい、元気でいたいと、自分の意欲と身体的な衰えの相違をいかにして軽減していくのか、そして患者自身の望む形で食事を摂ってもらうということがどういうことなのか、自分の意見を押し付けず患者に寄り添うことを試行錯誤する日々であった。

唯一患者が自立している日常生活動作の食事を何とか継続できるように考え、この動作ができなくなることは患者にとって、さらなる喪失感を与えることになることが強く感じられた。嚥下機能が低下し、食べると詰まる、苦しい思いをする、しかしもっと生きていろいろなことをしたい、元気でいたいと、自分の意欲と身体的な衰えの相違をいかにして軽減していくのか、どうしたら患者自身の望む形で食事を摂ってもらえるのか、食事量を増やすという看護師の視点だけでなく患者の希望に添う、食生活の質の維持、患者だけでなく家族も患者をケアしているという満足を得られるように、かかわっていった。

単に食事動作だけに目を向けるのでなく、食事援助とともに高齢者の揺れる気持ちや老いと意欲のギャップに対して、どう受けとめ、日々どうケアをするのかも非常に重要であると感じた。これは時間を要することであり、待つということが忙しい現場ではなかなか実施することが難しいが、その人が自分でこうしたい、どうすることを望んでいるのかを常に念頭におきながら、尊重し、そして、その時々の思いを共有していくということは次の食事やさまざまな活動への意欲につながっていくことも感じられた。

⑰今回は食事量が増えることはなかったが、それでもF様本人

---

⑯ 考察は、ケーススタディの目的と対応させて行うものです。この研究で何を読者に伝えたかったのか、何を検討したかったのか、ここに記載されている内容は、目的、看護の実際と一貫しているでしょうか？ 非常に詳細な看護援助が報告されていますが、これを他の事例に応用するときのポイントや示唆が示されているでしょうか？

看護師の反省にとどまっていては発展性がありません。反省から、さらに他の事例にどのように応用して行かれるのかという視点（今後の課題、示唆）を追加することで、文献としての価値が高まります。

⑰ 高齢者の食事について、高齢者の自尊心と食事についての関係性などを文献などから調べ、比較し考察するとさらに内容が深まると考えます。

は食事を無理でなく、自分で摂ろうとし、一生懸命取り組まれていることもあった。患者本人の意思の尊重は日々のかかわりの中で形成されていくことがよくわかった。
　今回は食事について患者だけでなく、それを取りまく家族や医療スタッフにも患者の食事に対する思いや摂り方など伝えていくことの必要性を実感した。患者にかかわる多くの人々のかかわりや援助を統一していくことで、高齢者は自尊心を保ちながら徐々に自分の状況を受けとめ、終末期に向っていけるのではないかと考える。

VI　おわりに

　高齢になると加齢により、さまざまな身体機能が低下する。そしてそれに伴い精神的にも落ち込みやすく気力が減退する。今回、徐々に自分のことができなくなり、最も好きであった食事をすることができなくなる、あるいは食べる気持ちが徐々に低下し、死を意識する④F様に対して、孤独感や悲しみに寄り添い、受けとめながら、食事の援助を行うことは、非常に難しく、戸惑うことが多くあった。
　看護を行う側が自分の意見や考えを押しつけずに、本当に患者の望む食事のあり方とはどういうものなのか、本人の意思を尊重するかかわりとは何かを考えることができた。しかし、その反面、栄養や活動面での影響が出ている状況もあり、どうかかわっていくことが最もよいのか悩むことが多くあった。
　今後も高齢者の食事のあり方について、よりその人に適した援助ができるように、インフォームドコンセントを行い、患者および家族とともにコミュニケーションを取りながら、さらに高齢者の食事について学んでいきたいと考える。

⑱　参考文献
・岡田玲一郎：高齢者のend-of-life ケアガイド、厚生科学研究所、2001年
・金川克子、野口美和子：最新高齢者看護プラクティス認知症ケア・ターミナルケア、中央法規出版、2005年
・中嶋紀恵子、太田喜久子、奥野茂代、水谷信子：認知症高齢者の看護、医歯薬出版、2007年

⑱　参考文献の活用が少ないと思われます。高齢者の終末期や食事への援助に関する研究結果などの文献をもっと活用するとよいでしょう。

講 評

　食事が摂取できなくなりつつある、徐々に終末期に向っている患者に対して、食事時のケアを通して日々意思を尊重して関わった様子が看護の実際の記述からよく伝わってきます。しかし、ケーススタディとしてまとめた論文にするには、もう少し内容を整理して、簡潔に表現するという作業が必要だと思われます。この点が本ケーススタディの大きな課題です。

　このケースで一番考えたかった内容は、高齢者の食事をどう捉えるかであり、それについては自分の考えをただ述べるだけでなく、引用文献・参考文献をもっと活用し、高齢者の食事について他者がどのように述べているのか検討し、比較して考察されるとよかったと思われます。

　実際にはケーススタディでは看護師自身としてのかかわりを中心に記述され、そのかかわりを反省するところでとどまってしまった感じがします。参考文献のところでも述べましたが、文献などを活用し、客観的に振り返ることが重要でしょう。

　自身が行ってきた看護について洞察を深めるためには、理論や概念を用いて考察し、高齢者の食事の傾向、または個人の特殊性などを導き出し、次の看護へつなげていくことができると考えます。

7 実例 老年看護のケーススタディ③ 認知症の患者

　このケーススタディは病棟の年間学習計画の一環として行われた2年目看護師の事例発表のひとつです。

　認知症の患者とのコミュニケーションが取りづらく、看護師は患者が不穏・せん妄といった状態にどう対処すればよいか戸惑います。鎮静させるために精神安定剤や睡眠導入剤を使用し、その結果日中も、うとうと眠っている患者に対し、これでよかったのかと日々自問自答しています。

　認知症の患者がその人らしく過ごしていけるように取り組んだケアについて、ケーススタディとしてまとめました。

解説

① このケーススタディにはテーマがありませんでした。書きはじめからテーマが明確になっていることは、むしろまれといっていいでしょう。一度全部を書き上げた後、論文の内容を代表するようなテーマを考えてください。
　この看護師が伝えたかった内容は何でしょうか？「尿意コントロールがうまくできず不穏が強くなった認知症患者に対する看護―苦痛の除去と患者の意思の尊重―」なども一例でしょう。

② 「検討する」ことはケーススタディの目的でしょうか？ 検討した結果、明らかになったこと、および今後への示唆や方向性などを示すことが目的だと思います。
　たとえば「経験した事例を振り返ることにより、尿意コントロールがうまくできず不穏が強くなった認知症患者に対する看護について、特に苦痛の除去と患者の意思の尊重の視点から、学んだこと、および援助の示唆を提示する」など。

テーマ

① ○○○○○○○○○○

（病棟看護師）

1 はじめに

　認知症とは、いったん正常に発達した脳の機能が継続的に低下し、記憶、判断、思考などの知的機能に支障をきたし、社会生活が正常に営めなくなった状態を指す。

　認知症高齢者は、幻覚、妄想、徘徊、暴力など、さまざまな問題行動を起こし、家族や看護者・介護者はその対応に苦慮している。しかし、傍からは問題行動と思われることでも、認知症高齢者にとっては理由のあることであり、制止や説得・拘禁・鎮静されることは苦痛であり、さらなる混乱を招いてしまう。

　今回、アルツハイマー病で入院し、環境の変化と尿意切迫感で不穏状態に陥った患者を、身体的苦痛を取り除き、患者の意思に沿ったケアを提供することで精神の安定がはかられた事例を経験した。② この事例を振り返り、認知症高齢者の問題行動に対して看護者はどのようにかかわればよいかを検討した。

2 ③ 事例紹介

患者 Gさん、85歳、女性。
診断名 アルツハイマー型認知症
家族構成 長男夫婦、孫との4人家族。家族全員が ④歯科医でGさんも元歯科医。
入院にいたる経過 83歳よりアルツハイマー病と診断され、薬物療法を行っていた。

自宅で介護されていたが最近夜中に不穏が強くなり、徘徊したり「死ぬ」と叫ぶようになった。家族はそれぞれ仕事をしているため、Gさんを自宅で介護することがむずかしくなり、病院か老人ホームに入所させることを検討していた。

8月、7時ごろ、一人で留守番していると、四肢脱力感と頭がぼーっとする感じが出現したため、本人が救急車を要請し、本院救急外来を受診した。CT、X線写真では異常なし。

採血でCPK988、⑤トロップT、ラピチェックはともに陰性。

横紋筋融解の疑いにて入院となる。

自宅で転倒したらしく、両膝、両肘に皮膚剝離あり。

⑥**入院中の経過** ⑦高CPK血症、トランスアミナーゼ、LDHの上昇あり。

原因としてクレストール®、アリセプト®、リスパダール®などの薬剤が考えられ、それらの薬剤を中止し、輸液を負荷した。

入院後から「助けて」「トイレに連れて行って」と叫び、点滴抜去防止のために装着していたミトンも口で外してしまい、ベッド柵の間に足を下ろすなどの行動がみられた。

尿意の切迫感あり、5〜10分ごとに尿意を訴える。トイレに誘導すると、少量の排尿がある。排尿後すぐに尿意を訴えるため、トイレにいったばかりだと説明しても、「はじめてなのに」と納得しなかった。

部屋に一人でいると、「助けて！ 神様」「寝かせてください！」と叫び、落ち着かず徘徊する。

夜間、マイスリー®を内服すると入眠するが、1時間ごとにトイレ・徘徊・入眠を繰り返す。排泄動作は自

---

③ 事例紹介では、自宅での状況はもう少し詳しく記載したほうがよいでしょう。
住居環境や家族との関係など、今後の看護問題に関係してくるかもしれません。

④ この情報は論文のどこでも使われていない。不要な情報です。家族全員が歯科医であるという事実ではなく、そのことが看護をするうえでどのように関連したのかという点が重要だと思います。たとえば、看護師が説明をするときに気をつかった、仕事の話をするときは患者がシャキッとしていて、尊厳が保てていた……など。

⑤ これは何の目的で行われたのでしょうか。トロップT、ラピチェックは、ともに心筋梗塞を診断するための検査キットです。

⑥ 患者の行動と治療の関係について、単に"経過"として合わせて記載せず、項目を分けて、区別して記載しましょう。

⑦ 検査データは数値も記載しましょう。しかし、コメント⑤の解説と合わせて、このデータがこのケーススタディを行ううえでどのような意味をもつのかが書かれていません。患者の状態を説明するのに、データとともにアセスメント（分析、解釈）を簡単に述べておくとよいでしょう。
病棟の看護師のケーススタディでは、薬の名前、検査の名前などを記述することで、看護師は患者の病状や治療内容が理解できるので、その情報のみを記述しがちです。しかし、その分野のことを知らない読者には、意味が伝わりにくいこともあります。詳細は不要ですが、簡単な分析、解釈をまじえた記述が好ましいでしょう。注として記載することも効果的です。（p.165参照）。

立しており、衣類の着脱、排泄の後始末などは一人でできていた。
　食事は自分で全量摂取することができ、食事中は尿意を感じることはなかった。家族の面会中は精神状態が安定し、叫んだりすることはなかった。

3 看護の実際

1） ⑧看護上の問題
①入院による環境の変化がストレスとなって不穏状態であり、落ち着いた生活ができない。
②尿意が頻繁にあり、日常生活に支障をきたしている。
③歩行状態が不安定であり、一人で移動すると転倒の危険性がある。

2） ⑨看護目標
①入院環境を整え、安楽な入院生活を送ることができる。
②頻尿が改善し、排尿パターンが正常になる。
③転倒・転落することなく安全に過ごすことができる。

3） 具体策
〈⑩看護目標①について〉
・安楽に過ごすことができるように環境を整える。
・ベッド周囲に物を置くと本人が投げてしまうことがあるため、物は置かない。
・医師の指示通りに確実な薬物投与を行う。
・できるだけ傍にだれかが付き添う、または看護室で過ごしてもらう。
・やさしく話しかけ、本人の言うことを否定しない。
〈看護目標②について〉
・尿路感染など器質的な疾患がないか、精査する。
・尿意を訴えたら我慢させずにトイレへ誘導する。
・ポータブルトイレを設置し、すぐに排尿できるようにする。
・ぬり絵やテレビなどで気を紛らわせ、尿意に意識が集中しないようにする。
・薬剤投与する。
〈看護目標③について〉
・離床センサーを設置し、反応したらすぐに対応する。
・ベッド柵の乗り越えによる転落を防止するため、足元の柵は、

---

⑧ レポートを書いた時点で、どの情報をどのように分析して、看護上の問題が導かれたのかを再度整理して、修正する必要があります。

⑨ 看護目標は、看護問題と対応しているので、理解しやすいと思います。

⑩ 「看護上の問題」に対しての具体策か、「看護目標」に対する対策か、どちらの表現のほうがいいか迷う読者もいると思いますが、内容が対応していれば、どちらでもよいともいます。

はずす。
・夜間は部屋にポータブルトイレを設置する。
〈離床センサーの設置方法〉
・ベッドと向い合せになるようにポータブルトイレを置く。
・上履きをはかずにすむように、足ふきマットをポータブルトイレの前に置く。
・離床センサーのコードなどは引っかからないようにまとめておく。

4 結果

　入院時より不穏状態で、「助けて」「トイレに連れていって」と叫んでおり、トイレに誘導しても排尿がないか、少量のみであった。

　⑪トイレには、さっきいったばかりだと説明しても、覚えておらず興奮するばかりであった。尿排出障害の可能性もあるため、残尿測定を行うが残尿はほとんどなく、排出障害による尿意切迫ではないと判断した。尿検査の結果膀胱炎などの所見はなく、過活動膀胱か心理的な頻尿だと考えられた。

　器質的な問題はないと考えられるため、切迫した尿意に由来する不穏への対処として、尿意の訴えにはすぐに対応できるように室内にポータブルトイレを設置すると、自分で移動するようになった。

　排泄動作は確立していたが、移動時に転倒する危険性があるため足元側のベッド柵ははずし、頭側の柵をつかんで起き上がるようにした。
　⑫履物をはくときにバランスを崩してしまうおそれがあるので、履物は片づけて、ポータブルトイレの前に足ふきマットを置き、裸足で移動できるようにした。

　ベッドには離床センサーを設置し、反応するとすぐに看護師が⑬訪床した。トイレに自分でいけるようになると「トイレにいきたい」と叫ぶことが少なくなった。

　しかし頻尿の状態は改善せず、多いときは1日60回以上もトイ⑪レにいくことがあり、過活動膀胱への対応として8月8日より抗コリン剤であるブラダロン®が処方された。

　また、食事中やぬり絵などに集中しているときは尿意の訴えがなかったため、日中リハビリテーションや入浴、ぬり絵などの遊⑬びを計画的に行い、尿意から意識を逸らせるようにした。

　徘徊に対しては、無理に中止させることはせずに、話しかけな

⑪ この内容は看護目標②についての結果を示しているようです。結果の記述順序に一貫性がありません。

⑫ この部分は、看護目標③に対しての実践内容です。

⑬ 看護目標①に対する内容のようです。

がら付き添って歩いた。しばらく歩いて「そろそろベッドにもどりましょうか」と声をかけると素直にベッドにもどった。

⑬　看護師と連れだって歩いているGさんに「お散歩ですか？」と聞くと「ええ、皆さんがとても親切にしてくださってありがたいわ」と笑顔で答えるようになった。

⑭　ブラダロン®開始後排尿回数が減少し、入院10日目には日中の排尿回数は4回になった。同時期にセロクエル®が開始され、精神状態は、さらに落ち着き、大声で叫ぶことはなくなった。

⑮　入院当初、家族は自宅での介護に疲弊しており、当院での治療終了後は精神病院でもいいので、どこかに転院させ、その間に長期療養型病院か老人ホームを探すつもりであった。しかし、不穏状態が改善していくGさんの経過を見て、この状態であれば自宅で介護することができると家族も考えを改め、退院となった。

5 考察

今回アルツハイマー病であるGさんの不穏状態への看護を行ううえで、頻繁な尿意に対してチームでカンファレンスを重ねケアを統一していった。

まず、下部尿路系に器質的な異常はないか判断し、過活動膀胱の可能性も考えられたため医師に相談して薬剤の投与を開始した。それとともに頻繁な尿意の訴えも「さっきいったばかり」と⑯説得しようとせず、排泄の欲求を満たせるように介助した。しかし5分ごとの尿意に対応することは容易ではなく、他の業務に支障をきたしていた。

排泄動作には問題がなかったため、一人で安全に排尿を行えるように環境を整えていくことで、Gさんは自分でポータブルトイレに移動できるようになり、尿意を大声で訴えることがなくなった。

認知症患者の看護は、経時的に変化していく認知症高齢者を継続的にアセスメントし、ニーズに合わせた保健・医療のマネジメントを行っていくことが必要である。

⑰認知症高齢者のアセスメントとは、①多面的、包括的に情報収集し、認知症高齢者を全人的に理解する、②治療可能な健康上の問題を見いだし、よりよい健康状態に導く、③認知症高齢者もっている能力を明らかにし、その能力を発揮した生活が送れるように支援する、④個別の課題やニーズを明らかにし、認知症高齢者と家族にとって、最も重要なことに焦点を当てた具体的なケア計画を立てる、といった目的で行われる[1]。

---

⑭　先に⑪⑫⑬で示したことから、わかると思いますが、結果の記述順序に一貫性がありません。看護上の問題および看護目標の順序と対応させて記述すると読者はわかりやすいと思います。

実践したときの順序と、問題および目標の順序が異なっていることもあると思います。レポートの下書きを書き上げた後で、再度読みなおし、最もよい順序に整えていく必要があります。

⑮　最後に実践全体についてまとめているのはよいと思います。

⑯　下線はすべて実践結果です。考察は実践結果から導かれることを記載しましょう。そして、小見出しをつけるなどして、考察する視点を明確にするとレポートがとても引きしまります。

たとえば「結果を踏まえて、ここでは○○と△△の視点で考察していく。1. ○○、2. △△」など。

⑰　これは今回の実践結果から導かれた考察ではなく、一般的な知識です。結果を解釈して、ケーススタディの目的を達成するための考察に本当に必要な文献を的確に選択して引用、参照してください。

もし、ここに記載されている4つの視点で実践を考察し項としているのであれば、考察のはじめに、⑰の部分を記載し、これらの視点で、実践を考察していく旨を記載しておくと、論理的な文章になります。

私たちは看護職として、患者がどのようなニーズを抱いているかを把握しなければならない。コミュニケーションがとれる患者であれば、言語を介して情報収集することができるが、そうでない場合、きめ細かな観察とアセスメント能力が必要になる。

　尿意が頻繁にあるという苦痛、尿意を催しているのに、トイレにいけない苦痛、それらの苦痛により不穏状態になり落ち着かない行動・大声で叫ぶなどの問題行動が惹起された。認知症高齢者は身体的な苦痛を適切に表現できず、周辺症状で表現している場合もあるため、問題行動の原因に器質的な要因の有無を判断することが看護職としての役割である。そして患者の生活機能で、維持している機能と喪失している機能を見きわめ、残存している機能を生かしてできるだけの自立を促すことも重要である。

　介助を待つばかりではなく、自分でできることを自分の意思で行うことは、認知症高齢者の自尊心を保つことにつながる。

　しかし、私たちがGさんのニーズを把握しようとしても、Gさんが何を考え、何をしたいと思っているのか理解することがむずかしいこともあった。徘徊はアルツハイマー病の特徴的な行動であるが、その人にとっては目的のある場合がほとんどなので、無理に止めさせようとすると不穏につながることがある。また、不安や興奮、焦燥などの情緒の不安定さが徘徊として現れることもある。

　Gさんの場合、夜間に徘徊がはじまることが多く、入眠と徘徊を繰り返すことがあった。徘徊時はただ傍に付き添い、一緒に歩いていると、それだけで安心してくれることがある。Gさんの考えていることが理解できなくても、Gさんなりの理由があるということを理解し、⑱<u>傍に寄り添う看護を提供できたのではないか</u>と考える。

　そして、Gさんの不穏の解消に効果をもたらしたものに薬剤がある。ブラダロン®の開始とともに排尿回数が減少したことは、膀胱平滑筋を弛緩させて排尿反射が抑制され、向精神薬のセロクエル®で不穏症状が改善されていった。

　認知症は薬剤で治癒する疾患ではないが、症状緩和のために薬剤が使用される。看護職は薬剤の作用・副作用の知識をもち、認知症高齢者に投与されている薬剤の効果を観察して医師へ報告する必要がある。それは目が行き届かないから眠らせる、動かないようにするなどの目的ではない。認知症高齢者が心安らかに日常生活を送るための手段として用いるべきである。Gさんの事例は薬剤の効果と生活環境の整備、看護者のケアの統一などが相乗して症状が安定して行ったと考える。

---

⑱ 筆者は、ここを強調したいようですが、突然「傍に寄り添う看護」という内容が出てきていて、これまでの記述との一貫性がありません。もし、このことを主張したいのであれば、この考察に関連するように論文の構成を修正することも必要でしょう。

Gさんの不穏症状が落ち着くと、家族の態度も変化してきた。入院当初の家族は、自宅での介護に限界を感じていて、自宅への退院は考えていなかった。2001年の厚生労働省「国民生活基礎調査」では、要介護者の約7割が同居の親族によって介護されていることが報告されている。主な介護者の日常生活の問題点は、「ストレスや精神的負担が大きい」「十分睡眠がとれない」「家を留守にできない」などである。

　私たち看護者は家族と一緒にいる穏やかなGさんを見ると、このまま自宅に退院してほしいと思ってしまうが、家族の負担についても考慮する必要がある。Gさんの家族は最終的に自宅介護を継続することを決断したが、今後もさまざまな問題が起こる可能性がある。

　認知症高齢者の看護は、患者だけではなく家族への支援も必要になる。今回は家族のケアの実践にまでいたらなかったが、今後の認知症高齢者看護を行ううえで課題として取り組んでいきたい。

6 結論

① 認知症高齢者の行動には理由があり、多方面からのアセスメントを行う必要がある。
② 認知症高齢者のケアは、その人のニーズに合った方法で行う。
③ 認知症高齢者のケアは制止や説得ではなく、その人と認知症の特徴を考慮した具体的な方法で立案する必要がある。

7 おわりに

　認知症高齢者は知能の衰退からさまざまな症状をきたし、不穏や徘徊といった問題行動を起こして私たちは途方に暮れることもある。

　しかし今回Gさんの事例を振り返り、認知症高齢者の問題行動といわれる行動にはその人なりの理由があり、私たちは問題行動を止めさせることを目標にするのではなく、問題行動の原因を明らかにし、解消することが重要であると学んだ。

　認知症高齢者が何を考えているのか理解することはむずかしいが、高齢者のこれまで生きてきた人生を尊重し、傍に寄り添う看護を提供していきたい。

---

⑲ この部分は今後の方向性を示しています。「おわりに」の部分にも同様の表現があるので、まとめて記載することが望ましいでしょう。
　考察では、ケーススタディの目的で述べた内容が示されているのかを、再度確認します。

⑳ 結論が3つにまとまっているのであれば、考察の構成もこの3点に絞り、結論と直結するように記載すると論理的になります。結論では、ケーススタディを行って、はじめに述べた目的が達成されたことを示すことが重要です。

㉑ 研究結果、実践結果を示すような文献を参照して、計画や実践内容を深めましょう。

㉑ 引用文献
1）中島紀恵子, 太田喜久子, 奥野茂代編：認知症高齢者の看護 第1版. 医歯薬出版, 東京, 2007：61.

参考文献
1）松下正明, 金川克子：個別性を重視した認知症患者のケア 第2版. 医学芸術社, 東京, 2007.
2）六角僚子：認知症ケアの考え方と技術 第1版. 医学書院, 東京, 2008.

講 評

病棟の教育の一環として、事例をまとめて発表することはよく行われます。このレポート（論文）は、実践したことを学習レポートとして記述したという形式のため、ケーススタディの焦点が明確でなくなり、目的が不明確になってしまっています。レポートを作成するためには、一度記載したレポートは、再度一貫性という観点から修正するように心がけましょう。その訓練を重ねることにより、徐々に明解なケースレポートが記載できるようになります。

たとえば、⑰の部分を「はじめに」に記載して導入とし、ここで示されているポイントを軸にして事例を示していく、という方法もあると思います。

⑱「傍に寄り添う看護」が重要な考え方のベースになっているのであるようなので、具体的にどうしたことが、寄り添う看護になっていたのか、考察を深められたらよかったかもしれません。

病棟の教育を担当する方は、毎年このようなケースレポートの指導をしていると思いますが、一貫性と論理性、そして、具体策を立てるときや考察をする際にも、研究や実践例などの文献を用いるという根拠ある看護（EBN；evidence-based nuring）をめざしていただきたいと思います。

実例 8 小児看護のケーススタディ
療養への意欲が低下している患児

　小児看護の対象は、NICUにいるような低出生体重児から、思春期まで幅広く、疾患も多岐にわたっています。また、小児だけでなく母親や家族との関係についても焦点を当てていく必要があります。いずれにしても、対象となる小児の成長発達過程を踏まえて考察することが必要となります。そのためには、各期の発達課題や必要とされるケアの基本的知識をより深めてまとめていけるようにしましょう。

　看護学生が右大腿骨内軟骨腫の学童期の小児を担当し、ケーススタディをまとめました。この看護学生は実習の中で、リハビリテーションを積極的に行えない児を前に、どのようにかかわったら良いかわからなくなったことも何度もありました。それでも、看護学生なりに児の年齢的な特徴や性格をよく考え、前向きに実習に取り組みました。

　看護学生がたくさん悩んだことが、考察の深さにつながっています。看護学生のかかわりと児の変化がよく描写できているケースレポートになりました。

テーマ

リハビリテーションへの意欲が低下している患児の動機づけに向けた援助

（看護学生）

解説

① 小児実習で学んだことの中で、なぜ「動機づけ」に焦点をしぼりケースレポートをまとめるのかが「はじめに」で明確に述べられています。このように論文を書く動機が明確であると読み手の理解を助けます。

② 引用であれば「　」で引用箇所を示しましょう。

③ テーマを選択した理由は記載されていますが、このケーススタディの目的が的確に表現されていません。

I　はじめに ①

　学童期にある児は、言語的報酬やおもちゃをあげるといった物質的報酬などの外発的動機づけに影響され、結果にいたる原因 ② に「努力」を強調する。また、価値づけの判断の基準は、大人の判断、評価が比重を占めるので、外発的動機づけが必要となってくる[1]。

　今回、リハビリテーション（以下、リハビリと略す）が必要な8歳のI君を受け持った。I君は、リハビリへの意欲が低下していて、ベッドサイドでのリハビリや歩行訓練を行っていない状態であった。しかし「リハビリ頑張り表」を使用したり、約束をして守っていくようにすると、少しずつリハビリを行えるようになった。

　そこで、リハビリへの意欲が低下している児（学童期）に対し ③ て、どのようにして動機づけを行うことが必要であるか、小児看護実習での援助を振り返り、考えていきたいと思い、このテーマ

II 事例紹介

患者 Ｉ君、⑷ 8歳10か月、男児
診断名 右大腿骨内軟骨腫
家族構成 父、母、妹と4人暮らし
面会状況 ⑸ 母は、土曜日以外の日の仕事の後、夕方ごろ、父は、土曜日に面会にきている。
入院後の経過 ⑹ 矯正骨切り、創外固定術を施行後1日2回0.5mm延長し、リハビリを行っていた。母親と歩行中トイレにて転倒、創外固定器を強打し、大腿骨転子下を骨折したため創外固定再固定のため手術を行った。抜針後、車椅子で過ごしていて、リハビリ、歩行訓練を行っている。
受け持ち時の状態 寝ているとき以外は装具を装着し、ナース介助で松葉杖歩行可、1人で車椅子移動可能である。車椅子での移動はスムーズである。毎日リハビリ室にて右足で踏ん張り、立位を保てるようにリハビリを行っている。リハビリ室以外でのリハビリは行っていない状況である。

病棟での歩行訓練は医師がきたときに行い、松葉杖1本で介助者と手をつないで歩行練習をしている。体勢は疲れてくると前傾姿勢になってきてしまう。歩行中次第に右に進んでいってしまうことがあり、足のつき方は右足のかかとが浮いてしまっているときもあるが、かかとをつけようと意識できているように見受けられることもある。

シャワー浴は看護師が介助し、排泄は床上で尿器を使用し、車椅子の場合はトイレにて尿器を使用している。毎日9時に車椅子に移ることになっている。

リハビリに対しての反応 ⑺ ベッドサイドでできるリハビリのメニューは理学療法士から渡されているが、床頭台のかごの中に置きっぱなしてある。自ら松葉杖で移動しようとする姿勢や歩行練習をしようとする姿勢が見受けられないような状態であり、学生が促し、実際に歩行訓練を行いはじめると「疲れた」といいながらも頑張って行うこともあるが、行う前はあまりやりたくなさそうな表情・反応をする。「疲れるから歩くのは嫌

⑷ 小児の場合は年齢だけでなく、月齢も成長発達上大切になります。

⑸ 小児にとって家族、特に母親の面会状況は、小児の精神的に影響があるので記載しましょう。

⑹ テーマに関連した内容について、客観的にまとめられています。このケースでは、バイタルサインや検査データを「経過」に記載していませんが、そのような数字の変化を表すときは表などを用いるとわかりやすいです。

⑺ リハビリに対する意欲を向上できるようにするには、児の性格も影響します。また、1日の過ごし方の中でどのようにリハビリを取り込んでいくかを計画するためには、リハビリに対しての反応や、もともとの生活リズムを考慮しなければならないと考えたようです。

　　　　い」と話していた。

⑦ **性格や行動**　I君は、頑固なところや気分によってやる、やらないが決まってしまうことがある。部屋でゲームをして過ごすことが多く、ときどき車椅子で廊下を走っている。自分の気持ちを言葉で表現することが苦手なところがある。その一方で、本当に嫌なことに対しては態度や表情、言葉で拒否することもある。創部のガーゼの止め方にこだわりをもっている。他児に積極的に話しかけることは少ないが、同室の児とはゲームをする約束をしたりしている。トランプの神経衰弱が得意で、勝つととても嬉しそうにし、負けると悔しそうにしている。

⑦ **1日の過ごし方**　8時半：起床・朝食（食べないときもある）、9時～10時：車椅子に移動・ゲーム・DVD鑑賞、11時：ゲーム・遊び、12時：昼食、18時：夕食、23～24時：就寝。午後は院内学級に通っていて、週3回、学習室にて授業を受けている。入浴は1日おき。

III 看護計画

1． ⑧ **受け持ち時の看護上の問題**
＃1．転倒による再骨折の可能性がある
＃2．生活リズムの乱れによる退院後の生活がスムーズに送れない
＃3．リハビリに対する意欲が低いことによるADL拡大が困難である

　以上の問題点があがり、それぞれについて援助を行っていった。⑨ I君はベッドサイドでのリハビリや歩行訓練を行っていない状態であり、一度転倒し骨折をしたことがある。そのため、入院が長期に及んでいる。また、筋力も低下しているので、転倒による再骨折の可能性がある。このため、リハビリを行い、筋力をつけて転倒を防止することが重要であると考えられる。そして、リハビリを継続していくためには意欲を高めることが大切であると考えられ、このかかわりから学ぶことが多かったので、＃3について検討する。

---

⑧ 看護問題として＃1～＃3があげられていますが、どのようにしてこの問題が導かれたのか、簡潔に示しましょう。さらによいレポートになります。

⑨ 3つの看護上の問題点を示すことで、患児を看護するときの全体的な視点を示しています。そして、このレポートではそのうち＃3に絞ってレポートする理由を明確にしています。読者が焦点をもって読み進めることができます。

2．解決目標

#3．意欲をもち、リハビリ室以外でのリハビリ、歩行訓練に取り組むことができる

3．具体策

⑩ CP（看護計画）

①Ｉ君と一緒に（歩行時は手をつなぐ）、頑張りを認めながらベッドサイドでできるリハビリ、歩行訓練を行う。
　（朝、訪室したときに、できる時間、歩く場所をＩ君と相談して決める）
※Ｉ君の機嫌が悪いときを避けて声をかける
※どんなところに注意していくかを伝えながら行う
※かかとがついているかを確認しながら行っていく

②ベッドサイドでのリハビリ、歩行訓練ができたら「頑張り表」（Ｉ君の好きなキャラクターや恐竜の絵にする）にシールを張る。
※誰かが見ているときに実施したときのみシールを渡す
※歩行訓練は往復した回数の分のシールを渡す

③遊ぶ約束をするなどしていき、Ｉ君だけにリハビリや歩行訓練をすることを約束させるのではなく、Ｉ君と同じように私も約束することで、守らせるだけの立場にならないようにしていく。
※リハビリや歩行訓練、遊びの予定を朝、訪室したときに伝える
※守れないときはなぜ守れないのかを話し合う

⑩ Ｉ君の個別性を反映した具体的な計画が立てられています。

Ⅳ 看護の実際

〈実習１日目〉

訪室時は車椅子に座ってゲームをしていて、挨拶をするとゲームを一時やめていたが、すぐにゲームをはじめた。ゲームが好きなのかとか、何のゲームをしているのかなどを聞くと、ゲームをしながら答えた。しばらく傍にいるとゲームの説明をしたり、プラモデルの恐竜で遊んだりしていた。「リハビリは大変？」とたずねると「うん」とうなずいた。車椅子で廊下を行ったりきたりしているところも見られた。リハビリは行っていなかった。

〈実習３日目〉

歩行練習はできそうかたずねてみると「今は疲れた」と話したので、「できそうな時間を教えてくれる？」と聞くと、「決めていいよ」と答えていたので、20分後ならできるか確認するとうん

⑪ 自分の看護とＩ君の変化をどのように説明するかと考え、日を追って説明することにしました。内容によっては「場面」を区切って説明することのほうが効果的な場合もあります。

⑫ 経過に沿って、児の話した言葉やそのときの児の表情などが具体的にていねいに書かれています。しかも、ここは「看護の実際」なので考えことや感じたことなどを入れず、事実のみを客観的に書いています。

うなずいていたので、行うことになった。

　20分後、部屋へいき声をかけると、はじめはあまりやりたくなさそうに疲れたといっていた。「歩くの嫌い？」と聞いてみると、うんとうなずいていたので、「何でか教えてもらえるかな？」というと「疲れるから」と話した。短い距離にしようかとか考えていると、車椅子を動かしはじめたので、どこにいくのか聞くと「やろう」と小さな声でいい、歩行の練習をはじめることになった。「ここからいく！」とベッドの前から歩きはじめた。「どこまでいく？」と聞くと「ステーションの前までいく、昨日より長いでしょ」と笑顔で話した。

　ステーションまで行き、「もどる？」と聞くと「向こうの椅子があるところまでいく」といい、椅子のところに向かって歩きはじめた。徐々に疲れてきてしまい、ペースもゆっくりになり、私の手にかかる力も重くなっていたが、「あそこのドアのところまでいく」と話したので、そこまでいくことにして、ドアにタッチして部屋にもどった。もどると「疲れた、お腹すいた」と話し、たくさん汗をかいていて、表情も疲れていたので、Ｉ君の頑張りを認め、伝えていくために「すごく頑張ったね」と声をかけ、冷たいタオルを渡すと顔などを拭いていた。

〈実習4日目〉

　「プレイルームまで歩いてみない？」と聞くと目を細めてエーッという顔をした。「今はいい、別の時（午後）がいい、疲れてるの」と話したので、「後で歩こう」と伝えた。

　午後に医師がきて歩行練習をはじめた。隣の病棟のほうまでいくが、「疲れた、左足が筋肉痛だよ」と話し、歩いてもどるのをやめてしまったので、車椅子に乗り病棟へもどった。この日は、学生とは歩行練習を行わなかった。

〈実習5日目〉

　1枚の絵を何等分かにし、歩行訓練ができたらそれを紙に貼っていき、だんだんと1枚の絵になるようにして、頑張りが目に見えるようにしていこうと思った。歩行練習の頑張り表を作り、それをＩ君に渡して昨日の分を貼ってもらうと「これ○○○○でしょ」とすぐにわかってしまい、「わかっちゃったら楽しくないね？」と話すと笑顔で「楽しいよ」と話した。

　「（頑張り表が）早く埋まるといいね」というと、「リハビリしてもシールもらえるの？」とたずねてきたので、説明した。そうすると「じゃーやる」と以前のリハビリカードにあった脇を伸ばす

リハビリを一緒に行った。I君からリハビリをやるという言葉がはじめて出た。「リハビリ頑張り表」に興味をもっているようだった。

リハビリ室でのリハビリは「ママがくるんだ」と嬉しそうに話していて、いつも1周だけ歩いていたけれど、今日は2周歩いていた。私が受け持たせていただいてから一番上手に歩くことができていた。理学療法士の方も今日は歩くリズムもよくて、しっかりしてきていると話されていた。その後、外泊した。

〈実習6日目〉
　I君は「家でお母さんとリハビリをやったよ」と話し、ベッドから車椅子に移るときに、スムーズに立ち上がることができていた。そして、I君が「見て」と私と看護師を連れていき、プレイルームで見せてくれた。立ち上がるときに多少ふらつく感じがあった。I君もできるようになったことがうれしかったのか自分から「見て」といっていたので、「すごいね！　いっぱい練習したの？　頑張ったね！」と声をかけた。看護師も「すごいじゃん！　今度やるときも危ないから必ず看護師を呼んでね」と声をかけていた。プレイルームまで歩いて行かないか聞くと、「今はいい、後で歩く」と話したので、いつならできるか聞くと、「お昼食べたら」と話したので、「約束だよ」と話した。

　「さっき約束したこと覚えてる？」と聞くと、反応がなかったので、「忘れちゃった？」と聞いてみると「忘れた」と話し、歩行練習が行えなかった。家でリハビリを行ったと話していたので、「一緒にやらない？」と声をかけると、「うん」といい、足の開閉運動を行った。しかし、効果があるようなやり方をしていなかったので、「ちゃんとやろう」と声をかけるが、行わなかった。やればいいと思っているところもあるようだった。

〈実習7日目〉
　朝、訪室し、「何かやりたい遊びある？」と聞いてみると、「なんでもいい」というので、「I君が好きなトランプの神経衰弱をやる？」と聞くと「やる！」といった。「今日プレイルームまで歩こう」と声をかけると、「後でね」と話したので、「院内学級に歩いていこう」というと「うん」と答えたので、「約束だよ、そうしたら、授業が終わった後にトランプで神経衰弱大会をしようか」というと、「うん」と答えた。

　授業終了後にトランプをして遊んだ。自分からプレイルームにいくということはなかったが、「プレイルームにいこうか」と声を

かけると、いつものように嫌そうな顔をせずに、すんなりと歩いていくことができた。歩いてプレイルームまでいくと、「歩いたよ」と話し、シールを早く欲しそうな顔をしていたので「シール？」と聞いてみると、「うん」と答えたので、「今（シールを）引くの？」と聞くと「うん」と笑顔で答えた。医師とも歩いていたので、シールを3枚貼ることができていた。⑬「リハビリ頑張り表」のことを学生が「すごいね」というと、にこっとうれしそうな顔をしていた。歩行状態はかかとをしっかりとつけて、ふらつくことなく歩けていた。「手をつながないでいく」と話したので、I君の傍につき一緒に歩いていった。疲れがみられたので、手をつなぐとリズムよく歩けていた。私の手にかかる力も最初に歩いたときより少し軽くなっていた。

〈実習8日目〉
　起きると「今日の予定は？」とI君から聞いてきたので、「プレイルームまで歩いていって、（昨日やるといっていた）トランプをして、広いところでリハビリをやるのはどうかな？」と提案してみると、「今日もリハビリはあるよ」と話したので、「シールをあげられるのは、こっちをやったときだよ」とリハビリメニューを出すと、「じゃー今やる」といい、ベッド上でできる足の開閉運動を行った。
　一緒に数をかぞえていっていたら、「こうやったら1、2……とかぞえていくんだよ」と教えてくれた。以前は効果的に行えていなかったが、I君も声に出して数えながらゆっくりと行い効果的に行えていた。
　朝食後に今日の予定を話して決めていたため、部屋から歩くことに対しては昨日と同様に嫌な顔をせずに部屋からプレイルームまで歩いていくことができ、すぐにシールを引こうとしていた。I君もうまく歩けるようになってきていることを実感しているようである。今日で最後になるので、「シールは看護師さんに渡しておいたほうがいい？」と聞くと「うん」と答えた。

Ⅴ　⑭ 考察

　I君とかかわっていく中で、I君は褒められるとうれしそうにするということに気づき、I君が頑張ってリハビリや歩行訓練に取り組んでいたら、そのことをI君にきちんと伝えるために「すごいね！」「頑張ったね！」などと声をかけるようにした。また、リハビリ、歩行訓練中には「頑張れ！」などと声をかけ励ました。そ

⑬　小児特有の気持ちのかわりやすさや、それに対するかかわりから、I君をリハビリに誘導している様子がよくわかります。

⑭　考察は「看護の実際」をふまえて看護を振り返り、自分の看護や児の反応の意味について深く考えるところです。考察全体の前文として、どんな結果が得られたかをまとめて説明すると読みやすくなります。
　この場合は、考察の書きはじめが少し唐突な感じがします。たとえば「これまで述べてきた看護の実際から、リハビリテーションの意欲を向上させる動機づけに向けた援助について考察する」など。

⑮ 自分が実習中に体験し、実感したことの裏づけとして文献を上手に活用しています。このように文献を用いることで、自分の考えをより強調することができます。

うすることでI君も「疲れた」といいながらも、頑張って取り組んでいた。

このことから、動機づけには、まず褒めること、頑張りを認め、伝えていくことが必要であると考える。⑮白畑ら[1]は「学童期の児は、『えらい』『ダメな子ね』といった言語的報酬や物質的報酬等の外発的動機づけに影響される、価値づけの判断の基準は、大人の判断、評価が比重を占める」と述べている。また、二宮は、患児にとって、自分の努力が認められ、褒められること（適切な褒め方を行うことが重要）は大きなセルフケアの動機づけとなると述べている[2,3]。I君に「すごいね！」「頑張ったね！」などと声をかけることが言語的報酬（外発的動機づけ）となったのだと考えられる。⑮Erikson,E.H.は、学童期の発達課題を「勤勉、達成」であるとしており、この時期では、知的技能に限らず、運動、遊び、その他の技能の獲得に努め、「やればできる」という達成感や自己確信を形成することが重要である[4]。そこで、I君がリハビリ、歩行訓練を行ったら「リハビリ頑張り表」にシールを貼れるようにし、達成感を感じることができるようにした。学生がI君に「リハビリ頑張り表」のことを「すごいね」というと、にこっとうれしそうな顔をしていたこともあったので、そのようにすることで、I君自身にもリハビリや歩行訓練の頑張りを目で見ることができ、達成感を感じることができたと考えられる。

達成感を感じることで、大きな喜びとなり、続けていこうという思いが生じるのではないかと考える。また、⑮二宮[3]は服薬管理について「幼児では、内服ができたら頑張り表にシールを貼ったりスタンプを押したりすることも効果的である」と述べている。私は、シールがすべて貼れたら、I君の好きなキャラクターの絵になるような「リハビリ頑張り表」を作成した。I君はリハビリや歩行訓練が終わるとシールを欲しそうにしていたので「リハビリ頑張り表」に関心をもっていた。実習5日目には、シールをもらうために「じゃーやる」とI君からはじめてリハビリを行うという言葉が出て、リハビリを行うこともあった。

I君は8歳であるため学童前期であったが、このことから、学童でもただシールを貼るだけにするのではなく、患児の好きなキャラクター、興味・関心のあるものを取り入れてみる、達成度がわかるようにするなどの工夫をすることで効果を得ることができると考える。

寺島は、入院中の悪性疾患患児の自主性を促す要因の1つとして特別な動機づけ（外部の人間の存在、自分からした約束、期待）を報告している[5]。また、権藤ら[6]は「子どもが自己決定し

⑯「看護の実際」で述べたことを要約して、もう一度説明することで、「看護の実際」のどの部分を考察しているかがわかります。

⑰引用した文献の番号を挿入する場所が違っています。"ベナー⁸⁾は述べている"が正しい場所です。

たことは尊重し、子どもとの約束を守ることも重要である」と述べている。⑯実習7日目に歩行訓練がいつできるかⅠ君に聞き、その時間に歩行訓練を行うことをⅠ君と約束をしたが、その時間になっても約束を忘れてしまったといい、Ⅰ君は行おうとしなかった。そこで、翌日は歩行訓練をし、終わったらⅠ君が好きなトランプをするとお互いに約束をした。その結果、歩行訓練を嫌な顔をせずに行うことができた。

　Ⅰ君が自分で、いつリハビリや歩行訓練ができるかを決めることができるようにかかわっていき、それを尊重して、約束をし、私もⅠ君との約束を守るというようにかかわり、リハビリや歩行訓練を行うように促すことができたと考えられる。このことから、リハビリや歩行訓練をする時間を勝手に決めるのではなく、Ⅰ君に聞いて自分で決めてもらったり、Ⅰ君と相談して決めることが必要であったと考える。そして、一方的にⅠ君にリハビリや歩行訓練の約束をさせるのではなく、私もⅠ君と同じように遊ぶ約束を守ることで、守らせるだけの立場にならないようにすることが大切だと考える。

　岡部らは、ベッドサイドのリハビリへの意欲を次第に失っていった児に対して、訓練表を作成する、常に励ましの言葉かけを行う、声を出して一緒に回数を数えるなどの看護を行った結果、予想以上の効果が得られたと報告している[7]。実習中はリハビリや歩行訓練時に「頑張れ！」と言葉かけをしたり、一緒に手をつないで歩いたり、リハビリのときに回数を数えたり、リハビリ室でのリハビリにいけるときは一緒にいくようにしていた。実習5日目にはⅠ君からリハビリを行うという言葉が出て、実習7日目にはⅠ君から「見て」と床から立ち上がる動作を見せてくれた。そして、実習9日目には「今日の予定は？」とⅠ君から聞いてきた。

　このようにⅠ君のリハビリに対する反応が変化していったので、一緒にリハビリや歩行訓練を行うことで、Ⅰ君に1人ではなく誰かが見ていてくれるという意識をもってもらうことができ、意欲を高めることができたと考えられる。⑰ベナーは「存在すること：患者とともにいる。ナースは、患者のために何かをしているときが最も効力を発揮しているときであると教えられることが多い。けれども何人かのナースが気づいているように、肝心なことは、まさに患者とともにいることなのである」と述べている[8]。一緒に行う、傍で見守っているという姿勢を持ち続けて接していくことがリハビリへの動機付けに向けた援助に必要なことであると考える。

　Ⅰ君とのかかわりを通して、リハビリや歩行訓練などへの意欲

が低下している児に対して、無理強いをせずに動機付けに向けた援助を行うことの大切さ、動機付けに向けた援助としてはともに行うということが重要になることを学んだ。

Ⅵ ⑱結論

1．患児の頑張りを認め、褒めることが言語的報酬となり、意欲が低下している患児の動機づけへの援助の第一歩となる。
2．興味・関心のあるものを取り入れて、患児の発達課題である「勤勉、達成」の達成感を得られるようにすることで、リハビリ、歩行訓練に関心をもつことにつながる。
3．リハビリや歩行訓練の時間を自己決定できるようにして、自己決定したことを尊重し、一方的に約束を守らせるのではなく、看護者も約束を守ることがリハビリや歩行訓練の動機づけに必要である。
4．リハビリを患児だけに行わせるのではなく、患児とともに行い、傍で見守ることを継続することで、リハビリへの意欲が低下している患児の動機づけにつながる。
5．リハビリや歩行練習などへの意欲が低下している児に対して、無理強いをせずに動機づけに向けた援助を行うことが大切である。

Ⅶ おわりに

　Ⅰ君とのかかわりで、やらなければならないことに対して意欲が低下している児に、そのことを無理強いしないようにして、行ってもらえるようにすることが、むずかしいと感じた。日々、どのようにかかわっていけばリハビリを行おうと思えるのか悩み、褒める、頑張りを認める、子どもと一緒に行う、約束するなど普段の日常生活の中で行っているようなことを忘れずにかかわっていくことで動機づけを行うことができるということを学んだ。
　Ⅰ君との日々のかかわりの中で、実習のはじめのころはⅠ君の希望をそのまま聞いて、リハビリをうまく促すことができず、リハビリが行えなかった。しかし「リハビリ頑張り表」を用いたり、褒めたり、頑張りを認めたりするなど、リハビリへの動機づけに向けた援助ができたと考える。
　今回、この研究を通して行った援助を振り返ることで、自分の援助を客観的に見ることができ、実習中には意識していなかった一緒に行うということの大切さに気づくことができた。一緒に行

⑱ 結論では、このレポートをまとめたことで、何を学んだかが明確に書かれています。

うということは小児看護だけでなく、さまざまな分野で生かすことができると思うので、大切にしていきたいと思う。今回得ることができた学びを今後の看護に生かしていきたい。

⑲ 引用文献
1）白畑範子他．援助と看護ケアのポイント：1型糖尿病をもつ子どもと家族のライフサイクルに合わせた支援－学童期の子どもと家族．小児看護 2003；27（7）：832．
2）二宮啓子．看護ケアに必要な知識と留意点－思春期のセルフケア困難の特徴と看護のポイント．小児看護 2005；28（2）：209．
3）二宮啓子．ケアに必要な知識とそのポイント－再発した子ども・家族のセルフケア．小児看護 2001；24（3）：337．
4）Erikson,EH．幼児期と社会1．みすず書房 1977．
5）寺島美紀子．入院中の悪性疾患患児の自主性に関わる要因．東北大学医療技術短期大学部紀要 2001；10（1）：69．
6）権藤麻理他．慢性疾患をもつ子どもへのセルフケアの視点から考えた内服の自己管理の支援．小児看護 2005；28（2）：163．
7）岡部由紀枝他．歩行障害を伴った大腿骨頭辷り症児の看護．小児看護 1986；9（12）：1566．
8）パトリシア ベナー（井部俊子他訳）．ベナー看護論－達人ナースの卓越性とパワー 第1版．医学書院，1992：41-43．

⑲ 文献もきちんと整理されて書けています。引用のしかたについてはp.121の「文献、脚注」を参考にしましょう。

講 評

このケーススタディを読むと、すばらしい看護をスムーズに行えたように書かれています。もちろん、看護学生とI君の関係はとてもよく、最終的にはこの結果のようにI君は自主的にリハビリを行えるようになりました。しかし、実際は看護学生自身、I君へのかかわりをどのようにすればいいか悩み、立ち止まってしまうこともありました。そのようなうまくいかなかった場面についても、もう少し表現してもよかったかもしれません。

うまくいかなかったときに、なぜI君はリハビリをやってくれないんだろう、どうすればやってくれるんだろうと考えたことが、次の看護に生かせたのです。

今回ケーススタディとしてまとめるために、自分の行った看護とI君の変化の根拠について、文献を探して説明できました。このように、決して成功例でなくとも、いやそうでないほうが、いろいろ考えて振り返る機会になるかもしれません。

レポート（論文）構成について、さらに論理的に表現するためには、考察の構成を推敲してください。具体的には、結論で示されている5つのポイントについて考察しているので、考察の中に小見出しをつけて整理するとより明確な考察になります。そして、それが論理的に結論へと導かれたことが読者に明確に伝わると思います。

9 実例 母性看護のケーススタディ
産婦の家族への看護

　このケーススタディは、産婦人科の混合病棟で働く看護師によるものです。臨床に出て、はじめての看護研究です。看護研究に関しては院内の規定で希望者だけとなっているのですが、避けては通れないと思うプレッシャーを感じて希望しました。

　日ごろ、看護をしていて気になることはたくさんあるのですが、それが研究テーマになるのかわかりません。いくつかの気になる看護事象の中から、研究テーマを絞るために文献検討をしました。

　日ごろ気になっていることは、出産に立ち会う産婦の実母のふるまいでした。新たな家族を迎える意味もある「出産」の場面では、家族のケアも必要といわれています。普段の業務の中では、産婦と新生児のケアで手一杯となり、産婦の夫やパートナーに声をかけるのが精一杯でした。しかし近ごろ、何か言いたげに産婦に付き添う産婦の実母が気になり、どのような気持ちで実の娘の出産に立ち会っているのか、看護する者として少しでも理解できたらという思いが強くなりました。

　そんな折、病棟ではこれまで分娩時の立会いは配偶者に限って許可していたのですが、配偶者だけでなく家族や友人など、産婦が希望する人の立会いも許可することになりました。産婦の配偶者以外の分娩立ち会いという新しい取り組みの評価を看護研究として取り組むことに決めました。

　配偶者以外の立会いを希望する産婦は、それほど多くはないうえ、研究の目的を理解して協力してくださる家族も少ないので、研究方法としてケーススタディ（事例研究）を選択し、まとめました。

解説

① 「……の体験」とすると、1事例によるものなのか、複数事例を検討した結果なのかはっきりしません。1事例のケーススタディ（single-case study）であることがテーマから読みとれるとよいでしょう。
　また、どのような出産に立ち会ったのか、早産だったのか、帝王切開だったのか、ケアの行き届いていない出産だったのかによっても体験は変わるので、もう少し事例が限定できるようなタイトルがよいでしょう。

テーマ

① 出産に立ち会う実母の体験

（病棟看護師）

Ⅰ ② はじめに

　出産は自然の営みから管理するものへと移り変わり、それに伴って出産の場所も自宅から病院へと移った。近年、病院の出産においても、温かい人間らしいさが産婦の満足につながるとして分娩室が父親と家族に開かれてきた[1]。わが国においても、出産の場所は、現在ほぼ ③ 99％が病院・診療所である。

　産婦にとって、出産前後に家族や友人と接触をもつことは家族全員が心理的・社会的によい状態を得るために重要であり[1]、多

くの施設で、産婦が望む家族や友人が分娩に立ち会うことができるようになってきた。

　家族の立ち会いについて、産婦にとって有効なケアであることは明らかになっているが、立ち会った家族や友人へのケアについては、まだ十分に検討されていない。先行研究では、配偶者[2]や子ども[3]に対して出産前からの働きかけや、出産に立ち会った体験やその意味づけについて明らかになっている。

　当病棟でこれまで産婦の配偶者にのみ許可されていた分娩時の立会いが、配偶者以外の家族にも開かれるのを機に、産婦の実母の出産に立ち会った事例について ④報告する。

② 「はじめに」には、一般的なこと（WHOデータ）→日本の状況→今回の病棟、という導入の流れになっており、読者は自然にケーススタディのテーマに導かれていきます。このような記述はとても優れています。

③ 数値のデータを用いた場合は出典を明記しましょう。

④ 「報告する」という表記は論文の目的としては不明確です。「……を明らかにする」「……を提示する」というように、ケーススタディを行った結果、何を明らかにしたいのか、その内容を「目的」として表現しましょう。

⑤ このように記載すると1事例のケーススタディであることが、はっきりわかります。

⑥ この研究における「事例」を特定します。「実母」なのか「産婦と実母」なのか「実母が立ち会った出産の場」が事例なのか、はっきりさせます。複雑な看護の場において、どの現象を「データ」として収集するのか、あらかじめ決めておくとよいでしょう。

⑦ 分娩直前に同意をとることは現実的に困難と考えて事前に依頼しています。このことから、この研究は計画的に実施されたということがわかります。

⑧ 一般的には、倫理的配慮として年月日の表記を○年などにすることが必要です。しかし、この研究は実母の分娩立ち会いという新しい試みの報告のため、研究の時期も重要な情報になりますし、できるだけ早期の発表が求められる内容ですので、時期の表記は許されます。同時に、同意書の中に時期を明記することを含めておく必要があります。

II 研究方法

⑤研究デザイン　1事例の質的研究デザイン。

⑥研究参加者　A病院において、出産に立ち会った実母（産婦の妊娠・分娩の経過は正常で、産婦・配偶者・実母の三者の研究協力が得られた者。出産への立ち会いは実母のみである必要はなく、産婦の配偶者とともに立ち会った者も含む）。

⑦研究参加依頼の方法　家族立ち会い分娩開始の案内パンフレットに研究参加依頼書を添付し、妊婦健康診査を受診した妊婦に配布した。研究参加へ協力については、郵送にて申し出を受けた。

データ収集期間　⑧平成21年5月。

データ収集方法　産婦が入院して、陣痛室に入室し、分娩室に移動、分娩を終了してから分娩後2時間して分娩室から産褥病棟へもどるまでの間、研究者はその勤務帯の勤務者ではなく観察者として陣痛室・分娩室に身をおいた。

　産婦の看護は、陣痛室・分娩室の助産師が担当しており、研究者は実習生の看護学生とともに、必要があればケアに参加した。観察した内容や実母の語りは、陣痛室・分娩室を一時退出してノートに記載した。

　実母には、事前に立ち会いの最中に思いついたことを話してほしいと事前に伝えていたので、研究者とともに、ほぼ1時間ごとに陣痛室を退出して、面会コーナーで、そのとき感じたことを研

究者に語った。語られた内容は許可を得てICレコーダーに録音した。実母が話したいことがあるときには、ICレコーダーの録音ボタンを押す前に話しはじめてしまうことが度々あり、その際は思いだしてメモに記載した。⑨ICレコーダーの録音は、逐語録にしてデータとした。

観察した場面を記録したメモは清書し、場面に登場する助産師が内容を確認し、補足・修正したものをデータとした。

⑩**データ整理（分析）の方法**　観察した場面と実母の語った内容を時系列に整理したのち、実母の語った内容を端的に表すテーマをつけ整理した。テーマに沿って、逐語録と場面の記述を再度見なおし検討した。

⑪**倫理的配慮**　研究者が勤務する病棟での研究であるため、研究参加者への不利益については特に注意を払った。研究参加者へのケアに支障がないよう、データ収集時には研究者は病棟業務に従事しない勤務体制を整えた。病院管理者と病棟師長・病棟スタッフへ、文書と口頭で研究活動への理解と協力を求め、了解を得た。

研究参加者の募集に際しては、家族立ち会い出産は、研究参加を前提としないことを強調してパンフレットに記載した。研究参加者である実母には、データ収集前に研究協力は自由意思に基づくものであり、協力を途中で中断しても実母および産婦に不利益が生じないことを保証し、得られたデータは研究および病棟の業務改善に使用する以外には使用しないこと、研究結果を発表する際には、匿名性を厳守することを文書と口頭で説明し、同意を得た。

また、妊婦には妊婦健診後に改めて実母への研究の趣旨について説明し、同意を得た。

出産に立ち会う妊婦の配偶者についても、妊婦を通じて文書で説明と同意を得た。

⑪研究計画書は、A病院の倫理審査を受け、承認された（承認番号2009-8）。

III　ケース紹介および病棟の概要

⑫ 1. ケースの紹介

原田さん（仮名）、55歳、女性。2人姉妹の妹。短期大学を卒業後、地元の信用金庫に勤務し、親戚の紹介で会社員と22歳で結婚。結婚と同時に退職し、専業主婦となった。24歳で一人娘を出産。夫の転勤で4回の転居後、現在は地元にもどり、会社員の

---

⑨「逐語録」は、研究参加者が語った通り、そのまま文字にしたものです。語られた内容は、研究者というフィルターを通ると都合のよいように改変されることがよくあります。それは意図的に行われることもあります（データの捏造です）。事前に同意を得て、ICレコーダーに録音したほうがデータの真実性が確保できます。

⑩収集したデータをどのようにまとめたらいいのか、前もって手順を考えて書いておきましょう。

⑪病棟内でのケース検討会であれば、研究参加者に同意は必要ないかもしれません。公表したり資料として配布され、外部の目に触れる場合は、研究参加者の同意が必要になります。

また、研究目的のデータ収集であれば、業務外で看護師としての看護を提供する必要も出てくるかもしれません。この点に関しては、看護師1人で解決できる問題ではないので、組織外の委員が含まれる倫理委員会に審査を依頼して、病棟・病院の管理者の協力を得る必要があります。

⑫事例の匿名性を維持するために、個人が特定されない工夫が必要です。分娩件数から施設が特定されることがありますので、概数を示してもよいでしょう。

ケース名は「A氏」などを用いてもよいでしょう。ここでは、なるべく自然な文章になるように、仮名にしています。

夫と2人暮らし。出産は5時間しかかからず、安産だったと語っていた。

娘は大学を卒業し、出版社に就職。30歳のとき、職場で知り合ったカメラマンの夫との妊娠を機に入籍した。現在、A病院に妊婦健診に通院し、出産することとなった。

⑫ 2．A病院の産科病棟の概要

研究フィールドとなった病棟は、40床の産婦人科の混合病棟である。年間分娩数は約400件、常勤助産師10人、看護師23人、医師3人。入院病床の他に分娩室3室、陣痛室4室となっている。

分娩室・陣痛室は助産師のみが勤務し、分娩の際には看護師も新生児のケアに立ち会うことがある。看護師は婦人科入院患者の他に、褥婦および新生児の看護を担当する。

Ⅳ ⑬ 看護が行われた場の状況（看護の実際）

原田さんの娘さんは、妊娠39週2日に自宅で破水したため、午後5時に夫ともに入院になった。破水から6時間後に規則的な陣痛がはじまり、夫とともに陣痛室で過ごしていた。助産師は、娘さんが臥床して陣痛の合間に休めるように、陣痛室を暗く静かな環境に整え、夫に対してもリクライニングできる椅子を提供した。1時間ごとに児心音と陣痛を確認し、羊水の流出を確認しながら、適宜羊水で濡れたパットを交換した。

翌朝、勤務交替した助産師は原田さんの娘さんとその配偶者に自己紹介をし、看護学生の実習の許可をとった。その後、看護学生を紹介し、陣痛の間欠が短くなった原田さんの腰のさすり方や姿勢について、娘さんと配偶者と看護学生に説明をした。

分娩監視装置によるモニターを開始した直後に、原田さんが来院した。助産師は、原田さんにあいさつすると、娘さんと配偶者にも視線を向け、現在の分娩経過の説明と分娩監視装置でモニタリングしていること、モニターの読み方について簡単に説明をした。また、看護学生が実習で付き添っていることについても原田さんに説明をして、学生を紹介した。そして、原田さんに椅子をすすめ、飲み物とうちわを渡して、原田さんが娘さんのケアに参加できるようにした。

助産師は分娩進行や羊水の流出状況を確認し、それを娘さんに伝え、配偶者・原田さん・看護学生に、それぞれ声をかけ体位や腰のマッサージ、水分補給や食事を促していった。

16時30分に陣痛室に移動し、17時26分に2963gの男児を出産し

⑬ ここの記述も、事例の匿名性を維持するために、出生時間や出生体重について、事例を歪めない程度に改変しています。概数にしてもよいでしょう。改変した場合は「注」でことわっておく必要があります。

た。出産直後にカンガルーケアが行われ。20時16分に病室に母子ともに帰室した。

⑬ 注）出生時間・出生体重は、個人が特定されないように状況が大幅に歪まない程度に改変しています。

Ⅴ ⑭ 結果

1．医療スタッフに囲まれて出産をする娘への羨望

原田さんは、陣痛室で娘さんが分娩第Ⅰ期に医療スタッフや看護学生が絶えず寄り添っていて一人にされない状況と自分の出産時の状況を比較し、一人に陣痛を乗り越えることの孤独について想起し、今の娘の分娩を「ぜいたくだ」と語った。そして、自分が一人で陣痛を乗り越えたことに母親や医療スタッフが、それは「当然」のことで「がまんすべきもの」であるとされていたことを語った。

――今はどこでも（どこの病院でも）、こうなんですか？ 私のときは、陣痛室に家族はだれも入れてもらえなくて……私の母だって「それが当たり前」っていうんですけど。「痛い」っていうと「がまんしない」って看護師さんだか助産師さんに怒られて、「お母さんなんだから我慢しなさい」「もう、産む気あるの？」って……あんなに看護師さんがつきっきりでさすってくれるなんて、娘はぜいたくね。

2．自分だけが苦しい思いをした悔しさ

原田さんは、娘が出産に配偶者を立ち会わせることについて、自分だったら「恥ずかしい」と感じていた。しかし、陣痛で痛みを訴える娘に、娘の配偶者が娘を抱きかかえて背中をさする姿を見て、配偶者とともに出産することを肯定するし、自分が陣痛で苦しい最中に、仕事とはいえ配偶者が飲酒をしていて、自分の苦しみを共有してもらえなかったことへの悔しさを語った。

――私があの子を産んだときに、お父さん（原田さんの配偶者）は抜けられない接待だったといっていた。そのときは「仕事だから仕方ない」と思ったんだけど、後から「私があんなに苦しいときに、お酒飲んでたんだ」と思うと、悔しくて。正直、娘の夫が出産に立ち会うって聞いて「恥ずかしくないの？」って娘に聞いたんです。

⑭ データから分析によって得られた「テーマ」と生データの記述を提示して、本当にそのようなテーマでよいのか読者が確認できるようにしましょう。

結果の示し方に特に決まりはありません。事例から得られた結果をわかりやすく示すように工夫してみてください。

結果を記載する導入は、結果として6つのテーマが明らかになり、それぞれについてデータとその解釈について提示していく旨を示すことで、さらにレポートの流れがスムーズになり、論文としての質が向上します。

3．医療者へ遠慮しながらの出産

　娘に、助産師が破水のパットや量を説明しながら、体位を変える提案をする場面や、分娩室への移動や分娩進行について逐一説明している場面を見て、自身の出産の状況については、何も知らされずにいたことに気づいた。また、陣痛室や分娩室では、できる限り看護師や助産師の意に沿うように、行動しようと勤めていたことを振り返っていた。

　――「破水」っていうんですか？　私なんか何にもわからないから、お小水で（着物が）濡れているんだか、なんだかわからなくて、とにかく濡れて気持ち悪いからナースコール押したんです。そうしたら、看護師さんだか助産師さんだかが「今は、機械（分娩監視装置）つけているから、あと20分は動かせない」っていわれて、何かとっても惨めでした。
　「もうそろそろ生まれるから、分娩台に行きなさい」いわれたんですけどね、動けないんです。そうしたら「歩けるでしょう、行きなさい」。すごく痛くなってくるから、止まるじゃないですか。そうしたら、動きの鈍いのが気に入らないのか「早くしなさい」っていって。難儀な思いで分娩台に上ったら、もう頭が半分出ていたらしいの。そうしたら「なんでこんなに早いの」って、医師が怒りはじめて。もう、肩身が狭かった。

4．分娩の自然経過を待つことへの疑問

　娘の分娩進行は、初産婦のためゆっくりと進んでいた。前期破水で入院していた時間も含めると24時間を経過していた。原田さんは、自分の出産時間が5時間あまりであったことと、自分の姉が帝王切開で出産したことを理由に「帝王切開をする必要があるのではないか」と分娩の自然経過を待つことへの疑問を助産師に投げかけた。診察をした医師には、何もいわない。

　――こんなに時間がかかるんでしょうか？　私の姉なんか、お産が進まなくなって帝王切開していましたよ。もう、こんなにかかるんですか？　私は5時間だったけど。

　自身の出産体験や姉の出産体験をもとに、娘の分娩経過が長いと判断していた。
　娘は陣痛の間隔が開いたことで、陣痛と陣痛の間は目を閉じて眠っているようだった。夫は、産婦の傍らで手を握ってすわっている。看護学生は、黙って陣痛のあるときに腰をさすっていた。

原田さんは、娘から少し離れて、椅子にすわって時間を過ごしていた。娘の陣痛のケアには参加せず、客観的に眺めていた。

5．体験していたはずの分娩を積極的に再体験する

原田さんは、娘が分娩室に入室すると、何もいわずに後に続いた。そして、助産師が「お母さん頭のほうにいましょうか」と何度も声をかけ、いったんは産婦である娘の頭側にまわるものの、すぐに娘とケアをする助産師・夫・看護学生から2メールほど離れて、娘の陰部を覗き込み、真剣に児頭が産道を通る様を観察していた。

3回ほど助産師は原田さんに頭側にまわるように声をかけたが、そのあとは原田さんが覗き込むのを止めることはせず、産婦に説明しながらも、原田さんが見やすいように数回自分の身体をねじって原田さんに児頭を見せていた。分娩室では、いっさい声を出さなかった原田さんは、分娩から1時間後に研究者が陣痛室から退室すると、研究者に近づいて以下のように語った。

　　──ああやって産まれるんですね。はじめて見ました。私もああやって産んだんですね。

6．母子の早期接触の衝撃と後悔

原田さんは、出産直後に臍帯がついたままの赤ちゃんを助産師が娘さんの胸に抱きあげさせ、娘さんと配偶者が涙を浮かべながら声をあげる姿を、やはり2メートルぐらい離れて黙って見つめていた。そして、臍帯が切られ再度、娘さんの胸に抱きかかえられた赤ちゃんが、片目をあけながら娘さんの胸の上を這い、首を左右に動かしながら乳房にたどりつき、乳首に吸いつくと、その様を、目を見開いて、黙って凝視していた。分娩から1時間たったとき、以下のように語った。

　　──子どもが生まれて、すぐにお乳を吸うのに驚きました。あんなことがあるなんて。みんなそうなんですか？ 私が産んだときは、すぐに看護師さんが連れていってしまって、入院中はずっとガラス越しにあの子を見ていました。裸の子ども抱いたのは、産んでから1か月して内風呂に一緒に入ったときです。それまでは、抱っこするのも怖くて、壊したらどうしようって。お乳をあげるなんて、考えもしなかったです。

　最初からミルクをあげていたので、お乳をあげたことはないんですよ。産んだときに、ああしていたらお乳をあげようと思った

⑮ 1事例のケーススタディ（事例研究）は、その事例のもつ固有の意味を探求することが目的なので、できるだけ原田さん（仮名）の事例が深まる考察が求められます。この考察では、原田さんの事例から出産に立ち会う家族のケアへ一般化していくような記述になってしまっています。

結果で出された1～6の各テーマや全体を通して、実母の立ち会いの意味などを記述して欲しかったです。

そうすることによって、この事例から「実母にとって娘の出産に立ち会うという経験」の意味や、病棟での対応や具体的な看護ケアの示唆が導き出されるでしょう。

かもしれないですね。赤ちゃんがあんなに動くなんて……とにかくびっくりしました。

VI ⑮ 考察

1．娘の出産を通して出産体験が統合される

娘の出産に立ち会う実母は、産婦のサポート役である。しかし、サポートする実母の心情は、娘の出産において提供されるさまざまなケアと過去の自分の出産体験とを比較し、いったんは心に収められていた疑問や怒り・後悔が湧き上がってくる。

原田さんは、初産婦であるにもかかわらず5時間という短い分娩時間の自然分娩であり、「安産」だったとご自身が述べているにもかかわらず、出産体験は満たされない体験として語られた。

Page[4]は「陣痛中から出産についての葛藤や満たされない体験を解決する機会を女性たちに与えることは重要で、助産師は女性たちの出産に付き添っているので、出産体験をまとめる絶好の立場にいる」と述べている。現在、産婦は出産後に「バース・レビュー」として、出産体験を記述したり、自分のブログに出産体験をまとめ、その読者から反応をもらうこともできる。そして十分にケアの行き届いた施設では、分娩に携わった助産師と振り返りの機会をもっている。原田さんが出産した時代には、出産はすべて「産婦」がすべて我慢して抱え込んでおくものとされていたのであろう。

娘の陣痛から出産までの経過を自分の出産を想起しながら体験することは、自分の出産の再体験となり、そのときどきの感情や疑問を研究者に伝えることで、原田さんの出産体験として統合の機会を得ていたのではないか考える。

2．娘の出産に実母が立ち会うことに対する対応

家族が出産に立ち会うことが、出産場面だけではなく、産後の家族関係にも影響がある。出産に立ち会った子どもは、赤ちゃんを受け入れ、その存在を実感することで新たな兄弟関係を構築する[3]。実母は一般に産後の育児の有力な支援者の一人となることが多い。また、実母が経験した妊娠・出産・育児の体験や、その体験によって生じた思いを実母自身の言葉で表現し、語られたことが娘の自立性や母性意識の発達を促し、主体的な親になる準備性を支えることが明らかになっている[5]。母親の出産体験がよい意味で娘の出産・育児を支えるならば、原田さんのように、葛藤や満たされない体験が解決されていない場合はどのように影響

があるのだろうか。

　出産に立ち会うことで原田さんの感情が揺れ動くように、先行研究では子どももさまざまな感情のゆらぎを引き起こす体験となっていた[3]。出産場面において、ケアの中心は母子であることは疑いようがないが、出産に立ち会う家族・友人の感情を受けとめるようなケアが必要であると考える。出産に立ち会う際への準備として、配偶者については、出産準備教室への参加が有効であることが明らかになっている[2]。しかし、出産準備教室で、あまりにも多様な参加者を対象とすると、運営がむずかしくなるとともに、実母に教室参加を義務づけるというのも、あまりにも管理的である。

V おわりに

　今回、産科病棟における出産立ち会い者の規制を緩和するにあたって、はじめて立ち会いを許可した産婦の実母の反応について焦点をあてて事例をまとめた。娘の出産に付き添いながら、実母が自分自身の出産体験を想起して語った内容は、産婦だけではなく実母に対する看護の必要性を感じるものであった。

　今後、産婦の希望があれば、産婦の子ども・実父母・義父母・友人といった、さまざまな産婦の関係者が出産に立ち会う機会が増えることが予測される。

　⑯今回の事例により、立ち会う者へも十分に配慮をし、希望をしたとはいえ、産婦にとってそれらの人の立会いの出産体験への影響についても考慮していきたい。

⑯　単に、著者の希望の記載にとどまっています。研究論文では「今後の課題」として明記することが求められます。

引用文献
1）WHO：Care in normal birth: a practical guide. 1996／戸田律子訳：WHOの59カ条お産のケア実践ガイド 初版. 農山漁村文化協会, 東京, 1997：68-76.
2）中島通子・牛之濱久代：出産前教室に参加した夫の立ち会い分娩に対する意識調査. 母性衛生 2006；46（4）：588-597.
3）藏本直子：母親の出産に参加した子どもの体験とその意味. 日本助産学会誌 2008；22（2）：124-135.
4）Page LA.: The New Midwifery. 2000／鈴井江三子監訳：新助産学 初版. メディカ出版, 大阪, 2002：223-224.
5）実積麻美・大谷愛佳・山崎愛沙他：実母からの出産体験の伝承に対する妊婦の意味づけ. 母性衛生 2008；48（4）：542-550.

講評

　病棟で新しく行ったケアの評価をめざして研究をするのは、研究動機となりやすいです。

　研究データの収集のために、病棟の管理者やスタッフから協力を得て、はじめて実施できた研究です。また、原田さん（仮名）や娘さんご家族が快く研究に協力してくださったのは、今の病棟のケアの質を高めたいという研究者の熱意があったからだと思います。

　報告書の内容については、ケーススタディ（事例研究）が得意とすること、不得意とすることを、本書の前半の解説を読んで、結果と考察にまとめなおすとよいでしょう。

　今回は、産婦の実母に焦点をあてていますが、産婦の配偶者や子どもの出産の立ち会いに関する先行研究は、研究対象が異なるとはいえ、この研究との関連が深い文献です。先行研究で明らかになっていること、いないことについて整理しておく（文献検討しておく）とよいでしょう。

　原稿を書き上げた後、全体を推敲していく過程では、研究目的が明確か、その目的が研究を通して達成されたのか、今後にどのような示唆や課題があるのかなど、論文の一貫性を再度確認すると、さらに質の高い論文になると思います。

10 実例 精神看護のケーススタディ①
うつ病性障害のある患者

　精神看護支援の対象は、いわゆる精神疾患患者だけではありません。何らかの理由で精神面に病的な変化をきたした患者も精神看護支援の対象になります。したがって、精神看護のケーススタディの対象も幅広く、さまざまな状態であるといえます。

　精神疾患には、主に統合失調症や気分障害（うつ病、躁うつ病など）、神経症性障害、ストレス関連障害、不安障害、摂食障害（拒食症、過食症など）、精神作用物質性障害（アルコール依存、薬物依存など）、人格障害、発達障害などがあります。

　精神疾患以外では、発病や入院医療、告知などをきっかけとして、次のような症状や状態を引き起こします。抑うつ状態、睡眠障害、拒否的態度、攻撃的態度、医療者への依存などです。また、原疾患の影響で精神症状を呈することもあります（甲状腺機能異常、全身性エリテマトーデス（SLE）、重症の肝障害・腎障害など）。これらは症状性精神障害と呼ばれます。これらの精神症状が治療や回復のさまたげになる場合は、精神看護技術を用いた専門的支援が望まれます。

　精神疾患や精神看護はわかりにくいといわれることがありますが、ケーススタディを行うことにより客観的な理解ができることと思います。また、ケア向上につながる示唆を得ることもできます。精神看護が得意な人も苦手な人も、理解をさらに深めたい人も、まったく理解できていない人も、ぜひケーススタディを行ってみてください。きっと何か見いだせます。

解説

① タイトルは、論文の一番短い要約文です。何についての報告書（論文）なのか、ぱっと読んで理解できるものにしましょう。1事例の研究であることも含まれるとよいと思います。

② 定義や、そう述べる根拠の資料や文献を示すことが基本です。本文への記載方法を指定されることが多いです。
例1）本文中への記載：……ということが報告されている（石川、2008）。
例2）本文中への記載：……とい

テーマ

①うつ病性障害および腰部疼痛を抱える患者への継続看護について考える
　　　　　　　　　　　　　　（病棟看護師）

I はじめに

　プライマリーナースとは、②「入院から退院まで1人の患者を一貫して受け持ち、専門職としての自覚をもって患者を総合的に捉え、看護過程を展開する1人の看護師」と定義されている。わが国では看護方式は異なるが、②何らかのかたちで1人の患者を1人の看護師が受け持ち（プライマリーナース）、ケアの権限・責任を担うシステムをとっている施設が多い。プライマリーナース不在時には、同じモジュールの看護師がアソシエイトナースとして看護の継続に責任をもち、交代勤務体制の中でもケアの継続がはかれるようになっている。

うことが報告されている[1]。←
肩つき数字と呼ばれます。
　肩つき数字を用いて文献を示す場合は、文末の文献リストは引用番号順に、番号を付けて記載します。

③　本文中に「筆者の病棟」と記載すると、所属機関を見れば事例に取り上げた対象者の入院施設が明確になります。所属機関内で発表する場合はこの形でも許されますが、倫理的視点からいうと、所属機関外の場で発表する場合は「B病棟」などと記載し、本文中の「筆者は……した」という表現も避けたほうがよいでしょう。

④　ここでは、どんな視点でまとめや考察を行うかという目的を示しています。しかし、この目的からだけでは、対象者の特性などが理解できないので、論文の内容に沿った目的の表現を工夫してください。

③　筆者の勤務病棟では「モジュール型プライマリーナーシング＋機能別看護」の体制が取られている。これまでプライマリーナースとしてかかわった事例のうち、看護実践の責任を特に実感でき、そのために工夫を要した例を取り上げる。

　患者は、原疾患に気分障害があるほか、疼痛コントロール、がん再発への不安などがあり、身体および精神に苦痛を感じていた。

④　今回、精神看護、および、継続看護について考察することを目的に、看護支援を客観的に振り返りたいと思う。

II　事例紹介

患者　Jさん、50歳代後半、女性。既婚。
診断名　気分障害（うつ病性障害）。
入院形態　医療保護入院（夫の同意）。
主訴　食欲不振・体重減少、妄想、不安感、抑うつ、腰痛。
既往歴　卵巣嚢腫、子宮体がん（子宮全摘術＋付属器摘出術施行）。
生育歴・生活歴　同胞6人の第3子としてL県に生まれる。患者の両親は死亡（死因不明）。同胞6人のうち次男（第6子）は死亡（うつ病で自殺）。25歳で職場結婚をし、2児をもうける。結婚後は仕事を辞め、主婦として夫、子ども（長女・長男）と暮らす。夫は週に2～3回、子どもたちは週末や仕事の都合がついたときに会いにきている。
病前性格　遠慮がちで人に気をつかいやすい、神経質（夫より）。
現病歴　2001年に抑うつ、食欲不振・体重減少、不安感の増強により、精神科病棟に2か月ほど入院。2005年子宮体部がんにより、子宮全摘術＋付属器摘出術施行。2008年11月、婦人科外来の担当医師から再発リスクについて説明された。その後から極端に睡眠時間が減り、抑うつ的発言が増えた。そのころから家事をこなせなくなり、12月には食事もとらなくなった。不眠や無動などの症状や「災害が起きる」などの妄想発言も出現し、12月中旬救急外来受診し入院。
入院後の様子　薬物療法と7回（1クール10回のうち）のm-ECT（修正型電気けいれん療法）を実施。その間、腰痛がひどくなり整形外科受診したところ、がん

の骨転移が疑われた。本人には説明ずみで、今後精査予定である。日中は腰痛が辛いため、臥床して過ごすことが多い。一時、改善傾向にあった不眠や抑うつ的発言が再びみられるようになり、「(子宮摘出)手術なんてしないで、早く死ねばよかった」「こんなに辛いなら早く死にたい」などの希死念慮も出現。疼痛、抑うつ、意欲減退からセルフケア不足もみられる。

治療方針 薬物療法とm-ECTによるうつ症状の改善、および精査。

治療内容

- うつ病　m-ECT（修正型電気けいれん療法）は、骨転移疑いがあるため中止となっている。

  | 定期処方 | アモキサン（25）6T、トレドミン（25）2T／2×朝、眠前 |

  エビリファイ（6）1T／1×朝
  リボトリール（0.5）1T／1×眠前

  | 臨時処方 | 不眠時 グッドミン（0.25）1T、便秘時 アローゼン1P |

- 腰痛　鎮痛薬を用い、疼痛コントロールを行う。

  | 定期処方 | オキシコンチン（5）3T　3× |
  | 臨時処方 | オキシコンチン（5）1T |

Ⅲ 看護の実際

1. 目標、看護計画、および、実施と評価

長期目標（3ヵ月） うつ症状が再燃することなく、疼痛コントロールができる。

短期目標（2週間） 疼痛コントロールを継続でき、身体的・精神的に安楽な入院生活を送ることができる。

看護課題

\#1　自己損傷リスク状態（抑うつ、希死念慮に関連した）
\#2　疼痛（腰部疼痛、抑うつ、不安などに関連した）
\#3　不安、精神的苦悩（骨転移疑い、抑うつ、自尊感情低下などに関連した）
\#4　清潔・食事におけるセルフケア不足（抑うつ、意欲減退、腰部疼痛に関連した）

---

⑤ 用語は、できるだけ共通のものを用います。薬剤名も商品名より一般名を用いましょう。

⑥「看護の実際」の項は「1. 目標、看護計画、および、実施と評価」「2. 継続看護実践のために配慮、対応した事項」の2つの内容からなっています。このことを導入として述べましょう。読者が何を期待して読むのかのガイドになります。

⑦ 長期目標、短期目標、看護目標、とそれぞれ示されていますが、これらの関連性が不明瞭です。3つの目標の関連などを簡単に説明するとよいでしょう。

⑧ 「看護課題」という表現は患者が主体的に取り組むことだという意味を示しています。精神、老人、在宅といった領域などでみられる表現です。問題に加え健康管理ニーズを含めた課題を把握し、看護目標を立てるという特性によるものです（p.100参照）。

⑨ 「実施および評価」は、テーマに関連するものに限定して記載する方法もあります。必要に合わせて、情報やデータの取捨選択をし、一貫性のある論文になるように心がけましょう。

⑩ プランごとの評価だけではなく、短期目標や長期目標の評価も含めて、総合評価もあるとよいと思います。また、かかわりの経過やJさんの反応を述べながら、看護師の働きかけのどこがどのように効果を生んだのかが評価できるとよりよくなるでしょう。

⑦ **看護目標**
1）自傷行為・衝動行為を起こさない。希死念慮に伴う感情表現ができる。
2）疼痛コントロールがなされる。
3）不安、精神的辛さが緩和する。
4）必要な清潔保持ができる。栄養状態が低下しない。

⑨ **実施および評価**（看護計画詳細については**表**を参照）
1）自傷行為・衝動行為を起こさない。希死念慮に伴う感情表現ができる。

実施 安全な環境の保持、所在確認、感情表出できるような関係および環境づくりに努めた結果、自傷行為・衝動行為の行動化は見られなかった。しかし「がんと診断されたとき、すぐ死ねばよかったのに」「早く死んだほうが、家族に迷惑かけずにすむと思う」など、希死念慮と思われる発言があった。

表情や態度などから切迫感は感じられない。表現があった際には、率直に気持ちを表現してくれたことを評価し受容的にかかわるように努めた。

Jさんは希死念慮について、主にプライマリーナースに訴えることが多いことから、勤務時には可能な範囲で担当できるよう担当患者の調整をしてもらった。家族に対しては希死念慮、自傷行為・衝動行為につい説明し理解を得て、Jさんとのかかわり方を指導した。

⑩ **評価** 自傷行為・衝動行為の行動化はなかったことから、適切なケアだったといえる。希死念慮に関する感情表現が十分なされたことで、行動化が防げたとも考えられる。今後も安全保持のための環境整備を継続し、Jさんとの関係づくり、受容的かかわりも積極的に行っていく必要がある。

家族には、機会あるごとにJさんの状況を伝え、かかわり方など指導する。

2）疼痛コントロールがなされる。

実施 ペインスケールをベッドサイドに置いて用い、疼痛の程度を本人と医療者が共通認識できた。疼痛が強い場合（10段階のうち5以上）は、定期の鎮痛薬以外に臨時の鎮痛薬を使用した。追加状況は1日に0～2回程度であった。入浴後は疼痛が増し、鎮痛薬を臨時追加することが多かった。緩和ケアとして行ったのは、車椅子での散歩（2日に1回程度）、

⑪ 表　Jさんへの看護計画詳細

1）自傷行為・衝動行為を起こさない。希死念慮に伴う感情表現ができる。

OP
・薬物服薬時の確認、症状（抑うつ・意欲・自尊感情）、副作用
・身体状況（体調ほか、自傷行為のあとがないかなど含め全身を観察）
・言動、気分や感情（抑うつ、意欲、自尊感情）
・日常生活状況（過ごし方、行動範囲、対人関係）、病室、病棟環境

TP
・自傷行為の道具となるような危険物（はさみ・ナイフ・長い紐やロープ、ガラス製品など）は除去する。
・Jさんの所在確認をする（20分ごと）。
・感情を表出しやすいよう信頼関係を築く、自尊感情、および不安感への支援。
・安心できる環境をつくる（物理的要因：音、温湿度、空気、人的要因：穏やかな対応、落ち着いた言動・雰囲気で接する）。
・自殺に関する言動があった場合は、受容的に十分聴いたうえで「自殺しないこと」を約束してもらう。
・家族のサポートを得られるよう介入する。

EP
・自己悲嘆感や不安感、自殺念慮などを抱いたときは、看護師に気持ちを話すように伝える。
・家族にもJさんが衝動行為などに及ぶ可能性があることを説明し予防に努めてもらう。

2）疼痛コントロールがなされる。

OP
・バイタルサイン（T、P、BP、R）、血液データ（血算、一般生化、腫瘍マーカーほか）
・鎮痛薬の投与状況、効果の有無・程度
・日常生活の様子、および、疼痛の影響の様子

TP
・鎮痛薬の確実な内服への援助。
・疼痛の程度を、ペインスケールを用いて把握。
・移動動作時の介助、臥床時の体位の工夫。
・疼痛緩和支援：①気分転換の時間をつくる（散歩など）、②リラクゼーション（ヒーリング、手足浴など）、③腰部・下肢マッサージ、など。

EP
・「疼痛について、がまんせずにありのまま表現してもらいたいこと」「疼痛の訴えは、鎮痛薬の効果判定にも重要な要素となること」を、説明する。
・ペインスケールの使用説明をする。慣れるまでは、時間を決めてともに行う。
・鎮痛薬の作用と副作用について説明する。自覚できる副作用については、自覚したときにすぐ伝えてほしいことを話す。

3）不安、精神的辛さが緩和する

OP
・精神状態（抑うつ、不安、意欲、興味と関心の対象や程度など）
・睡眠状況（睡眠時間、睡眠薬使用状況、熟眠感）
・薬物の投与状況、効果および副作用

TP
・適切なコミュニケーションスキルを用い、Jさんの辛い体験を受容する。
・共に過ごし、安心感をもってもらえるような態度で接する。
・励まさない。
・できていることは、そのつど認める（Jさんの自己評価を高めてゆけるよう）、自尊心を傷つけないように支持的共感的態度で接する。
・1日に1度は話せる時間をつくる。確約はできないが、そう努めることも本人に伝える。
・家族のサポートを得られるよう介入（Jさんの負担にならない時間に面会にきていただく、精神的支えになってもらえるよう調整）。
・辛い気持ちに固執しすぎるときは、適度な軽い気分転換（散歩など）を勧める。ただし、無理に気分転換させることは避ける。

EP　患者および家族に対して
・休養、薬物療法、環境調整のいずれも回復に必要なことを説明し理解してもらう。

- 治療や活動などは、あせらず、じっくり取り組むことが大切で、がんばらないことを伝える。ゆっくりだが、治る病気であること。
- 抑うつや不安感が著しい場合、冷静な判断ができないため、重要な決定（転居、離婚、手術の有無など）は先にのばすよう本人に勧める。

4）必要な清潔保持ができる。栄養状態が低下しない

OP
- 身体状況（バイタルサイン、体重ほか身体症状の有無）、血液データ（血算、一般生化など）
- 食事摂取量、水分出納
- 薬物の投与状況、効果、および、副作用
- 精神状態（抑うつ、意欲、不安、疲労の程度、集中力、決断力など）
- 日常生活状況（過ごし方、行動範囲、対人関係）
- 清潔行為や栄養摂取に関する考え方、価値観

TP
- 抑うつの程度や疼痛が強い場合には、自立を勧めることよりは介助を行い、清潔が保てることを優先する。
- 調子がいいときは、自立を妨げない範囲でJさんの体調に合わせ、部分介助や声がけなどの促しを行なう。
- 患者の価値観やペースを尊重し、自信をもってもらえるような支援を心がける。
- Jさんの体調や気分の程度に合わせ、入浴や更衣などは看護師がお手伝いできることを伝え安心してもらう。
- 食事環境の整備（現在自室で摂取。抑うつや疼痛のレベルおよび本人の希望を聞き、デイルームでの摂取も考えておく）
- 本人の嗜好、食べやすいものなどを確認し、取り入れる。

EP
- 日常生活上できないことがあれば、いつでも遠慮なくいってもらいたいことを説明する。
- がまんせずに、必要なときには手伝いを求めることが大切と伝える。
- 心身の回復には必要な量の食事摂取が大切ということを説明する。
- 気分が沈んで食べられないときは、無理しなくてもいいこと、気分がいいときに多めに摂取することで調整できることを説明する。

⑪ 表で示されている看護計画、実施および評価では、看護目標の項目表現を使っています。看護課題と看護目標の関連について、やや唐突な感じがします。

足浴（ほぼ毎日）、腰部への温罨法（ほぼ毎日）、訴えの傾聴（毎日）であった。疼痛が軽度のときは、レクリエーションなどで気分転換もはかった。

⑩ **評価** 疼痛の程度は1〜5／10段階の範囲で経過した。入浴後は痛くなることが多いため、"前もって鎮痛薬を服用したうえでの入浴"を検討する。そのほか、日常生活への疼痛の影響を少なくできるよう、疼痛の把握をしながら適切なコントロールをしていく。これらのケア導入前の疼痛は3〜5／10段階で、臨時の疼痛薬使用の頻度は1日に1〜2回であった（定期薬、臨時薬の処方内容は同じ）。前後比較では、疼痛緩和にやや効果がみられたともいえる。

3）不安、精神的辛さが緩和する。

実施 薬物療法が徹底されるよう支援を行った。日に1回は患者と過ごす時間をもつようにし、安心感を抱けるような態度で接することを心がけた。そのほか、傾聴し受容するようにかかわること、励まさないこと、自己尊重できるような声かけをした。また、不安や辛さの訴えを十分受容したうえ

で、固執しすぎる場合は散歩や軽いレクリエーション（折り紙、ぬり絵）などを行い、気分転換をはかった。結果、不穏時薬を用いることなく、落ち着いて過ごせた。

⑩**評価** 薬物療法と看護師による対人的かかわりにて、不穏時薬の使用なく過ごすことができた。しかし、不安などの訴えは続いている。骨転移の疑いがあることに、本人は不安・恐怖を感じている。それは、改善しかけた抑うつ症状の再燃のきっかけになっているとも考えられた。しばらくは現在のケアを継続し、なるべく通常通りの日常生活を送れるよう支援することも不安や辛さの緩和につながると思われた。

4）必要な清潔保持ができる。栄養状態が低下しない。

実施 状態の程度に合わせ、介助内容は日々異なった。入浴時、洗い場では背もたれつき椅子を使用するようにした。長時間の座位は疼痛が増強するため、必要時全介助を行った。食事は、デイルームやベッドサイドで摂取し、摂取量は1／2～2／3程度であった。

⑩**評価** 日常生活におけるセルフケア行動は、疼痛、および、うつ症状のコントロール状況により一定しないため、柔軟に対応した。疼痛コントロールと、うつ症状の改善により、入浴や食事摂取行動のセルフケアレベルも高まると思われる。したがって、セルフケア自立に向けた支援よりは、その場の状態に合わせて介助を行うことが望ましいと考えた。

2．継続看護実践のために配慮、対応した事項

筆者はJさんのプライマリーナースとしてかかわっている。ケア立案から実施、そしてそれを継続する過程において、配慮、対応した事項を以下にまとめる。

1）Jさんは希死念慮について、プライマリーナースに訴えることが多いことから、勤務時には担当できるよう、可能な範囲での担当患者の調整をリーダーナースに依頼した。家族に対しては、Jさんに起きている希死念慮の理解と対応法を説明し、サポートしてもらいたいことを依頼した。

2）チーム内のナースが実施しやすいようにケアプランを工夫した。簡易にでき、1回にかかる時間が短い方法になるよう意識して作成した。

3）チーム内ナースの実施状況を適宜確認し、対応策をはかった。看護計画は、診療録に記載されているほか、患者ごとのワークシートにも表記されるようになっている。しかし、時

間の経過とともに実施されていないことが増えたため、何人かのスタッフに事情をたずねた。すると「忙しくて忘れた」「終了評価のし忘れだと思った」「Jさんの調子が悪過ぎて、何もしないほうがいいと思った」などの返事が返ってきた。それらのことから、計画の必要性の理解が不足していると感じ、計画立案時にカンファレンスに出した以降、一度も出していないことにも気づいた。その後は、チームカンファレンスの機会を積極的に活用し、Jさんの状況や継続して実施したいケアについて複数回にわたり検討することができた。これによりチーム内スタッフに、ケア実施の必要性を理解してもらうことができ、また、統一した看護の継続の呼びかけを行うことができた。

4）Jさんに対する看護支援の概要を、わかりやすい言葉で表記しJさんに提示した。それにより、Jさんのニーズについても話し合うことができ、ケアプランに反映させることができた。看護師が行う支援を把握することで、Jさんの協力も得ながら支援の実施ができたと思われる。

5）ペインスケールは当初、診療録に挟み受け持ち看護師が持ち歩く方法だったが、主治医、Jさんに相談し、ベッドサイドに置き、本人と医療者が共通認識できるように変更した。これにより、両者が共通認識したうえで、看護ケアを提供する環境づくりができた。

上記のように、プライマリーナースが立案した看護支援を継続して実施されるよう配慮したこと、また、患者も看護支援実施に参加できるように心がけた。それにあたり、患者、家族、主治医、看護チームのリーダー、スタッフナースなど、さまざまな人への働きかけが必要であった。

IV 考察

⑫今回、抑うつ状態にある人への看護を実施することで、軽度であるが症状の改善、維持できる様子をみることができた。具体的には、「信頼関係を築く」「受容的傾聴」「励まさない」「できていることを認める」「支持的なかかわり」などの支援を行った。これらは、標準看護といえる支援であり、いわゆる精神科看護技術とも呼ばれる。このような支援は、その場、その日だけの実施では影響や効果がみられにくいものが多く、日々の支援を積み重ねることにより功を奏すものと実感できた。

⑫ 具体的な5つの項目が、どこから明らかになったのかが不明です。「Ⅲ.看護の実際」の中で、考察に導くようなキーワードに触れておく必要があると思います。そうすることで、論文としての一貫性が保たれます。

「継続した看護の提供」は、プライマリーやアソシエイトナースによる実施だけでは限界があることを、今回の体験で身をもって感じた。チームスタッフによる実施がされてこその「継続看護」となる。そのことについて筆者は、立案された看護計画は所定の用紙への記載がされていれば、皆も実施するものだと思っていた。しかし、看護業務の忙しさや、規定スタッフ数を満たさない状況や、そのほかの諸事情により、すべての看護計画が完全に実施される現状ではないことがわかった。

精神科における継続看護について⑬宮崎ら（1996）は、わが国の精神科病棟に勤める看護師1231名を対象に、日々の看護支援を行う場合の起点について調べている。それによれば、「看護計画（を実施）」が12.8%、「看護計画と前日の患者の行動（を考慮して実施）」が28.4%、「看護計画はあるが前日の患者の行動（に合わせて行動）」が9.3%、「看護計画はあるがその日の患者の状態（に合わせて支援）」が38.5%とのことである。この結果からは、立案されている看護計画を実施しているのは41.2%、看護計画はあまり利用しないで前日や当日の患者の状態に合わせた支援を実施しているのが47.8%といえる。これは、看護計画があることは認識しているが"患者に合わせたその場の看護"が実施されている可能性がほぼ5割ということでもある。看護提供システムの違いにもよると思われるが、全国的に似たような傾向であることがわかる。冒頭で述べたように、わが国では、プライマリーナーシングのシステムをとる病院・施設は少なくない。筆者の勤務する病棟に限らず、継続看護について苦悩するプライマリーナースは多いと予測する。

以上のことから、プライマリーナースは看護計画を立案するだけでなく、「看護計画が継続して実施されるよう配慮や工夫をする」ことが必要といえる。今回、病棟スタッフに協力を依頼したり、意見を仰ぐ機会を設けたりすることに努めた。スタッフを巻き込むことで、看護計画の必要性の理解を得て、カンファレンスでの意見を参考に、毎日実施できる計画に修正することもできた。このように、スタッフどうしの連携と協働があるからこそ、プライマリーナーシングが成立するのだと考えられる。定義どおりに、プライマリーナースと同じモジュールのアソシエイトナースのみが、かかわるような体制をとれる施設は少ないと思われる。したがって、プライマリーナース、アソシエイトナース以外のスタッフにも働きかける必要があるといえる。

また、患者に看護計画の概要を示したり、家族に対応法を伝え協力してもらったりなどし、計画の遂行はよりスムーズになった。

⑬　引用文献は、なるべく新しいものがよいです。通常は3〜5年以内、せめて10年以内くらいにしておきましょう。

ただし、ほかに類似研究がなく必要とする研究の中では最も新しいという場合、現在のスタンダードのもととなっている、または比較のために古い文献が必要という場合などは例外です。

考察では、文献を用いるようにしましょう。理論に沿って結果の分析や解釈を行ったり、自分の考えや主張を補強（裏づけ）したり、逆に自分の考えと相反する文献を提示し比較検討したり……さまざまな用い方ができます。

引用時の注意点として、自分の意見と他者の意見（文献からの引用）を区別できるように記載する必要があります。

サービスを提供される側の患者において、治療内容を把握することと同じで、看護支援についてもコンプライアンスを得る必要があると考える。文献をみると、患者に参加してもらう医療に取り組む施設は多い。治療プランの相談、副作用のモニタリング、ケースカンファレンスなどさまざまな形で患者の参加が行われている（最相ら，2006；河添ら，2006；賀山ら，2005）。患者中心の医療とよくいわれるが、意思決定できる状態にある患者であれば、医療者のみのアセスメントで支援を決定するのではなく、患者も医療チームの1人として捉え、看護支援を行うことが望ましいと思われた。

⑭ Jさんへの看護支援を振り返り、精神科看護について考えてきた。精神科において特に大切とされる「個別性のある看護」「柔軟性のある看護」とは、看護目標そのものが大きく異なるわけではなく、目標の達成方法、つまり、アプローチに個別性、柔軟性を出すということであることがわかった。また、特定の精神疾患や精神症状に合わせた標準看護は重要であり、その成果を得るには継続して実施することが重要であると考えられる。そして、看護が継続して確実に実施されるよう、プライマリーナースなどのケア提供に関する責任者の働きかけが必要ということもわかった。

V ⑮結論

Jさんへの看護支援を通して精神科看護について振り返り、次のことが明らかになった。
・精神科看護技術による看護支援は、継続した実施がなされてこそ効果を得るものが多い。
・看護計画を継続して実施するには、かかわるスタッフとの情報交換、連携および協働が重要であることがわかった。また、その強化方法として、面談やカンファレンスなど、直接コミュニケーションをとり、情報交換・意見交換できる場を設けることが必要不可欠ということが明らかになった。
・意思決定できる患者の場合は、患者にも参加してもらう看護支援を行うことで、より患者のニーズに沿い、スムーズな提供ができることがわかった。

---

⑭ 考察の最後の段落に、考察全体の"まとめ"としての文章が書かれています。必ず書くものではありませんが、最後にまとめられていると文章全体が締まります。

⑮ 結論はこのように箇条書きで書くほか、文章でまとめて書く方法もあります。

V 今後の課題

看護支援の振り返りを通して継続看護の実施やプライマリーナーシングシステムに関して、学習を深める機会となった。また、精神科看護技術のあり方についても考えさせられ、今後も探求を続けていきたいと感じた。それにより、精神科看護支援の効果を高めることができるのではないかと考える。

⑯ 引用文献

石川 孝之(2003)：急性期・救急におけるクリティカルパス. 精神科救急, 6(6), 40-44.
香山 明美(2005)：精神障害とクリティカルパス―精神科急性期病棟におけるクリティカルパス. 作業療法ジャーナル, 39(13), 1291-1297.
賀山 道広, 弘中 賢二, 大庭 茂裕(2005)：患者参加型のカンファレンスによる行動の変容. 日本看護学会論文集, 精神看護(36), 38-40.
厚生労働省(2007)：患者調査.
松林 直, 椋田 稔朗, 阪中 明人, 出端 里美, 前川 澄子, 武藤 桂子, 倉掛 真理子, 江頭 優子(2000)：摂食障害患者を対象としたクリティカルパスの作成とその臨床応用. 心身医学, 40(4), 301-307.
宮崎 徳子, 竹内 志保美, 山田 紀代美, 寺岡 昌子, 小島 洋子, 小出 扶美子, 小栗 直子(1996)：精神看護における看護過程展開時の使用理論. 静岡県立大学短期大学部研究紀要, 10, 237-258.
佐田 享悦, 有村 エリ子, 木村 由紀子(2004)：m-ECTのクリティカルパスの有効性と今後の課題. 日本精神科看護学会誌, 47(1), 392-395.

---

⑯ このケースレポートでは、文献リストを筆頭著者名のアルファベット順に並べています。この記載方法はAPA（American Psychological Association、アメリカ心理学会）方式にのっとっています。雑誌や学会などにより、記載方式は異なります。

・雑誌の場合　著者名（発行年次）：論文名. 雑誌名, 巻(号), 頁.
・単行本の場合　著者名（発行年次）：書名. 頁, 発行所.
p.121の「文献、脚注」を参照

講評

　プライマリーナースとしての責任を感じつつ、患者さんへのケアを誠実に行った過程がよくわかるレポートだと思いました。

　「看護の実際」では、看護計画に個別性のある身体的ケアや精神的ケアが盛り込まれており、深い患者理解がなされたゆえの計画だと思いました。患者理解は看護計画の個別性を高める要素の1つです。ただし、これほど詳細な看護計画を、実際に病棟で働く看護師が普段立案できるかというと、むずかしいかもしれません。今回は、レポートにまとめようと考えていたので、詳細な看護計画を書けたのだと思います。「実施」と「評価」は、看護師の実施内容と客観的な評価が簡潔に書かれていると思います。助言として、「実施」には患者の具体的な反応を、「評価」にはかかわりの過程や看護師の働きかけの、どこがどのように効果を生んだのかなどが含まれると、よりよいレポートになると思います。

　「考察」では、継続看護について論述している印象が強く、プランや実施、Jさんのかかわりについては、あまり触れていないようにみえます。目的とも絡めた内容になるようにし、看護支援に関する考察も加えるとよりよいと思います。しかし、継続看護について書かれている部分は、非常にいきいきと書かれていました。文献のデータを用いて意見を述べたり、自分が行ってきたことを振り返り、どのような行為が継続看護につながったかを見いだしたり、考察を通して看護師自身が継続看護について関心を高めた様子がうかがえます。

　今回のレポートの特徴（おもしろいところ）は、上記にも述べましたが、継続看護実践のために患者だけでなく、家族やスタッフに、さまざまに働きかけたことに焦点を当てたところです。それらは、看護の実際のあちこちに読みとれ、また項目としてもあげて、どのように配慮し、どのように対応してきたかがまとめられていました。

　このケースにおける考えや工夫は、ケースレポートに書いたことで明らかになり、見えてきたことだと思います。ケースレポートは単なるケース評価ではなく、ケースを題材に目的に沿って振り返りまとめることで、新たな知見を得たり、独自の意見を展開したりすることもできるのです。どうでしょうか、ちょっと楽しいと思いませんか。皆さんも、ぜひ、またおもしろいレポートを書いてみてください。

11 実例 精神看護のケーススタディ②
看護学生の偏見

　精神科における看護は、一般科の看護と比べて、目に見えた成果が得にくいことが多々あります。ましてや、2週間という実習期間では、なおさらです。精神科という未知の世界に足を踏み入れた不安と緊張で1週目は過ぎ去り、徐々に患者にも病棟にも慣れてきたころには実習期間も終了してしまいます。この短期間に看護過程の展開、実施、評価、ケーススタディの資料集めをするわけですから、たいへんなことだと思います。

　そこで、精神科看護の成果となるものは何か？　ケーススタディの焦点をどこに当てるのか？　を説明します。

　ここでは、精神科の代表疾患である統合失調症をモデルに紹介します。

　統合失調症の基礎的障害は、「自閉」と「被害意識」があげられます。行動特徴としては、対人関係能力が未熟、自身の考えを整理できないため訴えや反応が乏しいといった、社会生活技能の問題があげられます。そのため、具体的な行動の変化に看護目標の焦点を当ててしまうと、短期間では達成不可能となってしまいます。

　そこで、課題がどれだけ達成されたかということではなく「患者－看護学生」関係のなかでどれだけ「心」に変化があったかに、看護目標の焦点を当てることを、おすすめします。観察ポイントとして具体的には、知（知覚、思考）、情（情動、感情）、意（意思、意欲）などがあげられます。

　たとえば「不安の感情を表現できた」「イライラ感に対して助けを求められた」「学生と一緒に作業療法に参加できた」など、観察の視点を感情のコントロールや精神的な安定に当てることで「患者－看護学生」関係の中で、患者の変化がより明確になります。

　ケーススタディのキーポイントとしては、コミュニケーション、対人関係、相互作用、受容・共感・傾聴による信頼関係、「患者－学生」の行動特徴、問題場面での対応、問題行動の意味などがあげられます。これらについては、人間関係モデルや再構成を通して振り返りをしてもおもしろいと思います。

　実際に「患者－学生」の行動特徴について、再構成を通して振り返ったケーススタディを紹介します。

　このケーススタディは短期大学3年生の佐藤さん（仮名）が、卒業研究としてまとめたものです。佐藤さんは精神科実習初日より「病棟の臭いが気になります、耐えられません、どうしたらいいでしょうか？」と、つらそうな顔をして教員に相談してきました。くわしく話を聞いていくと、佐藤さんの母親は精神科の看護師であり、幼少時より精神科・精神障害者に対する話を聞かされていたため、マイナスイメージが刷り込まれ、偏見を強くもっていることがわかりました。

　精神科実習でケーススタディを行わなければならないため、教員、学生ともに実のある実習にしなければと焦りましたが、空回りをしていました。

そこで教員からの提案で、普段の自分と、患者と向き合っているときのエゴグラム[*1]を測定し比較すること、実習場面の再構成を行い、自己の行動特徴の振り返りをすることになりました。エゴグラムと再構成をもとに教員から助言を受けながら、2週目からは徐々に患者と向き合えるようになり、実習終了日には「驚くほど気が楽になって、不思議です！」との言葉が佐藤さんから聞かれました。

　佐藤さんは、今後、1人の看護師として患者と正面から向き合いたいと考え、この場面をケーススタディとしてまとめることにしました（自身を「学生A」と表現しています）。

　実際に提出された計画書とケーススタディを紹介します。

【ケーススタディ計画書】　　　　　　　　　　　　　　　　　　　　　平成○年○月○日

学生氏名	佐藤明子（仮名）	担当教員	山田太郎（仮名）
実習場所	○○病院○○病棟	実習期間	平成○年○月○日～○月○日

研究タイトル（仮）
　偏見をもった学生Aの精神看護実習を通しての態度変容

研究動機
　学生Aは、精神科に対して強い偏見をもっていた。そのため、精神看護実習が苦痛であり、拒否的な態度であった。しかし、実習期間中、多くの患者と接していくことで、患者の見方が変わった。また学生Aが困った場面を再構成することにより、自己の行動特徴に気づき、それを克服しようと努力したことで、受け持ち患者Kさんと正面から向き合えるようになった。

　精神科実習前後の心境の変化に驚き、その要因について振り返ってみたいと思った。

研究目的
　今回、実習中に再構成を行い、学生Aの自己洞察が深まっていく過程と、その前後の学生AのKさんとのかかわり方が変化した要因について考察し、偏見に対する気づきを深めるとともに、今後の看護援助と対人関係に生かしていきたい。

研究方法
　第1期　実習1週目の学生Aの実習状況
　第2期　気がかりな実習場面の再構成
　第3期　実習2週目の「患者-学生」関係
　以上の3期に分けて、学生Aの精神科病院と患者に対する意識・態度について拾い出し、比較する。
　比較した内容から、学生Aの態度変容する過程・要因を文献にて照らし合わせ、分析する。

[*1]　エゴグラム：egogram。交流分析の中で使われるもので、自我状態を視覚的に分かりやすくグラフに表したもの。

解　説

テーマ

精神科に偏見をもった学生Aの実習期間中の態度変容
看護場面の再構成を通して

佐藤明子（仮名、看護学生）

1 はじめに

①精神医療の歴史を振り返ると、社会は決して患者を対等な人間として処遇してこなかったことがわかる。今もって社会は、精神科患者に対して差別的で偏見に満ちた対応を行っている。

学生Aも精神科に対して強い偏見をもっていた。そのため、精神看護実習において、とても拒否的な態度をとっていた。しかし、実習期間中、多くの患者と接していくことで、患者への見方が変わった。また学生Aは、困った場面を再構成することにより、自己の行動特徴に気づき、それを克服しようと努力したことで受け持ち患者Kさんと正面から向き合えるようになった。

川野は「精神看護において自己の振り返りがきわめて重要である。精神障害者について理解するときには、精神障害者の言動を理解するだけでなく、②患者の言動を看護師がどのように受けとめてどう反応したかによって、患者の次の言動が異なるからである」[1)]と述べている。

今回、実習中に再構成を行い、学生Aの自己洞察が深まっていく過程と、その前後の学生AのKさんとのかかわり方が変化した要因について考察、偏見に対する気づきを深めるとともに、今後、自身の看護援助と対人関係の課題について明確にすることができたので③ここに報告する。

2 用語の操作的定義

看護学生の精神科・精神障害者に対する偏見に関して、④看護学生の受けとめ方を、①イメージ、②認識、③偏見の、3段階に区分した。

①イメージ：不確かな先入観やマスコミなどの影響によってステレオタイプ化した虚像で、精神科病院と患者の行動に対するイメージとする。

②認識：イメージに裏打ちされ形成された思い込み、知覚された

① 精神医療の特徴、問題点が述べられています。

② 看護師の認識や行動特徴が、患者に与える影響を示唆しています。

③ ケーススタディの目的の表現は「……を深める」「……を明らかにする」などのほうが、目的が明確になると思います。

④ 一般的な会話でも用いられる言葉を定義することによって、論の明確化をはかっています。

もので、患者の気持ちや自分自身の行動に対する認識とする。
③偏見：イメージと認識の相互作用によって形成されているものや自分自身とは無関係で切り離して考えたいという防衛からなり、精神医療を取りまく社会的環境に対する認識とする[2]。

③ 学生Aの偏見について

学生Aの母親は、過去に精神病院で医療従事者として働いていた。学生Aは、母親から精神病院でのことを昔から聞かされていたため、精神科への偏見を強くもっていた。精神病院の印象は下記のようなものであった。

①周囲の住民から受け入れられず、木々が生いしげる中に病院があり、鉄格子越しに叫び声が聞こえる。
②精神病院特有の異臭がする。
③患者がいうことを聞かないと暴力をふるって言うことを聞かせたり、暴れる患者は保護衣を着せて柱にしばる。

この他、精神障害者は罪を犯すなど、怖い印象をもっていた。

④ 事例紹介

患者　K氏、25歳、女性。
疾患名　統合失調症。
入院病棟　○○病院○○病棟。
入院年月日　平成○年○月○日。
受け持ち期間　平成○年○月○日～○月○日。
現病歴　平成○年、短期大学卒業後、就職するが、人の目が過度に気になるなど情緒不安定となる。通院服薬により症状は改善したが、平成○年ごろより「性格を変えさせられている」「自分が自分でない気がする」などの離人様症状が出現し、任意入院となる。

⑤ 看護の実際

1）実習1週目の「患者－学生」関係

学生Aは、初日から病院実習にいくことが憂うつであり、実習が行えるか不安であった。しかし、開放病棟は母親の話とは違い、臭いはかなりつらかったが、雰囲気はよく、外見では精神障害者だとは思えない患者が多いと感じた。

受け持ち患者を決めるため、患者と接することを試みたが、患

側注：

⑤ 学生Aがもっていた偏見の背景が具体的に述べられています。

⑥ このケーススタディは学生Aが対象、すなわち「ケース」です。「4」の見出しは「事例紹介」ではなく「受け持ち患者の紹介」のほうが適切ではないかと思います。
「学生A」あるいは「学生－患者関係」が分析対象であることを明示できるような工夫が必要です。研究方法として項目を起こしてもよいでしょう。

⑦ 患者情報の提示のしかたは匿名性が守られた表現です。しかし、そのほかの倫理的な配慮について記載がありません。ケーススタディとして発表する（授業のレポートとしての発表であっても）に対して、どのような配慮をしたのかを記述していく習慣をつけてください。この場合は「患者紹介などで匿名性を維持した」など。

⑧ 平成○年という表記はよいのですが、すべてが○年では、病気の発症がいつごろだかわかりません。たとえば、短大卒業後2年後とか、23歳のとき、などと表記したほうが、経過がわかりやすいと思います。

⑨ 実習1週目、再構成の場面、実習2週目と、3期に分け、その前後での変化がわかりやすい構成をしています。

者と話すことも嫌で、うまく会話ができなかった。ある患者と2人で会話してみるが、うまく話せず、患者の機嫌を損ねる結果となり、その後、その患者とは怖くて接することができなくなった。結局、患者と1対1で会話することはできず、受け持ち患者は決まらないまま、初日の実習は終了となる。

　もう患者と接したくないという思いから、再び実習が苦痛になる。患者とは話したくないが、受け持ち患者を決めなければならず、担当の教員に付き添ってもらいながら接することとする。しかし、精神障害者とどのように会話をしたらよいかわからない。拒否されたらどうしよう、初日の患者のように機嫌を損なわせてはいけない、などと考えることにより、コミュニケーションがとれないでいた。先生とともに訪室し、何人かに学生が受け持つことを拒否されながら、最終的に興味のもてた患者Kさんを、了解を得ずに受け持たせてもらうことになる。

2）場面の再構成

　病棟レクリエーションがあった際、学生AはKさんを誘ったが、「眠い」ということで拒否された。しかし、レクリエーションを行っている最中、Kさんはデイルームに足を運んでくれた。椅子にすわってレクリエーションを一緒に行うが、眠そうで、つらそうにしていた。レクリエーションへの参加を断られて、少しショックを受けていた学生Aは、Kさんがデイルームに足を運んでくれたことを、うれしく思い、レクリエーション終了後に訪室した。そのときにKさんが突然泣き出したため、学生Aは対応に困ってしまった。1週目の終わりに、⑩この場面を再構成することにした（**表1**）。

　学生Aは、再構成を行うことによって自分を振り返り、自分の行動特徴に気づくことで、拒否的な態度の改善をはかり、患者との関係を深めていきたいと思った。

　レクリエーションに誘ったが、それを拒否されたことにショックを受けたものの、デイルームに足を運んでくれたことで、自分の気持ちは伝わっていたのだと、うれしく思った。途中で帰室してしまったので、レクリエーション終了後訪室すると、Kさんは突然泣き出してしまった。

　学生Aは、泣かれてしまったとき、何で泣いているのか理解できず、どうしたらよいかわからなくて困った。「泣かないでください」と声をかけることが精一杯で、泣きやまないKさんに対して何もできず、退室してしまった。しかし、逃げずに傍にいて手を握ってあげるだけでもできたと思う。それによってKさんを安心

⑩　言動と考えたことなどを時系列で記入するプロセスレコードにより再構成することで、具体的な場面を浮かび上がらせています。

表1　病棟レクリエーション場面の再構成

学生Aが知覚したこと	学生Aが考えたり感じたりしたこと	学生Aが言ったり行ったりしたこと
①デイルームでレクリエーションが行われる。	②Kさんにもぜひ参加して欲しいなあ。誘ってみよう。	③「これからデイルームで、今度レクリエーションで行われる七夕祭りのポスターづくりをするんですけど、一緒にやりませんか」
④「眠いから…」と言い、入眠された。	⑤残念だけど眠いのなら眠っていたほうがKさんにとってはよいだろう。	⑥「もし目が覚めて、気が向いたらデイルームにいるからきてください」と言って退室して、ポスターづくりをはじめた。
⑦目が覚めたようでデイルームを訪ねた。	⑧わざわざきてくれたんだ。うれしい。誘ったかいがあった。	⑨「きてくれたんですか。一緒にやりましょう。眠くないですか」と言い、隣にすわってもらった。
⑩折り紙で輪をつなぎはじめて、すぐ「眠い」と言い、すわっていて体が傾いてきた。	⑪眠いのにきてくれたのかな。	⑫「部屋にもどって、おやすみになったほうがいいですよ」
⑬帰室していった。	⑭足を運んでくれただけでうれしい。	⑮レクリエーションを続け、終了後、訪室してレクリエーションが終了したことを伝えた。
⑯「今度は気持ちが固まったらいきます」	⑰意欲がみられていいな。	⑱「次は一緒にやりましょうね」
⑲臥床したとたん泣き出した。	⑳突然泣き出してどうしたんだろう。	㉑「どうしたんですか。どうして泣いてるんですか」
㉒「わからない……」「生きていたくない……」	㉓どうして突然そんなこと思ったんだろう。何て声をかけたらいいのだろう。わからない。	㉔「つらいのですか」
㉕「……」泣き続ける。	㉖どうしよう。困った……。私が言ったことで、何かつらい思いをさせてしまったのだろうか。	㉗「大丈夫ですか。そんなに泣かないでください」
㉘「……」泣き続ける。	㉙どうしたら泣きやんでくれるのだろう。どうしたらいいかわからないから、この場を離れてしまおう。	㉚退室した。

させ、信頼関係を深めることもできたと考えられる。

　学生Aの患者とのかかわり方の傾向として「対処できなくなると逃げてしまい、かかわることを恐れて訪室しなくなる」ことが、再構成することでわかった。それにより、拒否的な態度のままではいけない、自分がもっと受容的にならなければ、と感じた。

⑪　困ったときは、沈黙の中にあっても傍にいてKさんの手を握って安心感を与え、Kさんの訴えを傾聴することにより、少しでも気分が楽になるよう配慮することが必要であると考え、取り組むことにした。

⑪ 具体的な方法を導き出しています。

3）実習2週目の「患者-学生」関係

　七夕祭りの準備で短冊を書いてもらうことになっていたが、Kさんは「薬の副作用で字が書けないからいい」と断ってきた。学生Aは書けないならそれでいいというのではなく、他にいい方法

はないかと考え、自分が代筆することを提案すると、Kさんは笑顔で依頼してきた。

その後、再び訪室するとKさんは泣いていた。「今は誰とも話したくない」と、どなられて学生Aは驚いたが、逃げずに話しかけてみると、泣きやんで話に応じてくれた。

拒否的な態度のままでは「患者−看護者」関係が築けてはいかないと気づいた学生Aは、Kさんのもとへ足を運ぶ回数も増えた。実習が終わりに近づくころ、Kさんは学生Aとの別れを惜しみ、「さびしくなる」と涙を流した。精神障害者への偏見をもっていた学生Aは、「精神障害者も自分たちと同じ感情を失ってはいない」ということを実感し、学生Aも別れを惜しんでいた。

再構成することで自己の行動特徴を知り、患者との接し方を変えていったことで「患者−看護師」関係が築かれはじめていたことに気づいた。

6 考察

⑫ 精神科に偏見をもっていた学生Aは、精神障害に関する本をいくつか読み、理解を深めようとした。しかし、本を読んだところで偏見をなくすことはできなかった。学生Aは実習に対して拒否的な態度で臨んでしまったが、実習中の場面の再構成を行った。その結果、再構成の前後では患者とのかかわり方に大きな変化がみられた。

坂田は「学生が受け持ち患者のところに足を運べない理由として、精神障害者に対する漠然とした恐れや不安のためかなか向かっていけない、ということが考えられる。しかし、これは日が経つにつれ、その患者のことがわかるようになると解決される場合が多い」³⁾と述べている。実際、学生AはKさんと接することがうまくいかず、拒否的な態度はしばらく続いた。しかし、実習前にもっていた先入観と実際が違うことを目の当たりにして、はじめて精神障害者に対するイメージが変わっていった。

武井は「初めて精神科病棟に足を踏み入れたと言うある看護学生が、普通に生活している患者を見て、"笑っている""話をしている"とびっくりしていたことがある。彼女は精神障害にかかると人間らしいところが失われ、普通の生活が不可能になると思っていたのだ。実際には、精神障害ほど人間的なものはないのに」⁴⁾と述べている。⑬ 学生Aも実習しながらKさんに対して共感的理解が深まり、徐々に「患者−看護師」関係をもつことができるようになったものと考えられる。

⑫ 「学生A」と自分を第三者的な立場におくことで、客観的な考察がしやすくなっています。

⑬ 文献が効果的に用いられています。

学生Aの偏見は、開放病棟で実習を行っていたために薄れていった。しかし、他の閉鎖病棟への見学では、鉄格子や隔離室もあり、もっていたイメージに近いものであったため、精神病院に対する偏見はなくならないままである。今後、その意味については深く考えていく必要があると思われる。

　1週目の終わりに、ある看護場面の再構成を行った。再構成は患者とのやりとりを再現して振り返ることで、看護者の自己洞察を得るために行うものである。⑭実習で使用された再構成法はウィーデンバックによる様式で、これは「看護者と患者の対人関係の質を重視する」という基本的な考えに基づく。ウィーデンバックは看護場面を再構成することの意義について「実際の看護場面では次々と起こる出来事に巻き込まれて、時間的にも精神的にも余裕を失ってしまう。その場面を後でゆっくり振り返り、自分の体験を取り戻すことによって、得られた自己洞察を今後のケアに活かすことができる」[5]と述べている。

　再構成によって、看護師は患者との関係の中で何が起こっているのか、どんなことが問題なのかといったことを明確にすることができ、よりいっそう患者への理解を深めることができる。また、岡本は「患者－看護師関係は相互作用の中で発展していくもので、サインの受け手・与え手のフィードバック作用の中でお互いに影響し合っている。患者は看護師をよいロールモデルとして活用しながら成長発達していくことが、治療的関係といえる。看護師は自身の感性や感受性が患者に与える影響を知る必要がある。また、自身の行動特徴を知り、感情の処理方法を身に付けることによって看護援助を有効なものとしていくことができる」[6]と述べている。再構成の⑳～㉙（学生Aが考えたり感じたこと）にあるように、学生Aは患者の身になって考えられず、Kさんの反応に対して対処できないという焦りや困ったという感情が先行してしまっていた。そのため、患者の問題解決に向けたかかわりができていなかったものと考えられる。

　⑮患者とかかわりたくないから訪室しない、という拒否的な態度でいると、患者もそれを察して、「患者－看護師」関係を築くことが、よりいっそう難しくなってくる。自己を理解して接していくことで、「患者－看護師」関係を成立させることができるのである。

⑭ 研究方法の根拠が述べられています。

⑮ 考察の過程を経て、一応の結論にいたっています。

7 結論

　精神科への偏見をもっている人は多いと思われる。しかし、私

たちは看護師として、自分のもっている価値観や先入観を患者に押し付けたりしてはいけない。「患者−看護師」関係を築いていくために、まずは自己理解することから、はじめなければならない。患者に対し、拒否的な態度ではなく、受容的にかかわり、患者の価値観を認めていくことが必要となる。

自己理解を深めるために看護場面の再構成を行い、得られた自己洞察によって自分の行動特徴などを明確にしていくことで、患者への理解を深めていくことにつながるのである。

8 おわりに

今回、学生Aは、精神看護実習において偏見をもっていたことから、当初は拒否的な態度であったが、患者と接する中で徐々に偏見はなくなった。また再構成を行ったことで得られた自己洞察により、患者とのかかわり方が変化していった。

⑯ 今後のケアに生かしていくため、看護師として自己の行動特徴を知り、「患者−看護師」の信頼関係を築き、次の治療的関係へとつなげていけるよう自己洞察を深めていきたいと考えている。

最後に、今回の実習で受け持たせていただいたKさん、そして実習のご指導をしていただいた病棟の師長をはじめとする皆様に深く感謝申し上げます。

⑯ 読者が「私」と「学生A」の区別で混乱する可能性があります。

引用文献
1）川野雅資編：精神看護学Ⅱ−精神臨床看護学. 第4版. ヌーヴェルヒロカワ, 東京, 2008：31.
2）岡本隆寛, 阿部由香, 松本孚：精神看護実習前後における看護学生の精神科に対するイメージの変化（第1報）. 順天堂医療短期大学紀要 2002. 13：90.
3）日本精神科看護技術協会編：精神科看護臨地実習の実際. 初版. 中央法規出版, 東京, 1999：99.
4）武井麻子：精神看護ノート. 第2版. 医学書院, 東京, 2005：2.
5）宮本真巳：看護場面の再構成. 第1版. 日本看護協会出版会, 東京, 1995：8.
6）山口瑞穂子編著：最新看護学用語辞典. 医学芸術社, 東京, 2006：279.

講 評

　今回、佐藤さんが（仮名）、精神科に対する偏見をもっていたこと・精神看護実習が苦痛であったことを自己の問題として素直に受けとめ、ケーススタディに取り組んだことは、今後の対人関係と看護援助にも活用されることと思います。

　精神科の特徴として、精神障害者は発病の経過の中で、周囲から理解が得られず、社会生活が破綻し、家族からも見放され、入院に至るケースが多いようです。そのため入院時には、医療従事者に対する不信感が強いことと病識がないことが重なり、「患者－看護師」関係を築きながら、治療的関係へと発展させていくことが難しくなります。

　また、「患者－看護師」関係を媒介するものはコミュニケーションであり、そのうちの約6割が非言語的コミュニケーションにより、無意識のうちに行われることも多いといわれています。だからこそ看護師のもつ色眼鏡や行動特徴が、患者に与える影響が大きくなります。

　これらのことからも動機・目的の着眼点は有効なものになっていると思います。

　自己の内面を振り返ることは、誰にとっても苦痛な作業になります。佐藤さんは自分自身を学生Aに置き換えることで、第三者の視点から客観的に内面の記述を行えました。また、結果の部分では実習1週目、再構成場面、実習2週目と3期に分けられているため、比較がしやすくなっています。しかし読者にとっては、「私」と「学生A」の区別において、混乱してしまうこともありますので、若干の注意が必要となります。

　文献検索もよくなされて、的確に活用されています。

　「おわりに」では、「今後のケアに生かしていくため」とありますが、「患者－看護師」の信頼関係はどの科においても重要になります。看護師が患者に与える影響力の大きさを考えながら、他科実習にいっても自己の行動特徴を振り返り、よりよい看護師をめざしてほしいと思います。

実例 12 在宅看護のケーススタディ
在宅療養者の変化と訪問看護師のかかわり

新人の訪問看護師が、心身ともに状態の悪い悪性リンパ腫、慢性閉塞性肺疾患の患者を受け持つことになりました。訪問をはじめたころは「大変だな」と思っていたのですが、この患者を訪問していくうちに患者の体調や気持ちが目に見えてよくなっていくことに驚き、またうれしくも感じていました。しかし、患者の体調は看護ケアの効果というよりは、自然によくなったのではないか」と考え「看護師として何ができたのだろう」と疑問に思いました。

そこで、ケーススタディとしてこの患者を取り上げ、患者と看護師の関係について振り返り、看護師の役割について考えたいと思いました。

経過を振り返る途中、経過の時々に患者がどのように思っていたのか、はっきりとはわからないこともあったので「あのとき、どのように思っていたのですか」と聞きながらまとめています。

解説

① 研究目的や事例分析であることなどが理解できるようなタイトルが望ましいと思います。

② 「はじめに」にケーススタディを行う動機が書かれていません。動機がわかるように書くとよいでしょう。

③ 参考文献を文献番号で示したほうがよいでしょう。また、ケーススタディはGalantのパートナーシップという概念を用いて分析しているので、「はじめに」で図を用いて分析の視点を示しましょう。

テーマ

① 在宅療養者と訪問看護師の関係：パートナーシップの視点からの分析

（訪問看護師）

I ② はじめに

慢性疾患や障害をもちながら生活している人は、生涯にわたってその病気を抱えながら病気と共存する生活を継続することとなる。このような療養者は、どんな病気や状態であってもその療養生活には新しい生活様式が求められ、毎日の生活活動を維持していく必要がある。そして、訪問看護では、この活動をサポートする役割があると考える。

③ ギャラントは、病気の状態が変化した時にクライエントと看護師とのパートナーシップが必要になると述べている。

今回、これまでの治療では症状改善がみられず徐々に重篤化した療養者が、療養生活をサポートする人々とのかかわりを通して、新しい生活様式を獲得し、生活活動を維持・発展していく事例を担当した。

この事例を振り返って、どのような「療養者−看護師」とのかかわりが、療養者の新しい生活様式の獲得につながっていったのかを考えたい。

II 研究目的

④ どのような「療養者-看護師」とのかかわりが、療養者の新しい生活様式の獲得につながっていったのかを明らかにする。

III ⑤ 事例紹介

療養者 L氏、60代、男性。
疾患名 悪性リンパ腫、慢性閉塞性肺疾患。
治療歴 平成8年に⑥悪性リンパ腫[注1]と診断され、胃全摘術施行している。このとき、担当医師より「完治」との説明を受けた。しかし、その後末梢神経の麻痺、尿閉など、さまざまな症状がみられ、数か所の病院の入退院を繰り返したが、原因はわからず症状の改善もみられなかった。

平成20年に肺炎、CO_2ナルコーシスとなり緊急入院した。入院中、血圧低下、意識レベルが低下した。また、食事摂取の改善が認められず栄養障害のためTPNポートの増設をした。呼吸状態、電解質バランスが安定したため自宅療養の方針となった。

退院時の状態　排泄、更衣、移動など、ほぼすべてが全介助。栄養はTPNより行っている。妻へTPNの管理が指導されているが、一人でのポートへの穿刺、ルート交換はできない。患者は傾眠していることが多く、意思の疎通は困難であった。入院前よりできた深度Ⅲの褥瘡が2か所あり、在宅療養中も処置を継続することとなっていた。

訪問期間 ⑦平成20年10月～平成21年3月[注2]。
家族背景 妻との2人暮らし。長女、二女と2人の子どもをもつが、遠方に住んでいる。L氏、妻は、長女や次女の介護に遠慮がちである。主な介護者は、妻であった。

注1）「胃マルトリンパ腫」が正式な診断名だと病院の看護師からはいわれていましたが、医師が悪性リンパ腫としていたため、このように記載しています。胃マルトリンパ腫はヘリコバクター・ピロリ菌が原因となる疾患で、胃切除術により予後良好とされています。

注2）この事例の場合、対象者の方に口頭で次のようにケーススタディをすることの了解を取りました。「看護学生や新人

---

④ ケーススタディの目的を明記することは重要です。パートナーシップの視点で分析しているのであれば、目的の中に明記すると目的がより明確になります。

⑤ 患者の社会的背景や性格が書かれていると、読む人がこの患者について想像しやすくなると思います。

⑥ ここで実際の診断名と患者が理解しているものが異なる場合もあります。このような場合、読者に状況を伝えるために、注として示すとよりわかりやすくなります。

⑦ 倫理的配慮として年月日の表記を配慮しましょう。さらに、患者への同意をとったかどうかについて記載されていません。特に看護師が自分の業務で携わっている対象者を研究対象にする場合、業務と研究の区別をしにくいのが現状ですが、今回の例のような同意がとれれば好ましいでしょう。ここでは「注」としてそのことを説明していますが、本文中に記載することをおすすめます。

看護師のための事例検討の教科書に載る事例としてLさんのことを紹介させてもらっていいですか」「記載は、L氏、60代、男性、悪性リンパ腫という紹介です」と話しました。そして、Lさんは「文書による同意は、なくてもいい」といわれたので、文書による同意はとりませんでした。さらに、「Lさんを紹介する中で、Lさんが考えたり思ったりしたことをまとめて役立てたい」と依頼しました。Lさんの承諾のもと、本研究は業務としての訪問看護ケア時間外にインタビューを実施しました。

IV 看護の実際

⑧

表1のように療養者の課題、療養者の目標、具体的援助計画をまとめた。

V 結果および評価

⑨

表2のように月ごとに療養者の状況・看護の内容と「療養者－看護師」とのかかわりをまとめた。

⑧ 看護の実際は、わかりやすく表にまとめられています。しかし、「表にまとめた」というのは結果ではないので、もう少し説明の文章が欲しいです。

⑨ 結果および評価も、わかりやすく表にまとめられています。しかし、看護の実際を示す結果として「看護の内容」と「療養者－看護師のかかわり」を分けて考えたところに、この研究の主旨があるのですが、そのことが読者に伝わりにくいと思います。まとめ方の工夫や、意図を文章で説明しましょう。そうすることによって、読者がどのように表を理解したらよいかを示すことができます。

さらに、療養者の課題、目標、具体的援助計画との関連性が見えにくいです。「療養者の状況／看護の内容」の欄には、各課題との関連が分かるように記載するとよいのではないかと思います。

表1 療養者の課題、療養者の目標、具体的援助計画

	療養者の課題	療養者の目標		具体的援助計画
＃1	症状が緩和される	1）適切な薬剤の使用方法がわかる 2）適切な体位の工夫ができる	O-p T-p E-p	苦痛症状の部位・程度、薬剤の使用状況の確認 環境整備 体位や福祉用具の相談
＃2	苦痛が最小限になる	不安に感じることを解決する方法が分かる	O-p T-p E-p	不安に思うこと・心配ごとなどの相談 必要な医療上の情報提供など 家族の思いや家族とのかかわりに関する相談・支援
＃3	安全に活動することができる	1）活動中や活動後に苦痛が少ない 2）気分転換がはかれる 3）「活動に参加したい」という、またはすすんで参加する	O-p T-p E-p	動作の確認 リハビリテーション 環境整備、生活に対する提案
＃4	適切な栄養が摂れる	家族がTPNポートの管理が行える（トラブル時、最小限の対処ができる）	O-p T-p E-p	TPN刺入部・ルート・薬剤等の確認。感染徴候等確認・食事摂取の状況の確認・消化器症状の確認 妻とともにTPNライン交換・針の穿刺を行う 食事に関する提案

表2 療養者の状況・看護の内容と「療養者−看護師」とのかかわり

時期	療養者の状況・看護の内容	「療養者−看護師」のかかわり
平成20年10月	訪問時は穏やかな表情で過ごしている。苦痛な症状が少ないためと思われる。しかし、ベッドを90度に上げると吐き気があり、また食道付近の違和感が強く、飲食の摂取に消極的になりがちである。このため、ベッドを60度にして飲食を促したところ吐き気はなくなった。 ときどき、覚醒しているときの会話は成り立つ。妻が介護に慣れてきたことで、不安が和らいだ様子がうかがえる。不安を訴えるようなことはない。	傾眠していることが多く、看護師の「痛いですか」などの質問にうなずき、積極的な会話はない。訪問中、ほとんどが妻との会話が中心となっていた。療養者へ声をかけるが、その反応が乏しいため、処置中心の援助を行っていた。
平成20年11月	意識レベルが改善し会話が可能となった。体調が徐々によくなったと自覚してきている。このため、ベッド上でのみの生活が苦痛と感じていると話す。このため、次月より定期的なリハビリを行うこととした。	L氏は「お前（妻）みたいに大丈夫かしら、なんていながらではなくて、看護婦さんみたいに、痛い、といったってそのくらい我慢できるでしょ、というくらい堂々としていないと患者は不安になるものなんだ」と話す。このころ、技術的な信頼が得られてきたのではないかと考える。
平成20年12月	飲食摂取時の違和感がなくなり、食事摂取量が増えてきた。このためTPNの投与量が減量となった。 両下肢のしびれ感や関節背屈制限による痛みがある様子。しかし、L氏は「気持ちいい」とわざと話し、痛みを我慢しながらリハビリに取り組んでいた。	L氏は、訪問時に瘙痒感や薬剤についての質問を看護師に行うことが多くなった。 また、洒落をいって笑わすなど、周囲への気づかいがあった。このころ、L氏らしい周囲の人とのかかわりをもっていたと考える。
平成21年1月〜3月	食事摂取量が増加し、食事のつかえ感や逆流があった。また、水様便となることもあった。しかし、自分で食事量を加減している。「たまにだし」と話し、以前ほど苦痛と感じていない様子であった。 両下肢のしびれ感や関節背屈制限による痛みは、変わらずあるが、リハビリの時間以外でも立つ練習を妻と2人で行っている。	症状などの質問ではなく、症状とその対処方法の報告を看護師に行うことが多くなった。 「リハビリは厳しい」と話す一方、「厳しくいわれると、（リハビリを）やるものか、とそっぽを向けるんだけど、（リハビリを）やっていないときでも優しく"そうですか……"といわれると（リハビリは）やらないといけない気がしてしまう」とL氏らしい気づかいで関係を保とうとしていたと考えられる。

⑩ この部分は、分析にあたると思います。

⑪ 結果を見ながら、それぞれの時期に共通するように書かれています。
しかし、結果を読んでも、この考察の関係までは示されていません。結果／評価のところで、考察につながるような分析を示しておく必要があります。

Ⅵ 考察

「療養者−看護師」のかかわりを、体調の変化ごとに、⑩ 1. 訪問開始時期、2. 徐々に意識が回復してきた時期、3. リハビリを開始した時期、4. 立つことができるようになった時期、5. 歩くことができるようになった時期に分けて考察した。

1. 訪問開始時期

訪問開始時は、看護師は処置を中心に行っており、療養者はその処置を受けていた。つまり、⑪「療養者−看護師」のかかわりは「処置を受ける人−処置を与える人」という関係だったと考えられる。妻も看護師と同様の処置を行っていたが、療養者は、妻と看護師の違いを「堂々としているから患者に不安を与えない」と

話し、処置を通じて"安心"を感じ、看護師との関係を築いていった。

2．徐々に意識が回復してきた時期

　徐々に意識が回復してきた時期には、療養者は、看護師に症状についての質問をするようになり、看護師は療養者の質問に対して新しい方法の提案を行っていた。つまり、療養者は「療養者－看護師」のかかわりは「症状に関する質問をする人－質問を解決するための新しい方法を提案する人」という関係だったと考えられる。療養者は入院前、さまざまな症状に苦しんでいたが、そのときの対応は悪性リンパ腫に由来する症状として、悪性リンパ腫に対する対処方法が施され、苦しんでいる症状そのものに対しての対応はなかったと感じていた[注3]。しかし、今回は看護師が療養者の苦しんでいる症状そのものに対しての対応をしていると感じたため、さらに安心を感じることができたと考える。

注3）看護師は「療養者は本当に安心を感じていたのか」と疑問に思ったため、ケーススタディの分析をした後、療養者本人に確認するために問いなおした。その結果、このような関係になったのは、療養者が看護師に対して安心を感じることができていた、との答えを得た。

3．リハビリをはじめた時期

　リハビリをはじめた時期には、療養者は、車いすに乗る、歩くという具体的な目標があったため意欲的になれた、と話した。看護師は、車いすに乗る、歩くという具体的な目標を療養者に提案し、そのための訓練を行った。つまり「療養者－看護師」のかかわりは「目標に向かう人－目標を提案する人」という関係であったと考えられる。⑫<u>後に療養者は、社会の中で仕事に従事していたとき、目標をもつことで意欲的になれたと話し、またその目標が達成したときの喜びを知っている、と話した。</u>看護師が具体的な目標を提案し、療養者がそれに向かっていくことで、社会的な役割に似た体験をし、本来の療養者らしい人との関係をつくりはじめることができたと考える。

4．立つことができるようになった時期

　さらに体調がよくなり、立つことができるようになった時期には、療養者は、症状に対して自分で対処し、看護師に報告し、看護師はその確認を行って療養者の対応方法を肯定した。つまり

⑫　今回のように療養者との関係が継続している場合、一定期間の看護を振り返った後、評価のために、分析結果を療養者と共有することは推奨されることです。それによって、看護師の推測に留まらない適切な評価が可能になります。

図1　パートナーシップのプロセス

```
はじまりの段階 → 作業の段階    力の共有
                              交渉
```

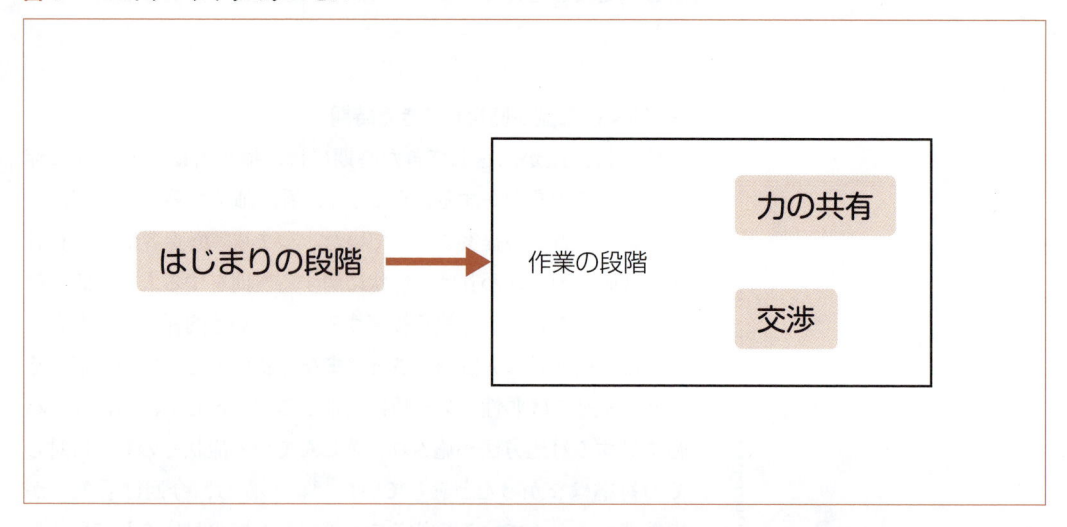

「療養者-看護師」のかかわりは「新しい方法の提案する人-その新しい提案を肯定する人」であったと考えられる。

5．歩くことができるようになった時期

　歩くことができるようになった時期には、療養者は"故郷にいく"という目標をもった。看護師はこの目標を受け入れ、療養者の目標に合わせた援助を行った。つまり「療養者-看護師」のかかわりは、「新しい方法の提案する人-その新しい提案を肯定する人」という関係であったと考えられる。

　このころのことを療養者は「本来自分はポジティブな考え方をするほうだから」と話し、看護師に自分の新しい方法を肯定されることで自信をもつようになり、自分から目標をもてるようになったのではないかと考えられる。

　このような「療養者-看護師」のかかわりは、パートナーシップなのではないかと考えられた。

　ギャランは、パートナーシップのプロセスには、⑬**図1**に示すように、はじまりの段階と作業の段階があり作業の段階には"力の共有""交渉"というキープロセスがあると述べている。そして「パートナーシップをもつようになると、クライエントと看護師はお互いに影響、作業し合うというプロセスを通して、双方の健康に関する『気づき』が発展する」とある。

⑬　文中では、パートナーシップの一部しか紹介できず伝わりにくいため、図に表わしています。この図が文献からの引用なのか、自分で作図したのかを明記する必要があります。たとえば、文献4）をもとに筆者作成、など。

また「作業の段階では、パートナーはお互いに健康に関する知識と健康に関するマネジメントを共有する。パートナーとしての看護師は、看護学の知識と経験をもち、パートナーとしてのクライエントは、健康に関しての知識とマネジメントに関する知識をもっている。信頼を築く効果的な慢性疾患のマネジメントは、パートナーシップとしての専門的なヘルスケアの知識とクライエントの個人としての情報を合わせることが必要である」と考えられている。

　⑭このパートナーシップの考え方で「療養者−看護師」のかかわりを考えると、"はじまりの段階"は「処置を受ける人−処置を与える人」という関係であり、この段階で看護師は、処置を通して療養者に安心を与えていたと考えられる。療養者の「堂々としているから患者に不安を与えない」という発言から、看護師の態度で療養者に安心を与えていたのではないかと考える。

　次に"作業の段階"で「目標に向かう人−目標を提案する人」という関係では、目標達成に向かうことができる療養者の力と、療養者が達成できそうな目標を提案できた看護師の力を使い合っていた。これは、"力の共有"と考えることができる。

　症状に関する「質問をする人−質問を解決するための新しい方法を提案する人」という関係で、療養者は自分の健康状態に関心が高まってことで質問する力をもち、看護師は、その質問に答えるための知識や経験をもっていた。このことから「症状に関する質問をする人−質問を解決するための新しい方法を提案する人」という関係は、"力の共有"になるのではないかと考える。

　「新しい方法を提案する人−その新しい提案を肯定する人」という関係でのやりとりは、"交渉"にあたるのではないかと考える。さらに、この交渉により療養者の提案が看護師に受け入れられたとき、療養者は自信をもって、自ら自分らしい目標をもち、その目標に向かっていけるのではないかと考える。

　これらのパートナーシップと時期別「療養者−看護師」の関係を⑮表3にまとめた。

　このようなことから、療養者の体調に合わせた「療養者−看護師」関係は、パートナーシップであったと考えられた。
　⑯訪問看護で、重篤化した療養者が回復していくときの看護師の役割の1つに、パートナーシップがあり、このパートナーシップの役割を果たすことが大切なのではないかと思った。

---

⑭　ここでは、考察のはじめにまとめた時期ごとの「療養者−看護師」の関係とパートナーシップを対比して考えています。
　このように、考察の中に、いくつかのことを考える場合は、考察のはじめに、何と何について、どのように書くのかを記載するとわかりやすくなると思います。
　この場合「はじめに時期ごとの『療養者−看護師』の関係を考え、次にパートナーシップの考えを記述し、最後に時期ごとの『療養者−看護師』の関係とパートナーシップを対比して考える」というように記載するとよいと思います。

⑮　まとめたことを表や図に表わすことができると、伝わりやすくなります。

⑯　この部分は、結論（まとめ）になると思います。この部分が、ケーススタディの動機となる部分なので、もう少し強調する記載をするとよいと思います。

表3 パートナーシップと時期別「療養者−看護師」の関係

パートナーシップ	療養者の体調別時期	「療養者−看護師」の関係
はじまりの段階	訪問開始時期	処置を受ける人−処置を与える人
作業の段階（力の共有）	徐々に体調が回復してきた時期	目標に向かう人−目標を提案する人
作業の段階（力の共有）	リハビリをはじめた時期	症状に関する質問をする人−質問を解決するための新しい方法を提案する人
作業の段階（交渉）	立つことができるようになった時期	新しい方法の提案する人−その新しい提案を肯定する人
作業の段階（交渉）	歩くことができるようになった時期	新しい方法の提案する人−その新しい提案を肯定する人

VII おわりに

今回の事例を振り返ってみて、普段は"何気なく"行っていたことや、目の前に起きている問題に対応することで必死になっていて気がつかなかった「療養者−看護師」の関係と看護師の役割かあることがわかった。今後、「療養者−看護師」の関係で困難と感じたときはこの事例を思い出して、パートナーシップという関係を築いていけるようにかかわりたいと思う。

文献
1）岡崎美智子、小田正枝編：看護技術ガイド2 在宅看護技術−その手順と教育支援 第2版、メヂカルフレンド社、東京、18-21、46-49、2003
2）本田彰子、岡本有子、伊藤隆子、他：在宅療養者および家族と訪問看護師との関係構築に基づく看護実践の構造−在宅療養者の看護支援のあり方を検討するメタ研究、千葉大学看護学部紀要、28、17-21、2006
3）パトリシア・ベナー、ジュディス・ルーベル著、難波卓志訳：ベナー／ルーベル−現象学的人間論と看護、医学書院（東京）、222-223、1999
⑰ 4）H.ギャラン他：パートナーシップ．ジャーナル・オブ・アドバンスド・ナーシング 2002；40(2)：149-157.

---

⑰ 欧文の文献が日本語訳されて表記されています。日本語訳が出版されていない場合は、原著表記をしてください。
 4）Gallant MH, Beaulieu MC, Carnevale FA. Partnership：an analysis of the concept within the nurse-client relationship. *J Adv Nurs*. 2002；40(2)：149-157.

講 評

　目的が、「どのような『療養者－看護師』とのかかわりが、療養者の新しい生活様式の獲得につながっていったのかを明らかにする」であったのに、考察では「療養者－看護師との関係」について書かれていて、一貫していません。この考察は、「患者と看護師の関係について振り返り、看護師の役割について考えたいと思いました」という動機と一貫しているようです。

　"療養者－看護師とのかかわり"から"療養者の新しい生活様式"につながるために療養者は、どのような思いを看護師に伝えていたのか、また看護師は療養者の何を大切にしながら看護師としての考えを療養者に伝えていったのか、と一歩踏み込んで考えてみるとよいのではないでしょうか。そうすると、療養者の新しい生活様式の獲得のきっかけとなった療養者が大切にしていることやもの、すなわち"療養者の大切なもの"[1]が見えてくるのではないでしょうか。今後の研究課題につながっていくと思います。

　また「療養者－看護師とのかかわり」と書いているときと「療養者－看護師との関係」と書いているときがあります。これは、同じ意味で使っているのか、違う意味で使っているのか、わかりにくく、読む人を混乱させてしまいます。同じ意味で使っているなら同じ表現で統一し、違う意味で使っているならその違いを提示しておくと読む人が混乱しないと思います。

　考察を書く中で疑問に思ったことを患者に確認していくということを行ってみると、そのときには気づかなかったことに気づくことができることがあります。看護理論を眺めながらだけ考察を考えていると、つい患者を理論の中に無理に当てはめたくなることもあるかもしれません。

　今回のように、ケーススタディをすることの同意をとることで、看護師にとっても、療養者にとっても、新しい"気づき"が発見できる機会となるでしょう。そしてこのような訪問看護師だったからこそ、パートナーシップを深めることにつながったのではないかと思います。

文献
1．富岡寿英：在宅療養者が『新しい生活技法を獲得する』ための訪問看護ケアプロセスの構造．慶應義塾大学大学院修士論文，2009．

索引 INDEX

【欧文】

A
abstract 125
advanced beginner 9
advanced nurse practice 48
agree 31
AMA 122
APA 122
assertion 54

B
Borgスケール 163

C
cace 2
case history method 24
case study 17
case-oriented 95
certified nurse 48
certified nurse specialist 48
CINAHL 125
clinical nurse specialist 48
CN 48
CNS 48
competent 9
consent 30
content analysis 62
conversational analysis 62

D
discussant 109
discussion 120

E
egogram 61
EMBASE 125
empowerment 54
evidence 6
expert 9

F
field work 69

G
grounded theory approach 62
GTA 15, 62

H
heuristic approach 25

I
incident 25
informed 30
informed consent 53
introduction 105

K
KJ法 10, 13, 25, 62

M
MEDLINE 125

N
narrative 36
novice 9
NP 48

P
participant observation 70
PC 165
potential compication 165
primary source 124
proficient 9
PubMed 124, 125

R
research 3, 11

S
secondary source 124
single subject experiment 26
study 3, 11
summary 79, 125

T
theory 36
thesaurus 125
transactional analysis 61

V
variable-oriented 95

【和文】

あ
アクションリサーチ 70
アサーション 54
アセスメント 74
　—シート 74
　—マニュアル 74
アメリカ医師会 122

アメリカ心理学会 122
暗黙知 9

い
医学中央雑誌 124, 125
一次資料 124
一人前 9
一過性の不快 29
逸脱事例分析法 26
一般化 49, 101
因果関係 12, 25, 51
隠語 33
インシデント 25
　—スタディ 25, 72
インタビュー 25, 29, 65
インデックスカード 125
インフォームドコンセント 30, 53
引用文献 58, 122, 229

う
受け持ち看護師 79
薄い記述 71
うつ病性障害 221

え
疫学的研究 10, 41
エゴグラム 61
エスノグラフィー 36
演繹的推論 9
嚥下機能 181
援助者 21
エンパワーメント 54

か
外延 13
蓋然的推論 9
介入型参加観察 69, 70
概念 13
　—の構築 15
外発的動機づけ 15, 44
会話分析 62
科学的不正行為 35
学問のネットワーク 6
仮説 25
課題 56
　—（対象者の） 100
環境に関する計画 63
看護ケアのポイント 78
看護計画 225
看護研究 3
看護上の問題 100
看護診断 100, 165
看護とは何か 46, 47
看護の経過 119
看護の実際 100, 119, 138, 147
看護の焦点 76
看護の評価 141
看護の目標 75
看護目標 99
看護問題 78, 137
観察 69
　—の種類 69
　—法 25
患者 21, 74, 75
　—のアセスメント 74
　—の気持ち 15, 16
　—の見方 74
感性（研究者の） 40
間接的観察 69, 70
簡単な計画書 60
カンファレンス 108
簡便即断法 25

き
キーワード 61
記号 113
記述的研究方法 11
基礎情報 25
帰納的推論 9
基本姿勢 111
気持ち（患者の） 15, 16
脚注 121, 122
ギャップ 8
教育のためのケーススタディ 19
業界用語 33
共感的理解 41
共通用語 140, 148
共同問題 165
興味の対象 56
協力者 21
記録 78
　—法 25

く
クライエント 21, 22
グラウンデッド・セオリー・アプローチ 13, 15, 62
詳しい計画書 61

け
ケアスタディ 17
計画書 59
経済的計画 63, 64
ケース 2
　—会議 108
　—研究 17
　—検討 17, 108
　—紹介 119
　—の数 49
　—のまとめ 79
　—の有効性 49
ケーススタディ 2, 10, 11, 17, 108

―（教育のための）	19
―（研究のための）	19
―の意義	38, 43
―の限界	49
―の研究的側面	18
―の研究方法	23
―の対象	20
―のための倫理的配慮	27
―の定義	18
―の動機	60
―の特徴	38
―の方法	61
―の目的	19, 60, 89, 90
ケースヒストリー（実践的）	65
ケースメソッド	17
ケースレポート	17, 18
結果	100
結論	101, 106, 121
権威	8, 9
研究	4, 6, 8, 9
―計画書	109
―現場	56
―における利益	30
―におけるリスク	30
―の意義	57
―の過程	63
―の起源	4, 7
―の種類	8, 10, 106
―の焦点	23
―の対象	53
―の種	7
―のためのケーススタディ	19
―の定義	6
―の動機づけ	117
―の発展サイクル	5, 17
―の予算	63
研究者	40

―としての役割	52
―の感性	40, 51
―の主観性	40, 50
―の立場	41
―の偏見	41
研究プロセス	23
研究承諾書	33, 34
研究成果	6
研究段階	63
研究テーマ	6, 59
研究的側面（ケーススタディの）	18
研究報告書	18, 104, 108, 110
―の書き方	115
―の基本構造	106
―の構造	104, 106
研究方法	118
―（ケーススタディの）	23
―の示唆	124
研究目的	105, 117
研究倫理委員会	35
研究倫理審査申請書	34
言語	113
健康と病いの語りデータベース	36
健康レベル	74, 75
―の変化	74
現象学的研究	13
現場研究	69

こ

濃い記述	71
考察	101, 120, 178
口頭発表	126
公表方法	32
公平な取り扱い	29
交流分析	61
ゴール	137

国立情報学研究所	125
個人	20
―史	65
―情報	28
―知	9
―的経験	9
―的背景	25
個性記述的研究	24
コミュニケーション訓練用紙	67
コントロール群	12, 51
コンパニオン活動	21

さ

再構成法	67, 69
在宅看護	243
サマリー	79
参加観察	41, 69, 70
参考文献	122
賛同	31
産婦の家族	211
参与観察	70

し

時間的計画	62
試行錯誤	9
自己決定権	27
自己表現	54
自叙伝	24
システマティック・レビュー	124
自然的観察	69, 70
視線の移し方	131
シソーラス	125
質疑応答	130
実験群	12, 51
実験研究	51
実験的観察	69, 70

実験的研究 10, 11, 12	症例研究 17, 18	スライド 127
実行可能性 56	抄録 125	―作成 128
実習記録 78, 80, 91	緒言 116	スラム 39
実証力 51	初心者 9	
実践者としての役割 52	序説 116	**せ**
実践的仮説検証作業 44	序文 116	生育史 24, 39
実践的ケースヒストリー 65	緒論 116	生活者 74, 75, 77
質的研究 10, 12, 13	序論 105, 116	生活修正 75
質的データ 15	事例 2	精神科 233
質問紙法 25	―研究 10, 17, 18	精神看護 221, 233
質問への対応 131	―検討 17	成人看護 136, 145, 152, 161
実例 133	―史 25	精神的側面 120
死の受容過程 14	―史研究 24	精神分析学 42
社会的側面 120	―的方法 17	精神分析理論 42
社会的背景 25	―の紹介 98, 119, 137	生態的背景 25
借用 9	―報告 17	セオリー 36
修正Borgスケール 163	人権 28	セルフケア理論 14
集団 20	深呼吸 132	先行研究 116
縦断的研究 29	新人 9	潜在的合併症 165
終末期 136	心臓リハビリテーション 161	全体像 76
自由連想法 42	身体的側面 120	専門看護師 47, 48
主観性(研究者の) 40, 50	身体的変化 74, 75	専門分野 112
熟練者 9	人的資源に関する計画 63	専門用語 33
守秘性 27	シンボル 113	
序 116	真理の探究 8	**そ**
上級看護実践 48		相関関係 11
上級初心者 9	**す**	操作的推論 9
承諾能力 32	推論 9	咀嚼機能 181
焦点しぼり 23	―(演繹的) 9	存在的意味 74, 75
小児看護 200	―(蓋然的) 9	
情報 62	―(帰納的) 9	**た**
―関連図 79, 82	―(操作的) 9	体系的探究 5
―の収集方法 62	―(弁証法的) 9	体系的蓄積 5
―の整理 25	―(論理学的) 9	胎児性水俣病 41
―の分析方法 62	数量的研究 11	対照群 12, 51
情報収集 23, 147	スタディ 3	対象者 20, 22
―用紙 74	ストレス・コーピング理論 14	―の課題 100
情報整理 23	図の説明 129	対象への直接的効用 44

対人関係 ……………………… 21
大腿骨骨折 ………………… 173
タイトル …………………… 115
タイムスケジュール表 ……… 63
達人 …………………………… 9
単一対象実験 ………………… 26
探求心 ………………………… 4
担当看護師 …………………… 79

ち

逐語録 …………………… 36, 66
知識 ………………………… 6, 9
中堅 …………………………… 9
注釈 ………………………… 102
治癒のプロセス ……………… 74
長期目標 ……………………… 44
直接的観察 ……………… 69, 70
直観 ………………………… 8, 9
直感的研究方法 ……………… 11
治療からの要請 …………… 74, 75

て

定義（研究の）……………… 6
ディスカッサント ………… 109
ディスカッション ………… 120
ディペックス・ジャパン …… 36
データ ……………………… 62
テーマ ……………… 56, 97, 115, 192
　　―の設定 ………………… 56
　　―の妥当性 ……………… 57
適応理論 …………………… 14
出来事 ……………………… 25
哲学的研究 …………… 10, 12
手のつぼ …………………… 132
伝記的方法 ………………… 24
伝統 ……………………… 8, 9

と

同意 …………………… 31, 32
討議参加者 ………………… 109
動機づけ（研究の）……… 117
　　―理論 ………………… 14
統計処理 …………………… 11
統計的研究 …………… 10, 12
統合的な理論 ………………… 5
当事者 …………………… 20, 22
匿名性 ……………………… 27
取りまく人々の状況 …… 79, 85

な

内発的動機づけ …………… 44
内包 ………………………… 13
内容分析 …………………… 62
ナラティブ ………………… 36
　　―・アプローチ …… 13, 36

に

ニーズ ……………………… 74
二次資料 ………………… 124
乳がん術後 ……………… 152
人間関係的背景 …………… 25
認知症 …………………… 192
認定看護管理者 …………… 48
認定看護師 …………… 47, 48

ね

ネット検索 ……………… 124
ネットワーク（学問の）…… 6

の

ノート機能 …………… 128, 129

は

ハーロー H ………………… 42
配付資料 ………………… 127

はしがき ………………… 116
はじめに …………… 105, 116
発見的研究 ………………… 25
発達理論 ………………… 14
発表 ……………………… 126
　　―原稿 ……………… 126
　　―時間 ……………… 129
　　―の実際 …………… 130
　　―の準備 …………… 126
　　―練習 ……………… 129
パワーポイント ………… 127

ひ

非介入型参加観察 …… 69, 70
比較例証法 ……………… 26
ヒストリー ……………… 25
ヒストリカルスタディ …… 24
評価 ……………………… 100
標題 ……………………… 115
表題 …………………… 115, 116

ふ

分厚い記述 ………………… 71
フィールド ………………… 56
　　―スタディ …………… 69
　　―ワーク ……………… 69
深い知識 …………………… 9
不快な事象 ……………… 29
複雑な現象 ……………… 40
腹式呼吸 ………………… 132
副題 ……………………… 181
プライバシー権 ………… 27
プライマリーナース …… 79
フラッシュバック ……… 29
プレゼンテーションソフト …… 127
フロイト S ………………… 42
プロセス ………………… 74
　　―（治癒の）………… 74

─レコード	237
文献	102, 121, 123
─検索	123, 124
─の選択	125
─表記	122
分析の視点	95, 96

へ

ベナー P	9
ヘルスプロモーション	74, 75
偏見	233
弁証法的推論	9

ほ

法則性	18
方法	98
補助資料	126
ポスター	128
─の作成	128, 130
母性看護	211
本質	12
本論	105

ま

まえがき	116
マスコミュニケーション	104
まとめ	101
慢性糖尿病	145

み

未熟者	9
民族誌学	36

め

名人	9
面接	65
─法	25
メンター	9
─シップ	9
メンティー	9

も

目次	115, 116
目的	97
物語	36
モノグラフ調査	17
問題意識	105
問題の所在	105
問題発見のためのチェックリスト	68

ゆ

有害な事象	29

よ

用語の定義	61
要旨	121
要約	109, 125

ら

ライフスタイルの変更	75
ライフヒストリー	24, 39

り

力動精神医学	42
リサーチ	3, 11
略語	138
量的研究	13
リラックス	132
理論	4, 13, 14
─（統合的な）	5
─化	96
─的立場	116
─の活用	14
─の構築	15
─の定義	14
輪読	109
倫理学的研究	10
倫理観	54
倫理原則	27
倫理上の問題	53
倫理的配慮	27, 98, 119, 146
─に関する計画	64

れ

例証	61
レポート	104, 108
─の書き方	115
─の基本構造	106
─の構造	104

ろ

老年看護	173, 181, 192
ロールモデル法	9
ロジャース C	66
論議	120
論題	115
論文抄読	108
論理	113, 114
─学的推論	9

●編者紹介

松本 孚(まつもと まこと)
1970年、東邦大学理学部卒業。1978年、東京大学大学院精神衛生学研究室博士課程単位習得満期退学。聖隷学園浜松衛生短期大学講師、順天堂医療短期大学助教授を経て、2003年4月、相模女子大学学芸学部人間社会学科教授。2007年4月、改編により相模女子大学人間社会学部人間心理学科教授。2015年3月退任。

森田 夏実(もりた なつみ)
1976年、日本女子大学文学部卒業。1979年、順天堂看護専門学校卒業。1984年、聖路加看護大学卒業。1986年、同大学院修士課程修了。2000年、同大学院後期博士課程単位習得満期退学。2006年博士(看護学)。順天堂大学医学部附属順天堂医院、虎の門病院、帝京平成短期大学、国際医療福祉大学を経て、2001年、慶應義塾大学看護医療学部准教授。2014年、東京工科大学医療保健学部看護学科教授。2017年4月、東京女子医科大学看護学部認定看護師教育センター。2019年4月より、東京情報大学看護学部教授。

新版 看護のための
わかりやすいケーススタディの進め方
テーマの決め方からレポートの作成・発表まで

2001年9月1日 第1版第1刷発行	編　集	松本　孚・森田　夏実
2009年8月5日 第1版第13刷発行	発行者	有賀　洋文
2009年12月23日 第2版第1刷発行	発行所	株式会社 照林社
2022年2月9日 第2版第16刷発行		〒112-0002
		東京都文京区小石川2丁目3-23
		電　話　03-3815-4921（編集）
		03-5689-7377（営業）
		http://www.shorinsha.co.jp/
	印刷所	大日本印刷株式会社

●本書に掲載された著作物（記事・写真・イラスト等）の翻訳・複写・データベースへの取り込み、および送信に関する許諾権は、照林社が保有します。
●本書の無断複写は、著作権法上での例外を除き禁じられています。本書を複写される場合は、事前に許諾を受けてください。また、本書をスキャンしてPDF化するなどの電子化は、私的使用に限り著作権法上認められていますが、代行業者等の第三者による電子データ化および書籍化は、いかなる場合も認められていません。
●万一、落丁・乱丁などの不良品がございましたら、「制作部」あてにお送りください。送料小社負担にて良品とお取り替えいたします（制作部☎0120-87-1174）。

検印省略（定価はカバーに表示してあります）
ISBN978-4-7965-2208-3
©Makoto Matsumoto, Natsumi Morita /2009/Printed in Japan

ケーススタディを評価するためのチェックリスト

	チェックポイント	看護実践の場におけるケーススタディの主な目的
表題	タイトルは、ケースレポートの内容を表現しているか（目的、対象の特性、方法など）	
はじめに	ケーススタディを行おうとした動機が述べられているか	
	研究の意義が述べられているか	
	テーマ設定が論理的に説明されているか	
	基盤とする概念や理論、考え方や視点が明記されているか（「はじめに」とは別項目を立ててもよい）	
目的	ケーススタディの目的が述べられているか（「はじめに」の中に書かれていてもよい）	
方法	どのようなデータ（情報、資料、記録など）を使用するかが述べられているか	
	データをどのように集めたのかが述べられているか	
	データをどのように分析／考察するのかが明確にされているか	
	ケーススタディの目的を達成するのに適切な方法であるかどうか	
倫理的配慮	対象者の人権を保護する方法について記載されているか	
	プライバシーの保護、匿名性／守秘性の保護について配慮されているか	
	対象者に研究参加をどのように説明し承諾を得たのかが簡潔に記載されているか	
事例の紹介	ケーススタディの目的を達成するために必要な情報が記載されているか	
	医学的／治療的情報／経過、生活上の情報／経過、看護上の情報／経過、が区別されているか	
	結果や考察に用いられている情報が含まれているか	
	不要な情報の記載はないか（プライバシー権の侵害につながる可能性がある）	
	家族など、対象者を取りまく情報について、必要な情報が簡潔に説明されているか	
	受け持つまでの経過（たとえば入院前、入院中など）が簡潔に説明されている	
看護の実際と経過・評価／結果	看護上の問題（看護診断、課題）が導かれた経過が簡潔に記述されているか（情報および情報の分析の記載）	
	看護上の問題（看護診断、課題）が一貫性をもって整理されているか	
	看護上の問題（看護診断、課題）ごとに目標と実践が記述されているか	
	看護上の問題（看護診断、課題）の一部を取り上げた場合、その理由などがテーマと関連させて述べられているか	
	テーマに沿って、看護上の問題（看護診断、課題）ごとに実践の経過、患者の反応や状況、看護の評価が記述されているか	
	事例の全体的な経過が読者にイメージできるようにまとめられているか	
	「結果」は「方法」で述べられた分析方法によって導かれた内容になっているか	
	研究目的にかなった結果が示され、分析されているか	
	分析に用いた概念／理論、考え方／視点に基づいた分析結果になっているか	
考察	「看護の実際と経過／結果」に示された内容に基づいた考察になっているか（結果に述べていないことを考察していないか）	
	ケーススタディ（研究）の目的が達成できるような考察になっているか	
	独りよがりの考察になっていないか	
	適切な研究結果などの文献を参照しているか	
結論／おわりに	全体のまとめになっているか	
	感想文にとどまっていないか	
	他の事例への活用、示唆、今後の課題などが記述されているか（考察に含まれていたり、別項目になっていてもよい）	
文献	適切な文献が用いられているか	
	文献の引用、記載方法は適切か	
	ケーススタディ全般にわたり、適切に文献が活用されているか	
謝辞	必要時、ケーススタディを行ううえで指導を受けたり、協力者への感謝を表明しているか	
全体を通して	全体の構成は十分に検討されているか（重複や不足がないか）	
	文章の推敲を経て正しい日本語になっているか（原稿は複数回チェックする）	
	用語の不統一、不適切な用語（省略語、業界用語）の使用はないか	
	ケーススタディの目的、研究方法、考察、結果の記載に一貫性、論理性があるか	